COVID-19の現状と展望
生活学からの提言

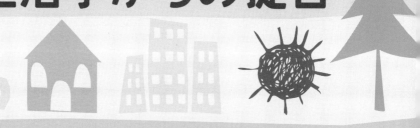

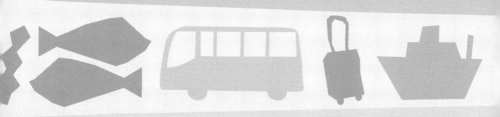

日本生活学会
COVID-19 特別研究委員会 編

目次 ─────────────────────────────────────

序文
生活学はCOVID-19による生活の危機に
どう取り組むか
Approaches of Lifeology for COVID-19 Pandemic Crisis

黒石　いずみ　KUROISHI Izumi*

　日本生活学会では、突如世界中で発生したCOVID-19による災禍に対して、学会創設時からの目的である「生活の危機への取り組みの研究活動」を、再び行う義務があるという方針を、有末会長のもとで決定しました。そして議論を重ね日本生活学会コロナ特別研究委員会を設立し、2020年末には生活学会会員全員に対して議論への参加を呼びかける文章を委員会代表の黒石が起草しました。その後多くの会員によるオンラインでの議論を経て、生活学会としての「問題提起文」を作成しました。学会を構成する建築学や都市計画、家政学、衛生福祉学、情報学、社会学、民俗学、環境科学の多様な研究者たちが、COVID-19のパンデミックの影響をどう捉え、生活の現場におけるその変化の方向性を考えたかが、そこには明確に示されています。

　6月の大会では、独立行政法人地域医療機能推進機構（JCHO）理事長の尾身茂先生に基調講演をいただき、委員会からの「問題提起」に対する学会員からの応答論考や作品が多く発表されました。本論文集は、大会に参加した委員会の有志が、それぞれの現時点での「問題への自分なりの取り組み・考え」をまとめたものです。COVID-19のパンデミックは2022年に入ってもさらに拡大し、先の見通しは不透明なままです。この社会的・文化的な枠組みの大きな転換期において、知のあり方・社会のあり方を、生活の現場から考えて行くことがどのような意味を持ちうるのか、その新たな手がかりとして、あるいは躓きの石として何があるのか？解答の見えない問題に対して現在の生活からの視点を記録するために、その展望を日本生活学会として提示いたします。多くの方々にご覧いただき、御意見を賜ることが出来れば幸甚です。

＊監修・日本生活学会COVID-19特別研究委員会委員長

最初に、本研究委員会のこれまでの経緯をご紹介いたします。

1. 2020年12月29日の呼びかけ
「日本生活学会の皆様

　2020年の年末を迎えて皆様お忙しくお過ごしのことと存じます。2月頃から始まったコロナ禍は一向に収束を迎える気配はなく、医療現場の崩壊や各種産業の疲弊など、私たちの生活基盤は身近な部分から国際的な広がりに至るまで、危機的状況に直面しております。そのような中で、学会としては、2月の理事会の段階から何かの社会的な発言と活動を行うべきだという意見が出され、それ以後は個々の理事による調査研究だけでなく、6月には会長が読売新聞で見解を表明し、情報委員会による複数の領域にわたる理事対談企画が行われました。そして10月の理事会で会長から皆様に向けて説明がされましたが、このコロナ禍で問われている生活の問題に対して意義のある意見を表明していくことが、学会としての役割・存在意義だということが合意され、11月には会長の元で三役の他、総務委員会、学術委員会、事業委員会などの最小限のメンバーによって「日本生活学会コロナ特別委員会」を立ち上げさせていただきました。委員会の代表を学術委員会の黒石が務め、次のように進めることを提案いたします。奮ってご参加くださいますようお願いいたします。

「日本生活学会コロナ特別委員会の趣旨と作業の方法について」

Ⅰ．企画の趣旨

　コロナ禍によって発生している社会の問題や新しい方向性は、従来の概念や論理を超えて日々変化し、身近な生活を改めて見直す機会となりました。例えば、これまで長く意識されてきたけれどなかなか問題解決されなかった、社会基盤を構成する仕組みや考え方の制度的・機構的問題がより一層明らかになりました（福祉や医療などの格差、エッセンシャルワーカーの社会的地位、女性の負担の問題、食の自給や健康の問題、文化行政の弱さなど）。

また、危急の状況で無理やり変化を強いられた中で、解決不可能と思っていた問題が思いがけず容易に解決される状況が発現し、結果的に価値観の転換が後押しされました（働き方改革、都市の開発への市場圧力と過度の集中、都市と地方の格差、環境問題への意識など）。そして新しい技術への適応や社会的関係性の変化が進む中で、既存の体系への問題意識や新たな格差が生まれると同時に、社会的関係も変化しています（オンライン授業による教育の変質、オンライン会議による働き方の変化とコミュニケーションの変化、メディアの影響、移動の制限と促進による孤立や地域回帰など）。さらには、危急の状況におかれても人々が適応しきれない部分やその問題も明らかになりました（自粛の精神的影響、家族DV、経済格差、外国人との共存、経済活動と安全性のせめぎ合い、娯楽の制限、ソーシャルディスタンスによる身体的関係性の変化と孤立、噂や差別）。

　このように従来の社会的・経済的な枠組みや生活感覚、関係性が急激に転換されつつある状況で、日本生活学会が創設された時の基本的理念である生活を現実から総合的・批判的にとらえる視点、あるいは総合的な生活を基盤とする視点の意味が改めて問われています。我々は現実の自分の体験を基に観察と考察を行い、さらに学際的なアプローチによってその背景や社会的文脈を振り返る研究を行ってきましたが、その姿勢や方法はどこまでこの転換期の変容をとらえ、その問題を論理的に、また総合的に議論することができるのでしょうか？　学会として、その蓄積を生かしつつも、この目前の具体的な状況を可能な限り理念的に言語化し全体的な関係性を論考することで、コロナ禍での生活の問題と可能性を理解する手がかりを社会に提示しようと試みることが本企画の趣旨です。

II．学会としての取り組み方
　現在進行形の問題ではあるが、個人的な研究者の多様な意見の表出にとどまらない、学会としての「生活」研究の歴史的蓄積を生かした、また新しくあるいは新たな角度から明確化されつつある問題機構を社会に表明するために、次の二つの段階が必要だと考えています。

①生活学会でこれまでの社会や生活に関連する問題意識が現在の状況と照らし合わせてどのような示唆を持っているかの確認と再評価
②現在の研究領域で開拓されている新たな視点との関連性の分析と比較

　そこで、議論の手がかりとして『生活学事典』などを参照し、現在の考え方の基盤や、これまでの解釈の変化の特徴をチェックし、コロナ禍で派生しつつある生活に対する視点の変化を把握します。例えば次のようなことが挙げられます。

・現在の状況で重要な新しい概念として、「社会的孤立」「ロックダウン」など追加すべきものがある。
・従来からある概念も、文化的要素を含まない「生活保護」のように、不十分な内容のものもあることを発言すべきである。
・コロナ禍で実態と概念のずれが問題であることが明らかになった。
・「健康」概念を「身体的」問題としてのみ捉えていた人が、「精神的」な問題、あるいは地域との関係の問題として捉えるようになった。
・障害のとらえ方や、コロナと障害の関係も複雑化しており、これらのいくつかの概念を総合的に見ると、コロナによる人々の状況や意識の変化を理解できる。

　しかしこの作業では、『生活学事典』で扱われる概念そのものの再定義を目的とするのではなく、現実の一般の人の物事の受け取り方や解釈、営みが変わっている状況の幅広い把握と、その原因や連関性を総合的な視点から読み解くことが重要であり、その結果として概念の揺らぎと方向性が見えてくることが期待されます。コロナ禍による問題状況は日に日に変わっています。生活学会の幅の広さとフットワークの良さを生かして、まずは現在問題となっている現象を集め整理してディスカッションを始めることが重要であり、現在の生活をただ見っぱなしではなく我々なりの新たな生活学の論理を求めて行こうと言う姿勢で行きたいと考えています。そこで以下のように大きな枠組みを提案いたします。

1. 生命の社会基盤、福祉、エッセンシャルワーカーと格差、食、健康
2. 都市や地域のインフラ等社会基盤、産業開発と地域生活
3. 住まいと家族、社会と個人、生活空間・時間
4. 技術と社会・教育、知覚・認識の変容、移動と隔離、環境情報、国際化
5. 風俗・娯楽と地域文化、祭礼、観光、生産―流通―消費、スポーツ、歴史
6. 考現学WSによる視覚化セクション：言語化セクションと並行して行う

（文責　黒石）

2. 2021年1月からは幹事の元で、6つのグループでオンラインの議論を行い、学会大会への論考・報告の応募を呼びかけるための「問題提起文」を作成いたしました。そこでまとめられた問題意識は次のようなものです。なお、セクションでの議論への参加登録者が10名を超える場合が多く、発言のない方も含まれるので、代表幹事のみを明記させていただきます。

セクション1（幹事：高増雅子）

1-1　社会福祉を地域から考える

　COVID-19によって、生活に困窮する人々が増加している。生活保護の対象が、特別な人から普通の人へと変わってきているが、特に国民年金の支給額の低い高齢者や、非正規雇用者などの見えにくい貧困（相対的貧困）は深刻である。そもそも無縁化社会の問題はCOVID-19によって一層深刻化しているのではないだろうか。特にCOVID-19に感染しても軽症の若者に比べて重症化しやすく、パソコンやスマホ・タブレット等のITを使いこなせない高齢者の困難が顕在化している。外出自粛により認知症は加速する傾向にあり、高齢者や障害者、精神疾患の家族をもつケアラーは感染予防を考えると外部からの支援を受けづらい状況で、自分自身が感染した時の対応を含め負担や不安が増大している。社会の中で高齢者やそれに関わる人々のこのような困難を過去には支えてきた地域のつながりも、外出自粛により断ち切られ

ている。以上のような高齢者や社会的弱者、そのケアラーたちの現在の状況とその背後にある問題、それを解決するために模索されている実際の方法などについて、具体的な議論を行いたい。

1-2　身近な公衆衛生と生活教育の再評価

　日本の医療制度や運用は、国民皆保険や医療機関へのフリーアクセスに代表されるように、優れた面を持ち多くの人々を救ってきた。しかし、相対的に少ない感染者数・低い感染割合である一方で医療崩壊が懸念されている（一部で進んでいる）。これは、医療の「制度」設計における役割分担や総合性に、何らかの問題があることを示唆している。また、保健所は公衆衛生を担う第一線の行政機関として感染症対策に取り組んできたが、近年の統廃合によるマンパワー不足や機能低下といった問題点が、COVID-19禍において露呈している。一方で、エッセンシャルワーカーと言われる医療従事者への偏見や感染した人への偏見など、科学的情報の理解の高低が社会的分断を生んでいることも問題化されている。このような状況に対して、まずは地域の実態に即して人々の生活の場面で健康を支える、生活習慣病予防や健康教育などの予防的教育基盤の充実と医療と連携した仕組みづくりが再検討されるべきではないだろうか。上記のような問題を具体的に表す事例を取り上げて、その背後にある問題やその解決の試みなどについて議論したい。

1-3　食と社会の総合的なつながりの見直し

　COVID-19の拡大は、飲食店の営業時間短縮・営業自粛の要請をも含め、従来の食生活の形態を一変させた。その結果、外食産業においては、事業継続の困難に直面し、それに連鎖して卸売事業の事業継続が難しくなりつつある。この連鎖は、生産者も大量の余剰農産物による食品ロスを生み出す結果となった。一方、中食産業や小売業では、巣ごもり消費による品揃えが求められ事業規模が拡大傾向にあるところもある。一方で、家族の食も危機に瀕している。家族だけとの共食、あるいは孤食に限定され、幅広い人間関係や様々な人との共食機会の消滅や縮減により、家族の結びつきが増えたことを楽しむ人々がいる一方で、精神的、社会的健康の危機に晒されている人々が

出現している。また、独居高齢者や一人親世帯、生活困窮者への食の支援も急務となっており、フードパントリーや子ども食堂、フードバンク等の支援活動にも限界が見えている。このように社会が全体として支えていた生活基盤としてのフードシステムが分断されて生まれた問題に対して、その背景の問題や対応策などについて、具体的な事例や経験をもとにした積極的な議論を募集する。

セクション2（幹事：饗庭伸）

2-1　都市と地方の関係

　COVID-19の影響で生活行動様式の変容が進む中、都市化を近代化の指標としてきた社会において、その「都市的」と言われる特徴（集中・集積・高度な利便性、匿名性など）の意味と、その経済的・文化的な機能性の論理や価値観が見直されつつある。一方で、その都市に多様な資源を供給してきた「地方」と都市の関係（相互依存、人的交流、農林水産物受給など）や、「地方的」とされる生活や産業生産様式にも新たな変化を促しつつある。それがこれまでの都市と地方の関係の論理の転換、あるいは加速を促すのか、または新たな論理に移行する過程なのかは不明である。しかしCOVID-19の影響下で実際に人々が都市と地方の生活と生業の現場で、その空間をどう営み、価値観や関係性をどう変化させつつあるのか、その多様な現状を客観的に可視化し、そこで派生している変化を把握する必要がある。また、そこで行われている能動的あるいは受動的な生活のための工夫や経験が、これまで見失っていた何かを示唆する可能性もある。このセッションでは、上記のような問題意識に立って、全国各地における都市と地方の関係に関連する価値観や空間変容の方向についての実証的、俯瞰的な議論を行いたい。

2-2　移動制限とこれからの交通・流通

　移動自粛や、飛行機や新幹線や鉄道など生活の前提となるインフラの弱体化によって、広域交通によってつながってきた人々の生活（暮らしと仕事）は変化を余儀なくされた。現在にどういった現象が起きているのか、そして

そこから新しい交通、新しい流通はどう展望できるのだろうか、そして国や地域によってそれはどう違ってくるのだろうか？

2-3 社会的共通資本へのアクセスの喪失

生活圏を成立させている社会的共通資本（教育・医療施設・図書館・公民館・スーパー・児童福祉施設など）へのアクセスが失われ、生活に必要なサービスが十分に享受できない状況に陥った。一方、それを補うものとして、オンラインでの授業や診療、リモートワークなどが導入され、結果として一部の活動が生活圏を超えて提供可能であることも明らかになった。そうした状況に対して、人々はいかに適応しようとしているのか、その様相は属性や立場（大人、子ども、男性、女性、障害者、外国人など）によりどのように異なるのかなどについて、現在起きていることを丁寧に収集して考えたい。

セクション3（幹事：祐成保志）

3-1 住まいの歴史と未来

近代の日常生活を特徴づけるのは、住まいの単機能化である。それは自然からの分離、生業からの分離、民俗的な儀礼からの分離、社交の場からの分離、そして家族の概念の変化を伴っていた。複合性を失った住まいの姿を端的に表現するのが、「nLDK」という記号である。COVID-19に対する社会の反応は、住まいの単機能化という歴史的な趨勢を反転させる可能性がある。例えば、リモートワークの普及により、住まいから排除された労働の領域をどう包摂し直すかが課題となっている。また、食事の提供、衛生への配慮、療養・ケアの必要のように、これまで外部化してきた課題を内部で解決しなければならなくなった。短期的にはアンペイドワークの強化によって対応せざるをえず、レイアウトの変更、道具の改良、さらには一時的な転居などによって調整が図られている。将来的には、家族の形態や住まいのデザインそのものに変化を及ぼす可能性がある。こうした状況は、住まいの複合性を取り戻すための実践や、家族とはことなる共同居住を模索する試みを再評価するきっかけにもなるだろう。COVID-19のインパクトが、未来の住まいにど

のように作用するのか、長期的な視野からの考察を期待したい。

3-2　社会のなかの住まい／住まいのなかの社会

　住まいは社会のなかで様々な役割を担ってきた。それは資源を備蓄する貯蔵庫であり、環境の急激な変化を受け止める緩衝材であり、価値の再創造や生命の再生産の場である。さらに住まいは、アイデンティティを保障し、自己を表現する媒体でもある。感染予防のための活動制限は、在宅時間の大幅な延長を招いたことで、このような住まいの役割を再認識させた。ここで見逃してはならないのは、そうした役割が住まいの単機能化の過程で空洞化しつつあったことである。COVID-19がもたらす大きな負荷により、住まい内部の緊張が高まったのはこのためである。住まいへの過度の依存は、安全であるはずの住まいを最も危険な場所に転化させかねない。労働の領域の住まいへの侵入や、ケアをはじめとするアンペイドワークの不均衡、リスク認識の違いなどが、家族や共同居住者の間でトラブルを生んでいる。また、活動制限による居場所や人付き合いの縮小は、独居者の孤立を深刻化させる。いかにして住まいと社会との重層的な関係を取り戻すか、という問いは、建築的なデザインにとどまらず、生活の現実に根ざした社会構想の課題でもある。住まいと社会との関わりを捉える生活学ならではの視点からの考察に期待したい。

3-3　住まいの貧困と居住の権利

　COVID-19の感染拡大は、経済活動を急減速させた。一部の業種では非正規労働者を中心に休業、解雇・雇い止めが急増した。家賃や住宅ローンの滞納などにより住まいを失う危険が高まっている。持家取得と自己責任に偏ってきた住宅政策の貧しさが露わになった。注意すべきは、もともとホームレス状態（路上生活に限らず、安定した住まいが得られないこと）にあった人々に、特に深刻な影響が表れていることである。2020年春の緊急事態宣言の際、派遣や日雇いという不安定な職に就きながらネットカフェで寝泊まりしていた利用者が、営業自粛により退去を余儀なくされたことは記憶に新しい。相部屋もしくは極度に狭い個室といった無料低額宿泊所（シェルター）の問題点や、ハウジングファーストの有効性にも、感染予防の観点から改めて光が

当てられた。これまで、局地的な激甚災害に関しては、住まいの支援と復興の方法論が蓄積されてきた。パンデミックという見えない災害に直面したとき居住の権利をどう守るか、考察を深めたい。

セクション4（幹事：真鍋陸太郎）

4-1 環境・リスク

　今日のリスク概念への注目の高まりは、学問的には1980年代後半以降に社会学分野においてリスクに関する議論が新たな角度から興起したことの貢献が大きい。チェルノブイリ以降、富の分配とリスクの分配にずれが生じた結果、リスク分配を巡る葛藤が支配的となり、これまで非政治的な領域とされてきたものも未来は知り得ないという「非知」の問題と交錯しあい次々と政治化されてゆく。つまり、企業活動、科学的研究、司法、メディア等といったこれまで非政治的領域にあると考えられてきたものが政治的な意味合いを帯び、政治と非政治の概念の境界が曖昧になる一方で、科学がリスクの知識を独占することは許されずリスクの知識分配がコンフリクトの一つの争点ともなる。現代社会は「定性的科学的な知見の不確実性」と「管理者の主観的意思決定に起因する不確実性」という重層化が起こっていることにも目を向けなくてはならない。科学的に未解明の部分への見解に差異が生じ、科学的内実を超えて社会的・政治的文脈を巡る論争へと発展しかねないのである。以上、COVID-19を巡るリスクについて特に生活者の視点から社会的行為概念と結びつけて検討していく論考を期待したい。

4-2 情報技術と社会

　コロナ禍を契機として、以前の生活様式を維持しようとするようなテレワークやオンライン飲み会などの形で情報技術（ICT）がこれまで以上に社会に入り込んできたが、これはICTと社会の関係の課題を顕在化させて。たとえば、エッセンシャルワーカーたちの仕事はICTで代替することはできず、またICTリテラシーや金銭的余裕の程度によりICTへアクセシビリティに差が生じる。他方、ICTで代替できないものも明らかになった。コロナ禍にお

いては、映像配信やAR・VR技術を駆使することで、私たちは家にいなが
ら音楽や演劇などの娯楽にアクセスする機会が増えたが、そこには現実空間
で体験できた身体的熱狂や快楽は存在しない。ICTは日常生活においても新
たな課題を生んでいる。SNS上でフェイクニュースが拡散し、住空間持ち込
まれた仕事で余暇が減り、家族の役割に変化をもたらす。オンラインコミュ
ニケーションは人々に無意識のストレスを与えるが、それでも私たちはICT
を利用し続けなければならない。以上のような情報技術と社会に関する問題
を生活学から捉え直し、with / post コロナ期にも通じる、情報技術と私たち
の社会との関係性を明らかにして欲しい。

4-3　情報技術と教育

　本稿の読者はいずれかの立場で教育現場に接していると思われるが、ICT
を活用した高等教育は資料提供などの可視化の面、（学習者次第ではあるが）
復習機会の提供の面などについてメリットを感じているだろう。その反面、
学ぶものと教えるもの、あるいは学ぶもの同士の交流機会の減少・消滅が与
えた影響も実感しているのではないか。また、身体的に獲得すべきいわゆる
技能等は実空間で得られる機会をICTで代替できただろうか。他方で、初等
教育・中等教育に目を向けると、多くの教育機関で早くから万全の感染対策
をとりながら対面教育に戻した。それらの教育機会が提供すべきものがICT
による遠隔機会では十分に機能しないということや、教育の公平性の問題、
日々の教育の場へ子どもたちが出ることが家庭生活の習慣の中でどれほど意
味を持っていたかを、改めて認識させられただろう。以上の通り、コロナ禍
において明らかになった情報技術と教育を巡る諸課題に広く議論されたい。

セクション 5-1（幹事：武田俊輔・塩月亮子）

5-1-1　COVID-19下での祭礼・民俗行事

　本セクションでは、COVID-19の広がりの中で伝統的な生活共同を基盤と
した祭礼や民俗行事がいかなる影響を受け、また人びとがそれにどのように
対応しようとしているのかを把握することを通し、祭礼や民俗行事が持つ意

義を問う報告を募集する。感染の拡大は観光客等が見込まれる大規模な祭礼・祝祭ばかりでなく、集落の成員のみの行事や信仰の場も含めて多くの影響を与えた。中止されたものが数多くある一方、神事のみへの縮小や参加者を絞り込んだ実施も見られる。実施に向けたとりくみが、不要不急とされる他のイベントや観光とは異なり、バッシングを受けずにむしろ肯定的にとらえられる状況もある。また、長い目で見ればそれらの祭りや行事は、これまでも戦争や震災による危機を乗り越えながら継承されてきたのも事実である。そこには国家権力などに実施を左右されてきたという側面と、実施や中止、復活に向けて人々が様々な戦術（tactics）を駆使してきたという両方の側面が見られる。そうした過去の状況との比較の視点も持ちつつ、本セッションではCOVID-19下で伝承者らが直面した課題や中止に至ったプロセス、実施や再開に向けた人びとの模索、神社や自治体といったアクターの役割等を考察することで、祭礼や民俗行事が持つ意味を明らかにする報告を期待したい。

5-1-2　COVID-19下でのケガレ・タブー・差別の顕在化

　本セクションではCOVID-19下において浮き彫りとなったケガレ観やタブー、差別といった社会意識の構造を考察する報告を募集する。従来の研究からも明らかなように、人間は分類や制御不可能なものにケガレ観や恐怖を抱き、排除し差別するという行動をとってきた。COVID-19下でも、罹患者やその家族、医療者等に対する差別や「自粛警察」とよばれる人々の発生が見られる。都市部から地方への帰省や観光客に対する警戒感の高まりも、地域社会内部での感染発生や不特定多数の外部者流入のリスクを嫌ったこと、および感染者へのケガレ観と関係がある。ここで問われているのは、地域社会におけるソーシャル・ディスタンスを含む新たな社交の作法や場の共有のあり方、また感染者をいかに寛容に受けとめるかという課題である。一方、過疎化が進行する地域では、他出者・移住者・関係人口の受け入れや交流の見直し、あるいはオンラインでの地域外との交流やバーチャルツアー等を含んだ〈ウチ／ソト〉の境界の再編も生まれている。以上を踏まえ、COVID-19の蔓延によるケガレ観やタブー、差別の顕在化を地域社会における共同性や

寛容性、境界性等の観点から考察する報告を共有し、今後の研究の発展につなげたい。

セクション 5-2（幹事：余語琢磨・有末賢）

5-2-1　揺らぐホスト＝ゲスト——社交ともてなしの生活学

　COVID-19 の「非常事態」のもと、私たちは新しい形の「脱埋め込み」（A. ギデンズ）を経験しているのではないか。人々は近代諸制度としての企業や学校などに「再埋め込み」されつつも、その外に選択的な縁でローカルな居場所（時間や空間）を求めて暮らしてきた。しかしながら現在、先の見えない「コロナ禍」への不安と「自粛」という名の規制が現象するなかで、飲食・イベント・購買・旅行・外出・談笑・身体的ふれあいなどを含む社交や移動、つきあい・くつろぎ・陶酔・消費を楽しむ空間・時間から引き剥がされつつある。加えて、居場所を選ぶことのできるゲストとは別に、そこを生業の場とする多様なホスト・関係者も存在し、ローカルな世界自体が揺らいでいる。そこで本セッションでは、喫緊な実践が求められているトピックとして他者との交歓の場「盛り場、観光」をとりあげ、上記の趣旨から討論を試みる演題を募集する。そこでは、ホスト＝ゲスト間の駆け引きや協力、政治・経済的諸制約との葛藤のなかで場当たり的に構成される〈術策〉を経時的に記録し、ともすれば周縁化されやすい人々の日常的実践に潜む「生活の危機」と「レジリエンス」のせめぎ合い、思考や行動の「戦術」（M. セルトー）の創発性を分析し、課題と展望を共有することが期待される。

5-2-2　都市大衆文化の変容——場所性・地域性の変化

　第二次大戦後、全国的都市化によって日本人の生活様式は都市的生活様式に変化した。その際に登場した大都市の盛り場は、ある意味で都市文化の象徴であった。1920 年代の東京の浅草や銀座、大阪の道頓堀などは、演劇、活動写真、映画などの大衆文化を生み出しだし、戦後の新宿、渋谷、吉祥寺、下北沢などもメディアを通して、サブカルチャー、カウンターカルチャー、アングラ文化、若者の街、飲み屋街、夜の街などさまざまな都市文化を形成

してきた。しかし、2000年代以降、インターネット消費やヴァーチャル映像を駆使して、記号消費、ヴァーチャル消費が中心となってくると、「盛り場」の意味が問われ、場所としての盛り場、大衆文化が危機に瀕し、消滅していくのか、とも思われていた。そこに、COVID-19の影響によって「盛り場」は、クラスターの発生や感染拡大の温床のように考えられている。また、演劇や音楽やライブハウスなど都市大衆文化の担い手たちはこの間、どのように考え、何を工夫してきたのだろうか？　場所性や地域性を伴いながら、都市的生活様式や都市文化はどこに向かおうとしているのか？　われわれは、COVID-19による「都市文化の変容」をテーマとして応募を期待したい。

セクション6（幹事：黒石いずみ）

6-1　都市のアジール空間のせめぎ合い

　COVID-19対策として行われた政策のひとつが人の移動の抑制であった。それによって都市空間には様々な変化が生じた。例えば都市部の住宅地では、普段は閑散としていた街区公園が子供や親子連れで賑わった。学校や職場が閉ざされ自宅滞在を余儀なくされた人々によって、近隣の公園がいわばアジールとして再発見されたと言える。しかしやがて公園に人が集中することが問題視され、自治体によって遊具の仕様が禁止されると、結局は公園も制度によって設けられた施設であることが露呈した。子どもたちは立入禁止のテープや近隣の人々の監視を逃れて住宅地内の道路や駐車場、河川敷や空き地などで遊ぶようになった。公園も含めて都市の土地は区画され、帰属や用途が定められている。COVID-19を契機として、人々がそこから逃れる行為のうちに見いだされる、都市のアジール空間をめぐるせめぎ合いや創造性の事例を具体的に収集し考察したい。

6-2　日常生活におけるスクリーンの考現学

　COVID-19の感染拡大により、PCやスマートフォンなどのスクリーンを介したコミュニケーションは瞬く間に私たちの生活の一部になった。お互いの身体が間接的ながらも現前するオンライン空間では、スクリーンは視覚的に

他者との隔たりを超える「扉」であると同時に、「鏡」となって半強制的に自己をモニターさせます。時には映し出された相手を一方的に眼差す「窓」にも、埋めがたい距離の絶望を象徴する「壁」にもなる。スクリーンには、それを通じて媒介されるコミュニケーションの多様な形態や意味が形象化されている。スクリーンによって自己表現や私的空間を揺さぶられる現象も起きている。「スクリーンの考現学」では、COVID-19のパンデミック以降顕在化した、二次元平面から実空間へと展開する場としての日常生活におけるスクリーンのありようを記録しつつ浮き彫りにするようなプロジェクトの成果を募集したい。それはCOVID-19の感染拡大で生じた生活の変容の記録としても、今後の生活を築いていく手立てとしても、大いに意義と可能性があると考える。

6-3 〈移動〉の戦術の考現学

COVID-19が私たちの生活にもたらした影響を考えるうえで、重要なキーワードの一つが〈移動〉である。〈移動〉とは、人間の身体的移動だけではなく、物の移動、想像による移動、メッセージやイメージの移動などを含む、多面的なものである。ウイルスの拡散を抑えるために、各地で身体的移動を制限する対策がとられてきた。それにより、私たちの日常生活における〈移動〉のありようは大きく変化した。「ステイホーム」「巣ごもり」が求められ、自室、自宅、近隣といった、身近な空間が見直されるようになった。他者との身体的距離を保つこと、「三つの密（密閉・密集・密接）」を避けることが重視され、マスク、消毒液、アクリル板、検温所といった道具が、他者との〈境界〉として立ち現れた。日常生活において他者との距離が増幅することで失われたもの、その現状とそれを克服する多様な方法としての〈移動〉の戦術（自分なりの工夫）を、観察・記録し、理解することを試みたい。

6-4 「死生活学」の考現学

多くの人にとってCOVID-19の恐怖が最も如実に感じられた最初の出来事は、市民に身近な芸能人たちが罹患して驚くほど早く死亡し、その家族が闘病や死の瞬間にも立ち会えずに、その亡骸が危険な対象として処置された事だった。それ以後病院や介護施設でのクラスター発生を恐れて、家族と老人

や病人の接触や面会は危険とみなされ、その精神的なつながりさえもが遮断された。その人としての営みの意味を転倒させる事象は、出生率の低下にまで及んでいる。すなわち、医学的な根拠だけでなく感染への社会的な恐怖により、人生の最初から病の時や看取りの時、人として重要な愛と尊厳の時間を親しい人々と共にする行為さえもが遮断される状況が発生している。それは近代化や少子高齢化に伴い我々の家族の在り方や生老病死の概念が変化した事が背景となっているのだろうか、あるいは感染症の影響で人間の生命や尊厳に対する社会的認識が変化したのだろうか？　またその日常空間との断絶はどう変わっていくのか？　身近な事例や経験を実証的に記録し、当事者としての視点で考察する研究を募集する。

6-5　パンデミックをめぐるカルトグラフィの考現学

　20世紀初頭から災害は新たな視覚的表現・伝達方法を生み出してきた。それは避難地図などの対抗手段として大きな役割を果たしている。しかし、総体が把握しにくく眼に見えない災害の実際や背景は、政治的な意図を持つ発信者が生み出す表現と伝達方法によって、しばしば変形されてきた（カルトグラフィ）。COVID-19の被害と影響の情報を、我々は統計図や地図、写真、CG画像などさまざまな媒体を通して、日々入手しては行動を変容させている。そしてそのような視覚的表現がしばしば帯びている客観的な全体性の演出によって、その背後の問題を忘れられ、自分の生活圏における振る舞いの適切な現状把握さえもが困難になっている。一方で、我々の日常には人々が小さなカルトグラフィの技術を駆使して、感染予防のためのロゴや商店の閉店挨拶メッセージを生み出し、より親和的なコミュニケーションと振る舞いを可能にする事例があふれている。上記のような視点から、COVID-19が生み出したカルトグラフィの多様な状況と特徴、その効果と問題について、実際の身近な事例や経験を記録し収集する研究を募集する。

⋯⋯⋯⋯⋯⋯⋯⋯⋯⋯⋯⋯⋯⋯⋯⋯⋯⋯⋯⋯⋯⋯⋯⋯⋯⋯⋯⋯⋯⋯⋯⋯⋯⋯⋯⋯

　これらの各自の体験から提示された「問題提起文」に適切に答えるためには、おそらく今後何年もかかると思われます。しかしながら、2020年に特別研究委

員会を発足させ、2021年6月の大会を開催して議論を深めた時に、参加した生活学会のメンバーたちは答えの見えない状況に対して、生活の現場から得た気づきを手がかりにして、問いとして明確化する事の重要さと、当事者として領域を超えた議論を行う事の責任を深く感じていました。そのような状況で、初期の問題提起には参加しても論考を発表することに躊躇された方々もいましたが、生活学会大会には、例年を大きく上回る数の挑戦的な応募論文や作品がありました。このような現象は、自由な生活学会だからこそ、と思います。

　大会では、シンポジウムを開催し「COVID-19 これまで、そしてこれから」というタイトルで、独立行政法人地域医療機能推進機構（JCHO）理事長の尾身茂先生に基調講演をいただきました。日本のCOVID-19のパンデミック対策を政府や各地の行政機関、医療機関、関連する専門家と共にリードし、市民に対しても「新しい生活様式」という概念を呼びかけた研究者から、直接に日本生活学会がこの状況にどう向き合うべきか、ご意見をいただきたいと考えました。尾身先生のご講演の内容は本著に掲載されておりますので、ご覧いただくとわかりますが、科学的な内容だけにとどまらず、感染状況に対応していかに社会の諸制度、我々の生活様式や価値観を修正していくべきかについて多くの示唆を含んでいます。私が特に重要だと思ったのは、市民は行政に守ってもらうだけではなく主体的に行動し判断すべきだということ、感染に伴う制限だけでなく、技術の発達や経済的問題が人々の間の格差を深刻に広げていること、世代や地域によって情報へのアクセス能力やコミュニケーションの方法が大きく異なることが問題であり、さらにその差異を生かしたメディアのあり方が検討されるべきだと指摘された事でした。多くの方々が、重要な問題意識を触発されたことと思います。

　学会大会を経て、当初の問題提起に対して、1年間をかけてそれぞれが経験と考察を深め、生活学会のメンバーとしての解答と方向性を示す論考が、ここに集められました。上に述べたように、衛生や医療、看護や保健などの領域では、議論に参加することはできても、研究対象として客体化することはまだ不可能だと考えて、発表を延期した研究者が多く出ました。また都市や地域の領域では、変化のスケールも時間も大小、長短と多様で、しかも互いに深く結びついた状況が発生しているために、それを研究としてまとめることは困難な状況だという意見

が多く出ました。さらに、理論的な議論が重要な段階の領域もあれば実証的なデータの分析が重要な領域もあります。したがって、現段階で生活学として調査や考察が可能な領域のみの論考集として、当初の構成を下のように変更しました。

Ⅰ．社会基盤としての住まいと食の変化
Ⅱ．都市と地方空間の変化
Ⅲ．リスク社会とポリティクス
Ⅳ．祭りと観光の変化

　また、日本生活学会のこれまでの歴史を振り返って、学会としての発言の意義を説明するために、巻頭には現会長の有末氏による「21世紀の生活様式論──COVID-19における生活様式の変容」を掲載いたしました。
　17編の論稿とラウンドテーブル記録をご覧いただくと、そこには共通の「現在の状況で生活を問うことにどのような意味があるのか？」という問題意識と同時に、既存の「生活」概念や、それを取り巻く諸概念の限界への問いかけがあることがわかります。それらの問題の実相と背景、「生活」概念をどう新たに展開するかを、著者達は、それぞれの領域で問い直しています。今後も続くであろうCOVID-19の災禍は、これまで近代化を目指して変化してきた人類の生活のあり方をさらに変えていくに違いありません。その予感の前で著者達が試みた分析と展望を、読者一人一人の関心に応じて読み解いていただければと思います。しかし明らかに、そこにはこれからの生活学研究の可能性も存在しており、日本生活学会は、今後も新たな角度から取り組む所存でいることを最後に申し添えます。

＊引用文の中でコロナ、コロナ禍などの表記がありますが、それは2021年前半までの表現で、現在は「COVID-19」に統一したいと思います。

21世紀の生活様式論
——COVID-19における生活様式の変容——

A New Way of Life in the 21rst Century: The Changes of Life Style in COVID-19

有末　賢　ARISUE Ken*

　COVID-19の感染拡大の中で「新しい生活様式」として提起されたマスクや手洗い、人との距離を開ける、テレワークなどは、日本生活学会が追求してきた近代的、都市的な生活構造や生活様式をどの様に変容させたのか、について考察する。人間関係構造や信頼性の構造などが変容してきたのではないかと言う仮説を提起した。

キーワード：新しい生活様式、都市的生活様式、都市化、人間関係構造、信頼構造
A new way of life, Urbanism as a way of life, Urbanization,
Human relation structure, Structure of reliability

1.　日本生活学会と生活様式論

　日本生活学会第48回大会において、コロナ特別研究委員会による「新/生活：COVID-19からの問題提起と現状報告」がなされた。この報告書には、1.　社会基盤としての食と住まいの変化、2.　都市と地方空間の変化、3.　リスク社会とポリティクス、4.　祭りと観光の変化、などが展開される。これは、現在の学会理事を中心に、ほぼすべての理事・監事が参加して問題提起がなされている。このことは実は、日本生活学会の創設以来の伝統の一つでもある。1972年9月に今和次郎、宮本常一、川添登、西山卯三、米山俊直、中鉢正美、加藤秀俊、多田道太郎などすでに大御所となっていた研究者が集まって創られたのが日本生活学会であった。建築・住居学、ものの民俗学、文化人類学、生活構造論や社会政策学、社会学、社会福祉学など専門も領域も異なる人たちが「生活学」なる学問が必要であると考えて集合したわけである。もちろん、希望者だけであるが、フィールドでも周防大島や佐渡島に出かけたり、「わら」の実体験やスウェーデンに社会福祉の見学に行ったりなど

＊日本生活学会会長・亜細亜大学都市創造学部　教授

多くの企画が実施されている。そこには、生活学におけるフィールドワークの重要
性ももちろん存在しているが、各専門領域を一度離れて、生活の実相から現実を見
直そうとする、生活学の方法が内蔵されているように思われる。

2021年の日本生活学会は、1972年当時を知っている学会員はほとんどいなく
なっている。そして、現在の学会の理事たちは、もちろん専門分野を持っている
が、各領域を代表する人々が「生活学」という学会に入会したというわけではな
い。この50年の間に、日本の学問分野は、科学の細分化、専門分化が進行して、
むしろ、隣接領域ですら、何をやっているのかわからないくらい、専門分化が進
行している。そうなると、「生活学」なる分野も各自の関心から、細分化してし
まい、総合化や統一性が困難になっている。今までの第47回大会までは、シン
ポジウムでは、開催校を中心として、生活学に即したテーマで実施されてきたが、
一般研究報告では、自由に報告テーマが選択されていて、このような総合化や統
一性はほとんどなかった。

ところが、2020年にCOVID-19による、パンデミックが日本にも押し寄せ、生
活は一変してきた。特に、厚生労働省や政府の専門家会議が2020年5月に打ち
出した「新しい生活様式」[1]は、「3密回避」「マスク着用」「手洗い、アルコール消毒」
「テレワーク」などもうすでに、1年半以上も経過しているが、日本人の生活様式
に基本的な変化をもたらしているのである。

2.「新しい生活様式」の問題提起

今回のCOVID-19によるパンデミックは、期間の長さ、感染者数、死者数など
において近年にない規模になっている。日本の感染者数は、170万2,296人、死
者数は1万7,664人、世界全体では、感染者数が2億3,376万人、死者数も478万
人と数多くなっている（2021年10月1日現在）。2019年12月に中国の武漢で最
初の感染者が発見されてから、ヨーロッパ、アメリカ合衆国、日本、アジア、ア
フリカ、ラテン・アメリカと世界中に感染が広がった。

そして、第二にこのCOVID-19という新型コロナウィルスが、感染力が強く、
無症状でも感染者を増加させるために、人と人との距離やマスクの着用、外食や
店内での飲食の制限、不要不急の外出抑制、通勤・通学の制限、オンライン授業

やテレワークの推進など、「新しい生活様式」が必要であると認識された点である。当初、政府や専門家会議が提案した「新しい生活様式」は、これほど長く続くものとは思われなかった。生活様式や生活構造は、100年くらいの都市化や都市的な生活様式から獲得されたものなので、そう簡単には変えられないのではないかとも思われた。しかし、予想に反して、1年半から2年間と言う長い期間にわたって、出歩けない、出歩かない生活が続いている。

また、この間のパンデミックと世界の国々においての「生活様式」も第三の問題提起を促している。2021年は、ワクチン接種によって、感染拡大に歯止めをかけようとする世界的な流れは変わらないが、欧米やインド、ブラジルなどの感染者が日本よりも多くなっている国々では、都市のロックダウンなどの強硬措置は実施されたが、マスクの着用や都道府県を超えた人流を抑えるなどの自粛ムードは、日本の生活様式に特有なものとも考えられている。COVID-19のパンデミックが世界的なものでありながら、「新しい生活様式」に従おうとする日本人の「我慢強さ」や「従順さ」が際立っている。

もともと「生活様式としてのアーバニズム」（Urbanism as a way of life）とは、都市社会学のシカゴ学派のL. ワースの概念であり、都市的な生活様式が都市であれ、農村であれ、一つの生活様式として流布していく現象を指しているのである[2]。ワースは、都市の定義を人口の規模、密度、異質性の三要素で示したが、この都市的な生活様式は、COVID-19の感染拡大と大いに関係していて、人口規模や人口密度と比例して、感染は拡大した。そして、都市にいながら、人と人との距離を保ち、3密をなくし、マスクを通して、できるだけ会話をしないで、家族以外の人とは接触しないような「生活様式」を意外にも日本人は守っている、という実態が存在している。これは何故なのか？　生活学としてこの問題にアプローチしないで済ますわけにはいかない。それが、コロナ特別研究委員会の問題意識であった。2020年からのコロナ禍の生活を見ていく前に、日本生活学会が日本の生活文化の歴史や生活構造の歴史について、どのような見解を持っていたかについて、少し検討しておきたい。

3. 生活学から見た日本の生活構造の歴史

『生活学会報』創刊号に掲載された『生活学会の方向と生活学の内容』(1974年9月) によると、生活様式の変化を歴史的、文化的に見ていく必要性が説かれている[3]。そして、歴史的に見ていくと、和歌やかな文字の成立など、平安時代の国風文化が生活様式、生活文化の古層として成り立ち、鎌倉、室町時代などの武家文化に、「わび・さび」などの生活文化が形成された。千利休の茶道や能・狂言・歌舞伎などの古典文化もこの頃に成立している。そして、江戸時代は、この武家文化が庶民の生活文化に浸透していく時代である。単に上から下への文化の浸透だけではなく、浮世絵、落語、俳句など庶民から生まれた生活文化が生活様式を作っていく下からの生活文化も生まれてくるわけである。

そして、明治以降の近代化、産業化を経て、1920年代頃から、東京・大阪などの大都市にサラリーマンという新中間層が登場し、都市的な生活構造を作っていくのである。寺出浩司『生活文化論への招待』(1994年)[4] によると、「家計構造」などから、近代的な都市雇用者層の生活構造が誕生し、生活様式が都市化されていったわけである。

1920年代に形成された新中間層の生活構造は、①郊外住宅地の形成、②郊外と都心を結ぶ通勤・通学形態の開始、③余暇・娯楽活動、④盛り場文化の誕生、⑤家事の省力化 (家庭電化製品のはしり)、⑥若年女性の労働力化、⑦性別役割分業の創出 (専業主婦の登場)、⑧子どもの学歴・進学への競争などが挙げられる。1920年代には、東京、大阪などの大都市の新中間層と言う限られた人々だけに現れていた現象は、戦後の高度経済成長を経て、日本全国の生活構造を変容させ、都市的な生活様式へと変貌していくわけである。

4. 1920年と2020年
——スペイン・インフルエンザとCOVID-19

1920年と2020年の間には100年間の時間の開きがあるが、これが偶然とはいえ「スペイン風邪」とCOVID-19と言うパンデミックに見舞われた。正確には、スペイン・インフルエンザは、2018~2020年、COVID-19は、2019年～で、こちらは、まだいつ終息するのかわからない状況である。速水融『日本を襲ったスペ

イン・インフルエンザ—人類とウィルスの第一次世界戦争—』(2006年)[5]による
と、第一次世界大戦の兵士を中心に流行したスペイン・インフルエンザは、アメ
リカ、ヨーロッパ、アジアと感染拡大を起こし、わずか3週間で世界中を巻き込
むパンデミックに至っている。1918〜19年が中心であるが、新型ウィルスの変
異型も登場して1920年までは感染は終息していなかった。しかも、どの国でも
第一波、第二波、第三波と感染者数、死者数には必ず波が生じていて、一つの波
が終息しても、リバウンドを起こして、次の波を迎えるというパターンも今回の
COVID-19と全く同じである。対策と言うのも、当時のポスターにあるように「汽
車・電車・人の中ではマスクせよ、外出の後はウガヒを忘るな」「マスクとうが
ひ」と100年後でもほとんど変わらない標語なのである。医学や保健医療、社会
福祉などが100年間の間にこんなに進歩したのにもかかわらず、感染症に対して
人類がいかに無力であるかを痛感する。今回の場合でもワクチン接種という人為
的抗体を獲得するまで、感染のリスクは避けられない。都市的な生活様式が普及
し、大都市、地方都市に人口密集地域が集中する段階となって、パンデミックは
なかなか収まらないものとなってきている。これは、偶然であるのだろうか？
むしろ、100年間の生活様式、生活構造に対して何らかの変容や反省をもたらす
ものなのだろうか？　日本生活学会としては、COVID-19の感染拡大や健康・医
療の問題も重要ではあるが、それ以上に、今日の生活に及ぼす影響、生活様式や
生活文化に及ぼす影響を考察していきたいと考えている。マスクや店の接客で使
われているパーティションの存在、テレワーク、Zoom会議による住宅、家族の
関係性の変化、大学生、新入社員の社会的孤立、女性の貧困や不安、引きこもり
や障害者の態度、心理の変容などさまざまな影響について考えていきたい。

5. 生活様式と人間関係構造

　今回のCOVID-19による生活の変容の鍵概念は、人間関係構造ではないだろう
か。都市的な生活構造の核には、家計構造があり、世帯による生活の安定と言う
条件があった。中鉢正美は、「生活の履歴効果」[6]と呼び、新中間層が中流の生活
水準を獲得すると、もしも生活水準が下がったとしても、中流の生活を維持しよ
うとする「履歴効果」が働いて、「一億総中流」というような戦後の高度経済成長

下の生活様式を生み出すという仮説である。このことは、D. リースマンの「他人指向」タイプ[7]の生活様式でも指摘されていて、日本だけに限らず、欧米でも見られた戦後社会の生活様式であった。生産社会から消費社会へと移行していく郊外型の生活様式とも重なっていた。

　それに対して、2020年に現れたCOVID-19による「新しい生活様式」は、人間との対面的接触と言う関係性の機会を減少させた。対面的関係性から非対面的なメディアを媒介とした関係性へ、あるいは、"Stay home!" というライフスタイルから、一人であるいは、家族内だけの家の中だけの関係性、という閉じた人間関係構造が生活の中心に据えられるのである。職業でもデジタル化、テレワークと言うパソコンの画面だけと対話する日々が続くことになる。教育、接客、飲食、サービス業なども業務形態が変化し、縮小していくことで経済も悪化していく。音楽、演劇、芸能、美術なども活動が中止され、イベントも祭りも開催されず、旅行も観光も減退していく。2021年に1年延期されていた東京オリンピック、パラリンピックが無理を押して開催されたことは驚きであったが、無観客でテレビ中継だけが情報を知る手段となったのは、東京で開催された意味を大きく失って、メディアに依存した生活様式を深く印象付けるこのとなった。

　しかし、対面的関係性は極端に制限されたものとなったが、逆にZoom授業やZoom会議は一般的なものとなって、時空を超えた様々な人間関係が一般の生活様式の中に定着化することにもなってきた。スマホによるラインでの会話、写メ、動画やYouTubeが生活様式の中心に躍り出て、ヴァーチャルなリアリティがリアルな感覚と一緒に生活の中に入ってきている。今では、商品は写真やカタログの中から選択することが消費行為であり、店に出かけて行って「買う」と言う行為をはるかにしのいでいる。「配達」という中間消費を含んだ購買行動となっているし、契約だって、対面的に合わなくても十分成立する。つまり、われわれの生活における「信頼」のレベルはこの「新たな生活様式」に慣れることで、確実に下がってきており、障壁は少なくなる。しかし、その反面で、何かをきっかけに信頼を失うと、対面的な関係が作れないだけに、修復が難しくなる。日中関係、日韓関係など外交面でも同様のことが言えるし、アメリカ社会の分断を生み出したトランプ現象でも、その後のバイデン大統領に変わっても、たやすく信頼構造は回復できないでいる。

　つまり、人間の関係構造は個人化する社会の中で、生活構造の中心に位置するようになったのではないか、と言う仮説である。もちろん、COVID-19が終息して、対面的な人間関係が復活していくと、ある程度は元に戻ってくるものと思われるが、社会の「慣性構造」といった現象があって、21世紀において、社会的孤立や信頼性の脆弱さはしばらくは続くのではないかと考えられる。

6.　メディアとデジタル化

　日常生活において、他者とのコミュニケーションや対面的な関係性が変わってしまうと確かに、生活様式が変容したと感じている。このことは、日本生活学会が設立された高度経済成長期の終わりころと時代が変わりつつあることを示している。近代化、産業化において、モノと人との関係や衣食住などの日常生活が大きく変わり、日本人の生活が目に見えて変わった時代と今では大きく異なっている。今和次郎、川添登などの住居・建築学から、「生活学」は提唱されたが、食文化の研究者も衣服の研究者も少数ながら入っていたし、文化人類学や社会学、社会福祉学の研究者も多数、加入していた。つまり、生活様式が産業化、近代化していく中で、生活者の日常生活がどのように変化するのかが、課題であったわけである。今和次郎と宮本常一がリーダーであったことから、柳田国男の民俗学とは一線を画す「もう一つの民俗学」[8] が内包されていたとも言える。

　「新しい生活様式」の2020年、COVID-19の影響による対面的な関係性の制限などによって、生活学に求められているものは何だろうか？　私は、新しい人間関係構造ではないかと仮説を立ててみたが、その際に重要になってくるのが、コミュニケーション・メディアの問題である。近代化、産業化の時代にもマス・メディアの発達による、マス・コミュニケーションの重要性は言われてきた。新聞・雑誌・書籍などの活字メディア、ラジオ、テレビ、映画などの音声、映像メディアなどのマス・コミュニケーションは、すでに世論の形成や大衆文化に大きく寄与してきた。しかし、電話、メール、パソコン、インターネット、携帯電話、SNSやラインなどのパーソナル・メディア、パーソナル・コミュニケーションについては、現在、それらの影響力の絶大さに比べて、生活様式やパーソナリティ構造との関連について、未だ解明されているとは言えない。例えば、メールで会

話をするのと携帯電話で話すのと、人々はどのように使い分けているのだろうか、あるいは、家族間でのライン通話、ビデオ通話とZoom会議とは、何がフォーマルで何がインフォーマルなのか、メールと手紙、往復書簡とは何が違うのだろうか、移動中の電話やメールは、生活様式の何を変えたのだろうか、インターネット上の世論は、新聞、ラジオ、テレビなどのマスコミの論調と何が異なるのだろうか、これらは、単にメディア研究、社会学の課題であるばかりではなく、生活学や生活様式論の課題でもある。なぜならば、COVID-19の影響によって、新しい生活様式が浸透するようになって、日本のメディアのデジタル化が急速に進行したことからも理解できる。デジタル・メディアの特徴は、高速で大量の通信量とモバイル性、つまり移動可能であるという点である。この、モバイル・ライフの特徴が、現実の移動制限がついてくるCOVID-19の対策中に普及するという皮肉な現象が起きたわけである。つまり、人々がリアルに他者に会えないからこそ、スマホを持ち歩いて、一人で移動しながらメールや電話で他者とつながるというコミュニケーション様式なのである。そして、21世紀は、このコミュニケーション様式が基本になるかもしれない。

7. 21世紀の生活様式論

　日本生活学会として、「COVID-19の問題提起と新しい生活様式」を考察していく意義について考察してきたが、現状の認識と問題提起を離れて、未来の展望について考えてみたい。現実の日本生活学会には、まだ、さまざまな領域の研究者は不足していて、21世紀の生活様式論を掲げられるほど充実しているわけではない。しかし、2020〜21年のCOVID-19によって、生活様式は確実に変わりつつあると言ってよい。たとえ、ワクチン接種や治療薬の開発によって、パンデミックは終息し、COVID-19のウィルスは、コントロール可能なものとなったとしても、日本人の生活様式が元のような、近代的、都市的な生活様式に完全に戻るということはないかもしれない。

　そうであるならば、21世紀の生活様式論にとって重要な視角（パースペクティヴ）とは何だろうか？　私は、第1に個人化した状況の中で、生活は基本的に個人の領域に限定されてくる。もちろん、生活様式や生活構造は、社会的なもので

あり、個人個人によって異なってくるわけではない。家族生活も職場も学校も地域コミュニティも集団的なものであり、社会的なものであるが、個人個人の生活は、たとえ家族でも共有されないものも存在している。第2に生活様式や生活構造は、産業化や近代化の時代には、経済構造や階級構造によって規定されていた部分が大きかったが、21世紀の生活様式では、人間関係や信頼構造によって規定される部分が大きくなるのではないかと思われる。つまり、コミュニケーション様式やソーシャル・キャピタルと言われる社会関係資本の比重が大きくなるものと思われる。それは、消費の形態や情報伝達などを支配する社会関係や人間関係が生活様式の中心を担うからでもある。第3に、21世紀の生活様式論は、社会心理学や臨床心理学、メディア論などの学問が必要となるかもしれない。それは、SNSやネット依存、コミュニケーション不全症候群など、人間関係の病理や回復を必要とするかもしれないからである。生活構造や生活様式は、社会的なものとして出発したが、21世紀には、個人化した状況の中で、個人個人の心理や関係性が大きな要素となってくる。「生活心理学」という新しい領域が必要になってくるかもしれないのである。

注

1) 『読売新聞』2020年6月5日朝刊「生活面」に、「新型コロナ対策読者アンケート」が掲載され、有末賢「働き方見直す機会」というインタビュー記事も掲載された。

2) Wirth, L. 1938 "Urbanism as a way of life" *American Journal of Sociology*, 44, pp. 1-24 (松本康訳 2011「生活様式としてのアーバニズム」松本康編『都市社会学セレクション1 近代アーバニズム』日本評論社)

3) 川添登 1982『生活学の提唱』ドメス出版、によると、『生活学会の方向と生活学の内容』(『生活学会報』創刊号、1977年3月)に、「近世以降の日本人の生活構造は、(一)徳川中期までに原型ができ、(二)明治期に定着化が行われ、(三)大正・昭和期にある変貌をうけ、(四)最終的にいま解体しつつある」と記されている。(p. 193)

4) 寺出浩司 1994『生活文化論への招待』弘文堂

5) 速水融 2006『日本を襲ったスペイン・インフルエンザ—人類とウィルスの第一次世界戦争—』藤原書店

6) 中鉢正美 1975『現代日本の生活体系』ミネルヴァ書房、「補論 生活構造の履歴現象」の「第2章 生活構造の抵抗と変動」(pp. 210-234)に詳述されている。

7) D. リースマン(加藤秀俊訳) 1964『孤独な群衆』みすず書房
リースマンは、アメリカの個人主義が、戦後の中間層の社会的性格において、それま

での伝統指向や内部指向に対して、他人指向型という受動的なタイプが主流を占めるようになった点を鋭く指摘した。

8) 柳田国男が農民を「常民」と規定して、「こころの採集」を目標に置くことで、流行や風俗現象、ものの文化など今和次郎や宮本常一らが目指した「民俗学」とは異なってきた、と言う意味で「もう一つの民俗学」とも言える。

2021年6月12日
日本生活学会第48回研究発表会より

公開シンポジウム
COVID-19感染拡大状況で
「生活」への確かな視座を問い直す

基調講演
COVID-19 これまで、そしてこれから

尾身　茂　先生
独立行政法人地域医療機能推進機構（JCHO）理事長

ディスカッション（WEB開催）
COVID-19 特別研究委員会ワークショップの成果と
今後の課題の議論

基調講演

COVID-19 これまで、そしてこれから

尾身　茂　先生　OMI Sigeru[*1]

進行：黒石いずみ　KUROISHI Izumi[*2]

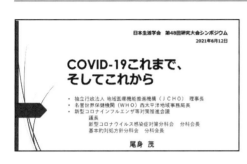

皆さんどうもこんにちは、尾身です。ではもう皆さん時間もお忙しいのでさっそくプレゼンテーションに入りたいと思います。次のスライドに行って下さい。

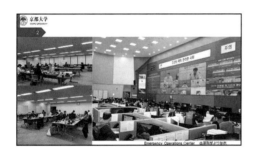

このスライドはですね、右の大きい明るいのが韓国のソウルのコロナ対策本部です。左が日本の厚生省によるクラスター対策本部ですけど。これ見て一目瞭然ですね。日本の場合は今回、準備不足でした。ハンディキャップを背負って始まったのが今回の我々のコロナ対策。保健所の機能の強化というのもなかなかできていなかった。検査対象の充実ということもうまく行っていなかったということで、ハンディキャップを背負って始まった戦いです。次のスライドに行って下さい。

[*1] 独立行政法人地域医療機能推進機構（JCHO）理事長
[*2] 日本生活学会 COVID-19 特別研究委員会委員長

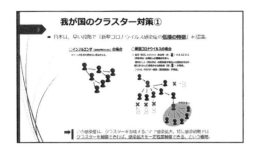

皆さん、今回我々がクラスターということを何度も言いましたけれども、なぜ今回クラスターかというと——左の方は普通の病気ですね。インフルエンザなんかは普通に一人から次、次とこういう風に伝わっていくんですけど——コロナ、右の方は、1人の赤い（絵が）感染ですけど、1人の感染者がいるわけで、5人が周りに感染したとしますけど、5人感染した人のうち、1人しかほかの人に感染させないんです。感染した5人のうち4人はほかの人に感染させないということが、これがほかのウィルスと違うんですね。このことが、日本がほかの国に先駆けて発見したというようなことです。次のスライドに行って下さい。

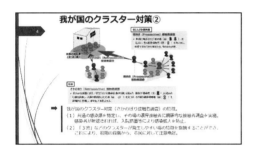

「ほとんどの諸外国」って書いてある右の方ですね、これは「前向き（Prospective）の積極的調査」ということで、これは我が国もこれやってます。ほとんどの国、これやってます。これはどういうことかというと。感染者がいて、その周辺の濃厚接触者がいるわけですけど、その濃厚接触者が発病なんかをするかどうかというのを、前向きに時間の経過を追って調査するということで。これはなかなか効率が悪いんですね。なにかっていうと、5人のうち1人しかほかの人に感染させませんので。ただしこれは非常に必要なので、このことはやる。しかし、我々日本はこれに加えて左の方の「さかのぼり（Retrospective）調査」というのをやりました。これはどういうこというと、5人の仮に感染者がいたとしますけれども、その5人の感染者の過去の行動を振り返って、共通の行ったところ、居場所、たとえばカラオケに行ったとかスポーツクラブに行ったとか。そういう共通の感染場所、クラスターの場

所を探し当てるという、このことでクラスターの拡大を抑えるという方法を、このさかのぼり調査というのを前向き調査と加えてやったというのが我が国の特徴です。次のスライド行って下さい。

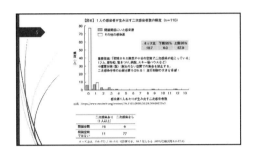

実はなんで5人に1人ということがわかった、感染した5人のうちなぜ一人しかほかの人に二次感染させないか、ということを示した一つのエビデンスですけど。この白いところ、白い棒線は、普通の環境にいた、換気のいいような環境にいた人です。黒い方が密閉空間、閉鎖空間にいた人ですけど。広いところにいた人は、この横軸はほかの人に感染させた二次感染者数ですけど、ほとんど0か1に止まってるわけですよね。ところが黒い方はずるずるっと12人くらいの方まで横に広がっているということで、閉鎖空間にいた感染源っていうのは、多くの人…。こういうことでこれを全体とすると5人に1人になるんですね。こういうことでわかってきたということです。次のスライド行って下さい。

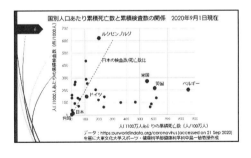

日本ではですね、外国から「PCRの検査数というのが異常に少ない、だから実際に感染の実態がわかんないのではないのか」という批判があって。確かに日本は去年なんかも本当は早くPCR検査をすれば医療に結びついた人が、それがなかなかできないという問題——これは深刻な問題——で、今でも検査のキャパシティというのは強化する、私は必要があると思っています。ところが、それはそれとしてあるんですけど、日本の検査数がほかの国と比べてどうかということは、また客観的に比較

する必要がありますね。これが非常にその質問に答えるグラフですけど。真ん中に日本の検査数を死亡数を割った比というのがここに書いてあります。その比を斜め上にある点線で、その比を表したものですけれども、これが日本を基準にします。そうすると、この斜めの線よりも下に多くのヨーロッパの国があるということがわかります。このことが何を意味するかというと、1人の死亡者数を感知するために行った日本の検査数というのは、ほかの国よりも比較的多いということ。これはおそらく皆さんびっくりすると思うんですよね。これを今、分母を死亡の数としましたけれども、これを感染者数の数にしてもだいたい同じ傾向です。つまり、このことは何を意味するかというと、日本の検査数の絶対数は少ないです。しかし、感染の実状ですね、感染のレベルというものを考慮すると、日本はほかの国よりも少ないなんていうことはなくて、むしろ多い。それだけ日本の場合には感染者数が少ないということで。ほかの国は感染者数が多い国ほど検査をやっているということになっています。そういうことでこのことは皆さんもよく…ほとんどこれ知らないと思うんですね、そういうことでこれをお示ししました。次のスライド行って下さい。

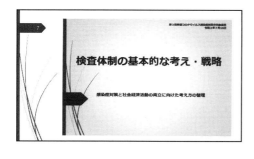

検査というのは、今少し落ち着いてきましたけれども、去年の中ごろあたりも一方では「検査を国民全員にやった方がいいのじゃないのか」という意見があって、もう一方は「いやいや、検査をある程度絞ってやった方が能率的じゃないか」という、この意見が真っ向から対立してしまった、分断してしまっているような状況がありましたので。我々はこれ去年の7月16日、（スライドの）右上に書いてありますけど、やっぱり基本的な考えというのを分科会としてはお示しした方がいいというので、これを出しました。次のスライド。

検査対象者の３つのカテゴリー

① 有症状者（症状のある人）
　→　臨床上疑われる患者を速やかに検査する体制確
　　　保
② 無症状者（明らかな症状がない者）
　a. 感染リスク及び検査前確率が高い場合
　　　目的：感染蔓延防止
　b. 感染リスク及び検査前確率が低い場合
　　　目的：1）個人の安心
　　　　　　2）社会経済活動再開への期待

　その基本的な考え方は、症状がある人——コロナ感染が疑われた人——に検査をやるのは当たり前ですよね。むしろ皆さんの意見が分かれるところは無症状者——（スライドの）2番目ですね、症状の無い人——にどうするかということで。結論から言いますと私どもの考えは、無症状者というものを二つにさらにわける。一つには、感染リスクとか検査前確率が高い——一つは昔でいうと夜の街とかそういうところは検査の全確率が高い——、そういうところの無症状者については、症状がなくても、そういうところはかなり積極的に検査をすることが大事で、そうすると感染の蔓延防止に役立つと我々は考えているし、世界的な論文もそういう風になっています。もう一方、感染リスクが低い（スライドの）bですね。これは日本でいえば一般の地域やっても陽性になる確率が今でも非常に少ないです。そういうところでやってもほとんど陽性者見つかってきません。ただし、個人の安全、あるいはちょっとおじいさん・おばあさんのところに行きたいから検査したい、あるいはビジネスで外国に行きたいというような、そういう目的でやる検査というのは、これは個人の安心とか社会経済の再開という目的には役立ちますけど、感染の蔓延防止にはほとんど役立たないということが分かっています。しかし、こういう（bの）二つの個人の安心（や社会経済活動再開への期待）というような意味でやることは非常に大事だと思います。お金の方は（スライドの）aの方は、感染の拡大防止ということをやりますので、当然、国の公費でお金を使う。bの方は民間ですから、民間の活力を使ってやってもらいたいというのが我々が出した考えで、今だいたいそういう方向になってきていると思います。次のスライド。

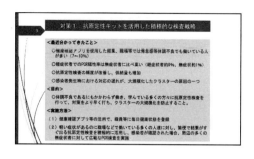

次は今の検査の件で、最近分かってきて。PCR検査とは別にですね、最近、抗原定性キットというのが開発されたわけですけど。その抗原定性キットを活用する新たな積極的な検査戦略というのを、我々考えて、今、国でやろうとしています。その理由は、＜最近分かってきたこと＞って（スライドに）一番目、ありますね、最初の○（ぽつ）。ここですね、実は健康確認アプリなんかを活用して、職場でちょっと体が悪い人なんかを健康アプリに登録してもらうわけです。そうすると、驚くことにですね、職場で働いている人の7パーセントから10パーセントの人が、具合が悪いのに働いているということが分かったんですね。次のスライド見て下さい。

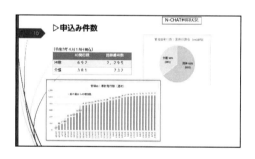

これが、そういうことで、長崎でN-CHATというのを使ってやったんですけれども。これでだんだんN-CHATを使っている団体の数がどんどん増えているということを示したものですけれども。次のスライド、行って下さい。

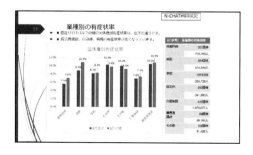

そうするとですね、職場、（スライドの）左の（グラフの）横軸が民間団体とか病院とか学校とか書いてあって。橙色の方（2本のグラフの右側）が最近の調査で、だから橙の方を見て下さい。そうするとですね、これ各団体によって多少差がありますけれども、だ

いたい職場の8パーセントから9パーセント、場合によっては10パーセントの人が軽い症状をもっていながら働いているということですね。これちょっと、驚きですよね。次のスライドを見て下さい。

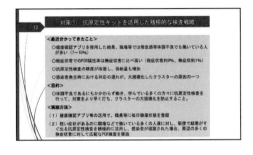

次のスライド、＜最近分かってきたこと＞の上から2番目を見て下さい。軽症状者での、今言ったような症状は多少あるような人のPCR陽性率というのは、無症状者に比べて高いということが別の調査で分かってきています。次のスライド行って下さい。

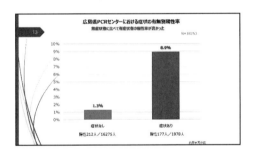

さっき、症状がある人が会社に行っているって言いましたけれども、そういう症状がある人にPCR検査をすると（陽性率が）8.9パーセントです。これは広島県のかなり広範に検査をしたときのデータですけど。一方、症状のない人、これ1.3パーセントというのは、

これちょっと感染状況が高いときにやって、ちょっとこれは普通よりも何かの理由で高く出すぎと思います。これもっと低いです、普通は。でもこっち（グラフ右）の症状がある人（の陽性率）はもう、9パーセントくらい。これが非常に、事前確率が、症状がある人は高いということが分かります。次のスライド。

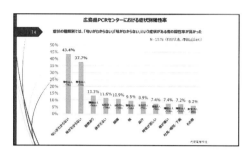

症状と言っても、実はいろいろあるんですね。これは広島県のデータ、たくさんの人——無症状者の人を含めて——広範に検査をやって分かったことですけれども、症状がある人の症状として一番多いのは、「匂いがわからない」「味がわからない」っていうのが圧倒的に多いんですね。その次に発熱、だるさ、頭痛。まあ、呼吸が苦しいとか、呼吸器症状というというのがあるけれど。それよりも体のだるいなんていうのがあるんですね、発熱は当然ある。そういうことで、不調な人は検査をした方がいいということが分かると思うんですね。次のスライド。

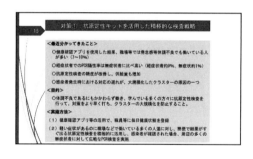

そういうことでですね、抗原検査というものをやる。なぜ抗原検査というのがいいかというと——ここのスライドはちょっと無視して結構ですけど——、抗原検査というのはPCR検査に比べて感度はちょっと落ちるんです。だけども、ウィルスの多くてほかの人に感染をさせやすいような人はもうほぼPCRと同じくらいの精度で見つけることができる。しかも、これもう20分くらいでできちゃうんですね。すぐにできるということで、ちょっと症状がある人にすぐ検査をして、抗原検査でやって。職場で2、3人（出た場合）、抗原検査で、今すぐ分かりますから、そうすると職場では広がっていることが分かりますので、すぐに広範にかなり広く、今度はPCR検査をやって職場での、あるいは高齢者施設での感染拡大、クラスター感染を防ぐということが重要で、今これを我々進めようと思っています。次のスライド。

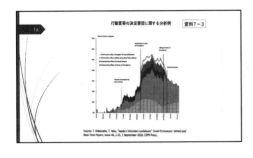

これはちょっと別の話ですけど、これは東京大学のWatanabe先生（渡辺努）という研究者が作ってくれた研究成果ですけど。これ、（スライドのグラフの一番上のグレー部分）赤の両方を囲んでいる縦の線が二つありますよね。これが去年の４月、最初に出した緊急事態宣言の、「出した」（線と）、「それを停止した」（線で）、だからこの期間が緊急事態宣言を出した期間ですね、横軸。それで縦軸というのはステイホームをしてもらったレベルです、協力を。ステイホームというか皆さんが家にいてくれたレベルですね。これを見ると、この赤が緊急事態宣言を出すことによってステイホームのレベルがぐっと上がっていますよね。緊急事態宣言を出した影響と考えられるのが赤です。青から下のものがそれ以外のものですが、それ以外のものは実は緊急事態宣言を出す以前からステイホーム（のレベル）が上がっているということですね。この青の三つのあれ（色の違い）は細かいことで今日はあまり説明する意味がないので、緊急事態宣言以外のもので。たとえばマスコミやテレビ、新聞などの情報——感染者が何人いたとかいろいろ情報が出てきますよね、そういう、緊急事態宣言は出ていないだけども感染者がどんどん増えてくるなんていう情報——に接してですね、人びとが自らステイホームをするという、こういうことが分かっている。その上で緊急事態宣言が出るとさらに上乗せしてステイホームが行われると。こういう風に日本人の健康意識の高さと言っていいと思いますけど、国が——お上が——決める前に一部の人はもう行動変容しているということですね。次のスライド行って下さい。

　さらにそれを詳しく調べたのがこの（スライドのグラフの）データで、左（のグラフ）は「介入効果」、右は「情報効果」と言っていますが。この介入効果というのは、今申し上げました緊急事態宣言という政策を打ったということです。それによってどういう風に人びとが行動抑制をしたかということですけれども。これで、年齢別に分けて赤が女性、青が男性で、年齢が段々と来ていますね。そう

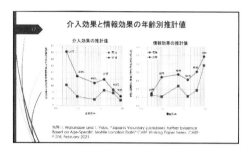

すると介入効果というのは、緊急事態宣言を出したという、それによって行動変容を起こすのは若い人が多いということです。高齢者の人はほとんど変わらない。そういうものを出したとか出さないとかっていうのはほとんど変わらない。若い人は介入、強いメッセージが出るとかなり反応してくれるということ。特に女性の方が反応してくれるわけですね。女性の方が協力的ということはあるかもしれない。右の（グラフの）方はさっき言った情報効果。いろんな感染者の数が増えるとか、テレビで毎日コロナのことをやるような情報効果。これについては、若い人はほとんど効かない。高齢者は効く。おそらくなぜかというと、高齢者の方がコロナに対して怖いという感情を持っていますよね。「感染すると重症化しちゃうんじゃないか」、身につまされているというところがあるので、高齢者は感染の数が増えてくるというような情報が入ると、少し家にいようというようなことが起こるということです。次のスライド。

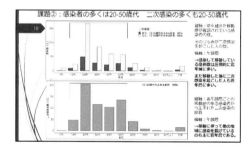

これは（スライドの）上の方（のグラフ）だけを見て下さい。下はちょっと今日は端折ります。上の方が大事です。今回のコロナというのは、基本的には私ども、若い人の責任なんていうのはまったくなくてですね、ウィルスの特徴によって——若い人は症状がほとんど感染しても出ないあるいは軽い、ところが若い人は活動量が多いですよね、外に出る、こういう特徴のために——、若い人が気がつかずに——本人の責任じゃないんです——、いろんな高齢者あるいは家庭に感染を広げるというのが、これが——もちろん例外が、高齢者から高齢者、高齢者から若い人にというのもあり

ますけど——基本的なパターンですけど、それを裏付けるデータです。ここで調べている検査の対象者は二つの条件を満たした人です。一つはPCRが陽性であるということがわかっている人。それからもう一つの条件は県をまたいだ移動をしたということがわかっている人で。その両方の条件をクリアした人です。その人の中で、ほかの人に二次感染を起こさなかったところが、この白い棒線（グラフ右側）。ほかの人に二次感染を起こした人が赤線（グラフ左側）です。こう見ると、動いている人がもう圧倒的に多い。20代、30代。その中でほかの人に感染をさせた——赤い部分ですね——これも圧倒的に多い。80歳、90歳以上だとほとんどほかの人に感染なんかさせないというようなことが分かって、若い人がほかの人に移しやすいという、これが（それを）示すエビデンスです。次のスライド。

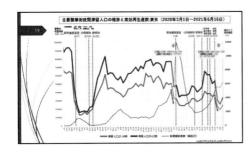

ちょっと話は違います。これからはだんだんと最近のトピックに移っていきますが、今、緊急事態宣言が東京など出ていますね。これを6月20日、もうしばらくすると、解除するかどうか延長するかどうかという議論があります。オリンピックのこともあるということで、今、重要な時期にさしかかっていまして、どうするかということですけれども。これ（スライドのグラフ）を見るとですね、人びとの人流というもので、ここで（グラフの）真ん中の方に、①というところの下に矢印がありますね。灰色の線が感染者の数です。青、スカイブルーみたいのが夜の繁華街の滞留人口です。夜の10時から12時まで一番深夜に近い滞留人口ですけど。こういうものがだんだんと下がってくると感染者数が下がる。上がってくると感染者数が上がってくるという傾向が見えているんですね。つまり、滞留人口というのが上がってくると、それにちょっと遅れて感染者数が上がるということが分かっているんですけど。じゃあ今どうなっているかというのを、一番右の方ですね。これ緊急事態宣言が出ているわけです、今、東京では。一時、下がってますね、滞留人口が下がってる。下がってる。ところが、まだ緊急事態宣言が解除されていないわけ

ですけど、一番右端を見て下さい。もう上がっちゃってるんです。もう夜の滞留人口上がってる。つまり、飲食なんかをたぶん多くの人はそこでしている可能性がある。そういうことで、私どもが今一番懸念しているのは、緊急事態宣言を解除するかしないかにかかわらず…。（解除）すると間違いなくさらに上がります、夜の滞留人口。それと緊急事態宣言を続けても、なかなかもう協力が得られなくなっているわけですよね。これが非常に難しい状況になっているということです。次のスライド。

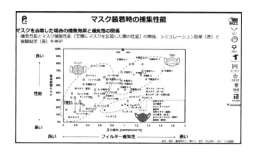

これ（スライドのグラフ）はマスクのことで。これ、不織布マスク、ウレタンマスクで。横軸が通気性ですね。右の方に行くと悪い、左の方に行くといいということで。縦軸は感染を防止する効果がどれくらいあるかということで。これを見ると、不織布の方は通気性は悪いんだけど圧倒的に感染防止効果があるということで。ウレタンは通気性はいいけど感染防止がほとんどないということです。次のスライド。

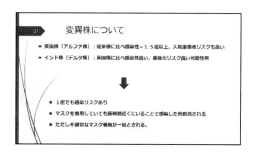

それから皆さん、変異株…。このことはたぶん多くの方がおわかりだと思いますけれども、復習ですけれども、イギリス型の変異株というのが、日本がほとんどこれになっちゃっています。これは従来株に比べて感染力が1.5倍、入院重傷者のリスクもある。最近になって出てきたインド株、デルタ株っていいますけど、これもだんだんと日本で少しずつ増えてきて。これは英国株に比べてさらに感染性が高い、重症化リスクもありということで。こういうことでですね、これからは…。昔は3密と言いま

したね。今はもう1密でも感染リスク。マスクを着用していても長時間同じようなところに、部屋なんかにいることで感染した例というのはここに来てだんだん増えてきている。ただし、そうはいっても、マスクを着用していたんだけれどもマスクの着用が十分じゃないということも指摘されている——これはちょっと悩ましいところですけど、そういう——部分がある。どうぞ。

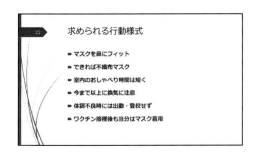

これから求められる、今日は生活学会ですから、話の一つの端緒として。「マスクを鼻にフィット」。「できれば不織布マスク」。それから、換気がいいとかそういうところで、前は感染するおそれがあんまりないんじゃないかということですけど、ここで時間というのが非常に重要な。あまり昔、去年・最近までは人数のことは言いましたけど、あまり時間ということは私ども言いませんでしたけど、ここでは時間というのが非常に重要。換気について前から言ってましたけど、換気についてはさらに重要になる。あとこれはいいですよね「体調不良時（には出勤・登校せず）」。あと、ワクチン接種もうされた方もいると思いますけど、当分の間はマスクをして下さいということです。さて、最後ですかね。

さて、これからの最後の1ページですけど。ここで少し、これから皆さんどうなるか、オリンピックどうなるかということ、ご関心があると思いますけれども。近々、新聞なんかで、テレビで、私どもは我々の意見を発表することで、内容についてはまだ議論中ですから詳細は今日まだコメントできませんけれども。基本的な考えというのがございまして。それはですね、オリンピックの開催という以前に、6月20日、今回緊急事態宣言を解除するかどうか。6月20日、もうすぐ来ます。それからオリンピックの開催期間を含めて9月、10月、11月くらいになるまですると、おそらくワクチンが多くの人に行き渡りますよね。この期間が非

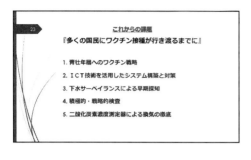

常に重要で。実は、オリンピックを挟むですね、オリンピックの期間だけじゃなく、オリンピックを挟む、6月から10月、11月くらいまでの期間がきわめて重要で。ここにまたぞろ、この前の大阪のような状況を作らないことが重要だと思うんですけど、下手すると作ってしまう可能性がある。だからしっかりしないとだめだというのがポイントです。なぜかと言いますと、もう既に東京・首都圏は人流が増えてきて。今、皆さん東京の感染者数が減っているという風にお感じになると思いますけど、実はもうこれは下がっているということはなくて、微増している可能性があります。少しずつ増えている。これがこれからだんだんと緊急事態宣言が仮に解除する、人流の効果というのはもうちょっと後で出てきますから、しばらくすると感染者が少しずつ増えて行く、そういう中で今度夏休みが来る、お盆休みが来る、変異株がだんだんインド株が増えて来る、さらにオリンピックが来る。ということになると、7月の末とか8月になると、これは今の状況が維持するということはほとんどないと思います。どんどんどんどん感染が広がっていく可能性を覚悟、心で準備しておいた方がいい。そういう意味では、オリンピックをどうするかということに皆、観客を入れるとか入れないとかいうことに皆関心がいってますけど、それはほんの一部です。それよりも日本の国内の人流というものが増えてしまうと、これは、またぞろ…。しかもその上にオリンピックの開催のやり方によっては余計お祭り気分になって来ると、本当は家でテレビを観てもらいたいわけです、もしオリンピックをやるのであれば。それがもう、家ではなくて皆喜んで、ふだん会っていない人とちょっとどっかで飲みに行こう、あるいはどっかで家に行って、たまにしか会わない友人と皆でやるというようなことが起きると、また日本はあっという間に感染が広がって医療の逼迫ということにあり得るんで。ここで非常に今重要で。そのことを、私どもが今政府にいろいろ申し上げているのは、政府と組織委員会に、そのことを十分に認識しないと、オリンピックのスタジアムの中のワクチンとか、検査するから大丈夫ということだけではですね、そ

れはほんの一部ですから。オリンピックのスタジアムで起こる感染というのは、これは制御できる。むしろ問題はそこじゃないということを、これから今も。これまでも申し上げていたし、これからも申し上げるという風になると思います。そういう中で、今までは、日本の場合は法律が非常に弱い法律ですから、規則で罰則で人びとの行動を律するというわけにいかないですよね。したがって、世界で最も民主的といいますか、やわらかい法でやって来たわけです。それで、その上でお願いしかできない、お願いベースですね。どうしてもお願いベースで、受ける側、一般市民はお願いをもう飽きたと。コロナ疲れ、緊急事態宣言疲れというのが現実だと思います。したがって、国は、あるいは地方自治体は、お願いするだけではなくて、もちろんこれからもワクチンが行く10月、11月、秋ごろになるとかなり接種が進むと思いますけど。それまではですね、一般の人の協力…。ワクチンをやれば感染が急に下火になる、ということはないですから、しばらく時間がかかるので、それまでの間どうしても、また大阪みたいなことを再現したくないわけですよね。そのためには、国も一般の市民にお願いするだけではなくて、国が自ら汗をかいたということを…。汗をかくだけじゃなく、しかもちゃんと必要なことを実行するということがないと、一般の市民の理解が得られないですよね。そういう意味では、1番目、ワクチンをやる。2番目、ICT活用した、これは何かというと疫学情報という病気がどこで起きたかどうかという、この情報の共有を日本はまだ手書きでやっているんです。遅い。うまく自治体間の連携というか共有が不十分なんですね。これは本当は一番大事な武器なんですよ、情報は。これが相変わらず手書きでやっているから、なかなか十分でない。このために、感染が本当にどこで起きているかというのが全部分かっているわけじゃないんです。首都圏でなかなか下げ止まらない理由の一つは、匿名性ということもありますけど、そういうこともあって一部感染を見逃している可能性があるんです。そういうことでどうしても、QRコードなんかでお店に全部やって皆登録するというような、もちろん個人情報について十分に配慮した上でそういう方法をしない限り、日本はなかなか…。それは韓国とか台湾のような厳しいやり方じゃなくて日本のやり方でやればいいと思います。それから実は「下水サーベイランス（による早期探知）」。皆さんびっくりすると思いますけど、これ今いろんな大学と企業が協力してやって。下水にウィルスが腸から出ます。これを測るとです

ね、感染が拡大する前に下水の前にウィルスが見つかるということが最近の研究で分かって。これをやると下水はもう調べるのは人に被害はないですよね。毎日出てくるものですから。これを定期的にやることによってどこの地域が感染拡大しそうかがわかる、というようなことであります。それから次は「積極的・戦略的（検査）」、さっき抗原定性キットってやりましたね、こういうこともやる。それから最後は、飲食店の方には大変あれですよね、時短とかなんかを協力していただいているわけで。これ以上、大変な思いをしていただくのは良くないですよね。そういうことで、お店に入って食事をしてもちゃんと二酸化炭素濃度を測って、しっかりと換気がある程度…。我々1,000 ppmというのを言ってましたけれども最近アメリカの研究で800 ppmくらいがいいという研究も出てきたようですから、基準をある程度設定して、それ以上になったら空気を入れ換えるとか。そういうようなことで飲食店での感染を（抑える）。そういうようなことをして、ともかく、いずれワクチンがどんどん後半に行けば、今よりも重症化というのを防げますから。それまで行くのにちょっともう少し時間がかかるので、こういう科学技術をうまく活用してですね、大きな、第二の大阪にならないようにするというので、私は。オリンピックもやるのであれば、日本の感染拡大に繋がるようなやり方ではなくて、しっかり感染対策をして、皆も「おお、なるほど、これなら一緒に協力しよう」という、そういうオリンピックのやり方をやられるのがいいんじゃないかと思います。そういうことでですね、簡単ですけれども、今日のスライドを終わりにしてプレゼンテーションを終わりにしたいと思います。

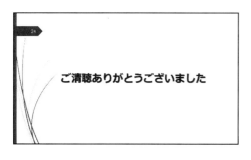

どうもご清聴ありがとうございました。何かご質問とかあれば、あとちょっと時間があって、お受けできると思いますが、よろしくお願いいたします。

──質疑応答

黒石 ありがとうございます。大変重要なお話を伺い、その中には誤解に気づくこともあって、非常に感銘いたしました。ありがとうございます。それでは、このシンポジウムに参加なさっている皆様から何かご質問があればチャットのところに今お書きいただけますでしょうか。皆さんお考えいただいているようなので、私、一つ、質問をさせていただきたいと思います。今のプレゼンテーションで非常に興味を感じたことが、介入効果と情報効果というお話です。若い人と高齢者に感染の恐怖心を伝え、行動変容を促す方法、そういう効果がずいぶん違うというお話がありました。それからもう一つは、やはり説得力の問題です。尾身先生も最後におっしゃいましたように、こういう非常に危機のときというのは、皆さんに上からトップダウンで「ああしろ、こうしろ」という時代ではないので、やはり説得力のあるコミュニケーションというのが、ますます必要になってくると思います。従って行政のコミュニケーションの仕方も考えるべきだということ、その二つの点が重要なことかと思いました。私たちにできることは何かを考えると、我々の多くは教員です。ですから、私たち自身が尾身先生が今お話し下さったことを若い人たちに伝えていくということもできます。先生から、今のような科学的なデータのほかにですね、何か一言、若い人へのメッセージというのをいただけませんでしょうか。

尾身 大変貴重なコメントと質問と、それからサジェスチョンですけど。若い人へのメッセージですね。なかなか若い人にメッセージが届きにくいというのが、私どものずうっと悩みでしてね。3密なんていうことも知らない人がいるらしいし、この前EXITという人と対談させられたんですけど、そのときに若い人の中では、緊急事態宣言が今出ているということさえ知らないっていう人が一部にいるらしいんですよね。新聞を読まない、テレビ観ない、インターネットのLINEとか仲間でやっているということもあると思うけど、その人たちは一部だと思いますけど。私はですね、今、若い人たちというものが、私のお願いというか希望ですけれども。次の時代は若い人の時代にな

るんですよね。若い人が今、いろんな考え、不満あるいは疑問、そういうものがあるんですよね。それを内輪の人だけでね、若い人の仲間だけで「世の中だめじゃないか」、「政治がだめじゃないのか」ということでなしに。つまり、次の時代を開いていくのは若い人たちが…、つまり世の中ってのはそれぞれの構成する人びとの意識や考えややる気の総和ですよね。次の時代っていうのは若い人が主人公になるわけです、主役ですよね。その人たちがかたまっているだけじゃなくて、やっぱり高齢者とか違う人たち——男性なら女性、若い人なら年行っている人、そういう自分とは違うグループの人たち——と、自分らの今の問題あるいは不満を共有して。相手からいろんな反応がありますよね。そうすると、自分らでは気がつかなかった部分があるはずで、「なるほど、世の中っていうのは、いろんな人と交わることで新しい視野が見えて、自分らの言っていることが正しい部分もあるけれど、ちょっと考えを別の視点で見てみよう」ということで。だんだんと世の中を変えて行くのは、実はいずれは自分たちが主役になる、そういう準備を。コロナが終息すれば今までの社会とは違うあり方を模索せざるを得ないんですよね。そういうときに高齢者と若い人が対話がないままに行っちゃうと、相変わらず高齢者中心の将来ビジョンということになっちゃう。政治家の人はだいたい年が多い人が多いですよね。そうなっちゃうんで私は…。若い人が社会のことを関心を持つっていうのはなかなか難しいですよね、自分のことでせいいっぱいだし、生活は楽しみたいっていうのは…。若いときはそんな社会のことを考えるなんてことはあんまりない、自分の過去を振り返って（みても）。だけど、こういう時代だからこそ、遊んだり勉強したりいろんな個人の生活を…、でも頭のちょっと隅に、自分らどんな社会を作りたいのかということを、仲間だけじゃなくて違うグループ、年寄りなんかも含めて、そういう風に、「これからの社会を自分らが作るんだ」ということだといいなと私は期待しています。そういう人がいるはずなんですね。

黒石　そうですね、ありがとうございます。たくさん質問がまいりましたので、ちょっとだけお返事いただけるとありがたいです。まず、深谷さんという方からの質問ですが、「素晴らしい内容で新たに理解が深まりました、ありが

とうございます　本内容をYouTube等でご発信されたほうが良いかと思いましたが、ご予定はございますか？」ということです。

尾身　社会に発信はいろいろあるんで、今日はそういう趣旨であれ（講演）したんじゃなくて、またいろんなことが。今ちょうど非常に重要な時期で、その時間もないのでまた落ち着いたら。

黒石　はい、わかりました。次の質問です。「今、お聞きしていると『行動様式』や年代、ジェンダーなどによる差異などで、『生活様式』と言う用語は、少し違って来ているようにも思うのですがいかがでしょうか？」という質問です。これは有末会長からのものです。

尾身　生活様式という言葉は、たまたま我々去年使ったわけですけど。これはどんな言葉がいいのか、それこそ皆さんから教えていただいて、価値観やらジェンダーやらいろんなことで「新しい生活様式」というか。これは上からで言うことじゃなくて、皆が考えて行くということで。社会のあり方ですよね。新しい言葉があれば教えて下さい。

黒石　ありがとうございます。次の質問です。「なぜ、マイナンバーをもっと活用して国民の実態、特にワクチン接種の実績を把握しようとしないのか」、あるいはできない理由は何かあるのかという質問です。

尾身　それはですね、マイナンバーもそうだし、いろんなアプリを使って電子的にいろんな情報を共有すれば…。これがないために我々日本の社会は感染対策に困難があったわけですね。どこで感染しているか、誰が感染しているかというのが、いわゆるICTを使えば、分かれば、ある意味じゃ非常に簡単なんですよね。ところが日本の場合には個人情報という、個人の権利という自由というものと…。感染対策の必要——公共の福祉ですよね——、これと、個人の権利あるいは個人の自由、この二つをどうバランスを取る、そのバランスをどんな風にしたいのか、どんな風な社会を作りたいのか——バランス

という点で——、このことにコンセンサスがないから。なかなか、人びとの自由をどこまでなら公共の利益のために、自由を抑制というか、ここまでなら皆で我慢しましょうと、個人の情報も皆で、つまり名前とかどこに毎日何をしたかということじゃなく…。感染拡大防止に必要な情報っていうのはどうしたって、どこに行った、どこで感染したっていうのは必要になるわけですよ。誰と行ったかということも、名前とかなんとかいらないけど、どこで感染したのか、そういうようなこともなかなか。本当は電子的にそれがリアルタイムですぐにわかれば、速く、保健所の人たちの手を煩わ…。今、保健所が聞き取りをやっている。中には教えてくれない人もいるわけです。それが非常に問題で、「感染どこでしたんですか」と（聞いて）言いたくないという人には言えない、強制できないという部分があるんですね。これが実はジレンマで、これが我々が一番悩みの種でこれをなんとか。これ、法律改正とかそういうことも必要になってくるんで、非常に悩ましい問題で、毎日これで格闘しているということです。

黒石　はい、これは重要ですね。それから、まだちょっとありまして。饗庭委員からの質問ですが「これから先に、『残しておくべき生活習慣』はありますでしょうか？」ということです。「残しておくべき生活習慣」っていうと、手を洗ったりマスクを…。

尾身　そういう意味では感染症はですね、これから、私は今度のオリンピックなんかもそうだと思うんですけども、こういう感染症、パンデミックみたいのはこれからも来ますから。そうなると今はソーシャルディスタンスということで——私は social distance ていうんではなく physical distance と言った方がいいと言ってたんですけど——、つまりフィジカルにディスタンスを取るということは、イコール、心理的なディスタンスを取るということに今なっちゃってるわけですよね。ところが実は人間というのはフィジカルなディスタンスはあっても、人びとの心を通わせることはできるはずなんですね。だから私なんかは、今回オリンピックなんかは——観客を入れるかどうかっていうのは大問題で今日は私の意見は申し上げませんけど、オリンピックは

──人びとの感動ですよね。オリンピックの選手が一生懸命頑張った姿を見る。今までは、1964年──今日参加している人はほとんどまだ生まれてないかもしれないけど、私はたまたま小さいときに観ましたけど、あの1964年の東京オリンピック──はそれこそ皆が密になって肩を抱いて、大声を上げてという風に感動をシェアしたわけですよね。だけど、今の新しいIT技術とかそういう技術を使ってですね、物理的には距離があるんだけれども、むしろ──物理的に肩を抱いてやる人は限られているけど──うまくやれば世界の人びとと心の感動の共有が双方向でできる、そういう生活というのも一部ですね。だからいつも物理的に会っていなくちゃいけないということではなくて、そういうようなこともこれから皆で考えて行けばいいんじゃないかという気がします。

黒石　その通りですね。やっぱり新しい技術の可能性というのもあります。まだ二つ（質問が）ありまして。一つ、ちょっと長いんで端折らせていただきますけど、最初のころ症状があってもPCR検査をなかなかやっていただけないということがあったりとか、いじめとかそういうことがあったり、いろいろ社会的な圧力もすごく高かったわけですね。それが、今日の先生のプレゼンテーションで、驚くほどの人がちょっと具合が悪くても働いているということがあったというお話しです。これって、日本の社会のいい部分が悪く出ちゃったっていうことなんだと思うんですけど、そこを何かこうしたらいいっていう風に発信していただくっていうことはできないんでしょうか。たとえばそれは企業に協力いただくとかそういうことかもしれないんですけど。もっとそこを発信して行っていただけたらいいんじゃないかという意見があります。

尾身　おっしゃる通りですね。今、特に大きな会社は経営がしっかりしているからあれだけど、比較的経営基盤の弱い会社だと、自分が具合悪いって言って休むと人に迷惑を掛けるっていうことありますよね。特にもっと小さい個人なんかでいくと、それで経営、会社自体がというようなことがあって、どうしても遠慮があるし。またもう一つは差別の問題ですよね。「なんだ、感染

51

したんじゃないのか」と。他人に迷惑を掛けたくないという意識と、感染したということを共有したくない、差別されると、そういうようなことがあるので、社会全体はもうむしろ、具合悪くなったら休むことが、実は皆のため、会社のため、本人のため…。しかしそのためには補償というか、会社を休んだときの、特に中小の企業では雇用がそれでストップすることはないというようなことをしないと正直に言えないですよね。そういうようなことは今、我々も国におっしゃるように、そういうことをしっかりする仕組みを作って…。支援ですよね、経済的な支援だと思いますけど、そういうことが大事だというように、今もう言っているんで、さらに強めて行きたいと思います。

黒石　ありがとうございます。最後の質問になりますけれども、先ほどの若者へのアピールについてのものです。たとえばある種のインセンティブを与えて、歌舞伎町とかすすきので、皆がワクチンを受けるとか検査をすることが若い人にとってメリットがあるような方法も考えた方がいいのではないでしょうかという質問です。

尾身　これは本当にね、むしろワクチンとか検査、たとえばQRコードを店に置いて、QRコードに登録してくれるかっていうのを、ただやられて国に監視されているっていうのは嫌ですよね。QRコードに登録するとインセンティブですよね、検査すると何かいいことある、ワクチン受けるといいことあるっていうのを私は必要だと思いますけど、皆さんどんなのがいいですか。お金がいいのか、あるいはやると旅行に行けるっていうと旅行に行くと感染が広がっちゃうから。そのへんが、何が。インセンティブが必要っていうのは私もそう思うんですけど、お金なのか、あるいは何とかクーポンみたいの、ディスカウントの割引ポイントがかさむとかね、そんなことをちょっと今考えてますけど、何かいいアイデアがあったら教えて下さい。

黒石　ありがとうございます。今、先生のお答えに対して次の問いが質問者から来ましたが、若い人に優先的にワクチンを打ってあげれば、検査のインセンティブになるんじゃないかという質問です。検査をしてくれればどんどんワ

クチン打ってあげますよみたいな、そういうのはどうかという提案です。

尾身　「検査をすればワクチン」と言うけど、もう、検査をするよりワクチンを
やった方が早いですね。検査をしてからワクチンじゃなく、もうワクチンを。
今はね、国もそういう方向に。我々も言ってますが。高齢者はほとんど（ワ
クチン接種が）終わりに行きますから。あっという間です、余裕が出てきて
いる。余っているんです、場所は。だからそういう意味では、学校だとか職
場にワクチンをするようにしてますから、そうすると、若い人は学校にいる
のか職場にいるのかが多いですよね、どっちかね。そういう風になったら。
中小企業なんかはなかなか難しいのでそういうところには支援をしなくては
いけないと思います。そういう機会が必ず来ますから、もうすぐ。職場とか
学校で。そうしたら必ず受けるようにしていただくといいんじゃないかと思
いますね。

黒石　そうですね。最後に、大学生の方から意見があります。お金で支援いただ
くのがやっぱり嬉しいと。学生さんはアルバイトをたくさんしている人が多
いです。都市部は特に。今回のコロナ禍では、アルバイトができない状況も
発生して、生活が厳しくなっている学生も多くいます。オンライン授業もい
ろいろ機材が必要で経費が掛かっています。大学生には、今回の災害支援の
奨学金がいただけたらきっとありがたいだろうなあと私も共感しますが、こ
のような意見はどうですか？

尾身　それはね、政府に伝えておきます。

黒石　お願いします。

尾身　はい、はい。どうも。どうも、皆さん、どうも。

黒石　最後に一言、会長から。

有末　尾身先生、どうもありがとうございました。日本生活学会会長をしております、有末賢と申します。いろいろ本当にいいお話でしたし、データも初めて見るデータもありまして非常に興味深かったです。今後とも、日本生活学会というあまり知られていない学会かもしれないですけれども、ぜひ交流を持っていきたいと思いますのでよろしくお願いいたします。ありがとうございました。

黒石　本日は、大変お忙しい中、日本の感染対策のリーダーをなさっておいでの尾身先生においでいただき、日本生活学会の2021年大会の基調講演を、学会員の皆様に向けて行っていただきました。科学的対策だけでなく、社会全体で「新しい生活様式」を考えるところから始めなくてはならないという、尾身先生の初期段階からのご発言は、我々の研究や教育にとって非常に重要な示唆となりました。本日のお話では、それに加えて、多くの問題意識や展望、学びの機会をいただきました。シンポジウムに参加した会員だけでなく、生活学会会員全員からの感謝の思いをお伝えしたいと思います。

尾身　はい、どうも、ありがとうございます。はい、よろしくお願いします。

ディスカッション（WEB 開催）

COVID-19特別研究委員会ワークショップの成果と今後の課題の議論

報告者：**高増雅子** TAKAMASU Masako[*1] **石川　初** ISHIKAWA Hajime[*2]
真鍋陸太郎 MANABE Rikutaro[*3] **祐成保志** SUKENARI Yasushi[*4]
塩月亮子 SHIOTSUKI Ryoko[*5]
コメンテーター：**有末　賢** ARISUE Ken[*6]
内田青蔵 UCHIDA Seizo[*7]
進行：**黒石いずみ** KUROISHI Izumi[*8]

　尾身先生のお話の後、特別研究委員会の6つのグループから、それぞれの問題提起の趣旨について、学会参加者に向けて説明を行いました。ディスカッションは、尾身先生のお話を伺って、学会としての当初の問題提起を振り返り、大会での議論の焦点や方向性についての議論から始まりました。

黒石いずみ（以下：黒石）　（休憩が終わって）まだ全員お戻りではないようですけれども、最後の締めに入らせていただきます。今日は長い時間、本当に皆様ありがとうございました。やはり、尾身先生のお話が予想以上に私たちに寄り添ってくださっていたと感じました。私たちが暮れから2月までに掛けてやってきたディスカッションの詳細はご存知じゃなかったわけですが、ず

[*1] 日本女子大学　名誉教授
[*2] 慶應義塾大学環境情報学部　教授
[*3] 東京大学大学院工学系研究科・工学部　助教
[*4] 東京大学大学院人文社会系研究科・文学部　准教授
[*5] 跡見学園女子大学観光コミュニティ学部　教授
[*6] 亜細亜大学都市創造学部　教授
[*7] 神奈川大学建築学部　教授
[*8] 青山学院大学総合文化政策学部　客員教授

いぶんと呼応する部分があったなと思いました。最後に有末先生と内田先生がまとめてくださったことも、それをちゃんと引き受けてお話くださいました。まずは最初に、このサイトにご参加くださっている方々から各セクションに対してのご質問あるいはご感想をいただきたいと思います。セクションどうしの方でも結構ですし、有末先生や内田先生からもいただければと思います。それでは、最初にプレゼンテーションしてくださった方へのご質問を3、4分くらいですね、皆さんどんどんここに出していただけないでしょうか。仲間どうしですので忖度なくどんどんお書きいただければと思います。まずは皆様、ほかのセクションはご存じなかった方も多いと思いますし、いかがでしょうか。お疲れと思うんですけども。はい、どんどん書いてください。

［チャット：饗庭伸］石川さんへ　作品にみられる様々な工夫は「様式化」できるものですかね？

饗庭先生からくださいました、ありがとうございます。

黒石　今まだセクション1（有末先生から）と、石川先生のところにあるもの（饗庭先生から）が見られるだけです。

［チャット：真鍋陸太郎］作品の中に、技術セクションに関するような内容が多く見られたと思います。

［チャット：岡本祥浩］住居の遅さについて。ヨーロッパに比べると遅い、でもヨーロッパは変化しています。そう言う議論はありませんでしたか。

住居について、ありがとうございます。

まだ少ないですが、議論を始めたいと思います。セクション1の健康分野に対して有末先生から、「差別とか心理的な問題も扱うご予定かどうか、今後どうお考えか」という質問が最初にあります。次に、饗庭先生から石川先生

宛に「作品にみられる様々な工夫などはある意味では「様式化」できるもの
なんでしょうかね」という問いですね。それから、真鍋先生からですが「技
術セクションに関するような内容が、作品の中には多かったように思うけれ
ども」、それに関してコメントがあればということだと思います。それから、
岡本さんから、「住居の遅さについて。ヨーロッパに比べると遅い、でもヨー
ロッパは変化している。そういう議論はありませんか」という、ほかの国々
とのCovid-19に対する住居の対応の早さの問題です。

［チャット：饗庭伸］真鍋さんへ　短い変化と長い変化があると思うのです
が、短い変化で危機を乗り切ることができたら、長い変化は起きないはず。
技術で乗り越えられていたら、長い変化は起きないのかなと思うのですがい
かがですか？

それから、饗庭先生から真鍋さん宛に、「短い変化と長い変化があると思う
のですが、短い変化で危機を乗り切ることができたら、長い変化は起きない
はず。技術で乗り越えられていたら、長い変化は起きないのかな」という時
間的な要素と技術の問題についての質問です。それでは、今質問がいただけ
たセクションの方からお答え、あるいはご意見をいただければと思います。
それでは高増先生、健康分野に対して有末先生からの問いに対してはいかが
でしょうか？

高増雅子（以下：高増）　差別は、たとえば小学校で罹患した児童が学校に行った
とき、仲間はずれにされたという問題がありますし、看護士とかお医者さん
のお子さんを保育園に預けるにあたって「預かりたくない」と保育園の方か
ら言われたそうです。本来、医学的な知識を共有していればこのような意見
は出てこないはずですが、思い込みや主観的なもののみかたで、様々な差別
が起こってきている現状が見られます。

黒石　その点はやはり重要だとお考えだということですね。大会でそれを扱う論
文は出ていなかったと思いますけれども、それは念頭に置いているというご

意見ですね。有末先生、加えて何か。

有末　セクション5でも境界とかそういう問題を考えていて、いろんなところに関わる問題と考えていたものですから。たとえば世代間のギャップ。今日、尾身先生からも話がありましたけれども——尾身先生、非常に正確におっしゃっていたのは——若い人が悪いわけじゃないんだっていうね。でもそれを割と世代間の問題として捉えている人も多いわけですね、「若い人が出歩いているからどんどん感染が拡がるんだ」っていう。そういう意味でも、差別とまで行かなくても偏見というか、そういう見方がある差別を生む可能性はあるし、世代間の対立やなんかに起因している可能性もあるので、そのあたりも含めて今後考えなきゃいけないのかなって、ちょっと思ったものですから。

［チャット：真鍋陸太郎］塩月先生へ：祭りが不要不急かという議論が大変興味深いです。例えば、徳島の阿波踊りは観光化してしまっているが故に昨年度は中止となりましたが、住民にとっては盆踊りでもあるわけで、観光と習慣との関係、それとパンデミック・不要不急なども議論したいです。

黒石　そうですね。有末先生と真鍋先生がご指摘くださっていることは、結局、私たち学際的に議論しようとしても便宜上いくつかのセクションに分けているために見逃してしまう論点があるということですね。本当は生活やCovid-19の問題を考える際には、領域を跨いだ視点が重要なわけです。そのためには、領域を跨いで扱える世代間ギャップの問題とか偏見という幅広い社会現象を主たるテーマとして考える可能性があるかもしれないですよね。

内田青蔵（以下：内田）　内田です。私も、生活に関わることを議論する場合、世代間で問題意識がかなり違っているのではないかと感じています。例えば、年を重ねた世代では、伝統的生活の良さを継承することを前提に考え、若い世代に伝えたいという思いが強いように思いますが、一方、若い世代の中には、伝統的生活に興味もないし関心もないといった人々がいる。そんなギャップをどう乗り越えていくのかが、大きな問題ですよね。

[チャット：aya.mikami] お祭りについて質問です。日本では、お祭りが伝統芸能としてとらえられている部分があり、継続して続けていることが開催する側が誇りと感じていると思われます。海外でもお祭りはあると思いますが、海外ではどのようにとらえられているか、比較して述べられたりするのでしょうか。

黒石 三上さん、質問ありがとうございます。まずは内田先生が出されている議論の方を進めさせていただき、後で祭りの議論の際に、三上さんの質問を取り上げますね。では、内田先生、その世代間の問題意識のギャップをどう議論したらいいとお考えですか？

内田 このテーマはむしろ若い人たちにどう伝えるべきかということを、少し意識しながら議論することで、もう少し違う語りが成立するようにも思います。

黒石 おっしゃる通りですね。尾身先生とのやりとりでも、そこの部分はまだまだこれからだから、学会で貢献して欲しいというようなお言葉もありました。どのセクションでも皆さん意識しているポイントではあります。教育の問題とか、先程の高増先生のお話でも「知識があり、理解していれば出て来ない問題だ」というような、福祉の問題にも関係してきますよね。知識というか教育というか、世代間ギャップだけでない、より広い社会的認識の問題が背景にある事を明らかにする必要がありますね。その上で、どう伝えていくかを考えるということですねと。ありがとうございます。非常に重要なポイントですね。それでは次の質問に行かせていただきます。饗庭先生から石川先生への質問で「作品にみられる様々な工夫などはある意味では「様式化」できるものなんですか」という問いです。引き続き饗庭先生からいろいろコメントありますが、とりあえず石川先生いかがでしょうか。

石川初（以下：石川） はい、とても面白い論点だと思います。ものによっては生活の様式として残っていくのではないかと予想しています。その兆候は既に

見られると思います。たとえばマスクなど。いま、饗庭先生はとてもデザイン性の高い様式的なマスクを付けておられますが（笑）、去年に加藤文俊先生の研究室の学生たちがスケッチで採集した電車の中の人々のマスクは、ほとんどが特徴のない白いマスクばかりでした。その後、マスクをすることが常態になるにつれて、マスクを服と合わせたり、マスク自体をお洒落にしたりするようになってきた。皆が更にマスクに慣れるとマスクをつけている方が楽になって、そこに様式が生まれると思います。それから、オンライン会議ですね。オンライン会議も、音声やカメラ映像の使い方などで、これまでのいわゆるビジネスマナーとはまた異なる独特のルールができつつありますね。他にも、職場やレストランなどで見られる透明のパーティションについても様式化の予感がします。透明パーティションのデザインにはまだ建築家が参入していないように見えますが、建築家は「様式化のプロ」なので、建築家がデザインし始めたら様式として様々な公共施設に組み込まれていくのではないかと思います。様式というのはつまり、ある形式が強度を持ち、その元々の意味が失われても形式が守られて残ってしまうことだと言えます。いま現れている様々なCOVID-19の風景の何が様式として残るのか、それを見続けるのは面白いと思いました。ご質問ありがとうございました。

内田 内田です。私も今の石川さんの見方に共感しています。この状況下で、今和次郎さんが、銀座でスケッチするとなると何を書くのかなと想像しているのですが、やっぱりマスク姿なんじゃないかと思うのです。

　どんなかたちや色のマスクをしているのか、ファッションとの関係やファッションとの組合せなどに注目するのかなと思うのです。また、住まいの中の生活にも目を向けるのではないでしょうか。それぞれの家族が住宅内のどこで仕事をしたり、また、仕事と生活を維持していくための工夫などをスケッチしているような気がします。

黒石 本当にそうですよね。住宅展示場なんか行くと、すでにそれが現れていますね。玄関入ったところに手洗いを置くのはすごく普及していますし。様式化が持つ力、あるいはその影響の問題もあります。これすごいおもしろい論

点ですよね。

[チャット：森栗茂一] パーティッションのない研究室は、今後、存在しない？　授業で咳払いなんでありえない。

[チャット：野村知子] 祐成先生のご発表、本質的でとても参考になりました。世代間ギャップの問題の背景に、家族形態の違いや社会のありようの違いが反映されているのだと思います。自分史・生活史の共有化が図れないと、現在の子どもの置かれている危機的状況を理解できないのだと思います。

真鍋陸太郎（以下：真鍋）　今の議論で、饗庭さんから私の方にも「短い変化と長い変化の関係」という話がされていますけれど、それとも結構関係しているような気がしています。マスクを着けることはすぐにできることです。だから皆着け出して、多少ファッション性のあるものも出てきました。それが長い変化の中でちゃんと取り込まれていくとしたら、マスクが今後も必要だという必要性の中で皆が着け続けるのか、あるいは石川先生が少しおっしゃっていた「マスクを着けた方が楽だ」というような認識の違いの中で着け続けるのか。要は、何のためにマスクを着けるのか、マスクを着けるのがいいのかマスクを着けるのが面倒なのか、そのどちらかによって様式化するかどうかというのはすごく変わって来るような気がしています。いろいろ作品の中に出てきているようないろんな工夫が、必要性の中でずっと続いていくから様式化するのか、それは面倒だからやめてしまうのか、そういう風なところは注目できるのかなと思いました。

黒石　そうですね。女の子なんかは「マスクしていると化粧が楽だ」とか言ったりしていますし、必要にもいろんな種類があります。対象によっても全然違うはずですよね、確かに。それではほかの質問も取り上げたいと思います。「作品の中に技術セクションに関するような内容が多く見られた」という真鍋先生からコメントがありました。

真鍋　これはすみません。実は各セクションの幹事が投稿されていた作品を——ほかのセクションを——見たのが今日が初めてでした。作品を見させていただくと、そういえば自分のセクションにも関係することがあったと思いました。

黒石　たしかに、そうですよね。ぜひ、明日までに他のセクションの作品や論考をご覧いただいておくといいんじゃないかなと思いました。それから、今の「長い変化、短い変化」という話に関連して、ここに岡本さんからのコメントで、住まいの変化の速さというか遅さについての質問があります。地域格差というか国際的な違いはあるんでしょうかという問いが、祐成先生に対して出されています。

祐成保志（以下：祐成）　岡本先生、ご質問ありがとうございます。私は住まいの遅さとか鈍さを強調しましたが、住まいという分野であっても変化が加速される可能性はあると思います。たとえば、住居確保給付金のように、日本では以前から必要と言われながら整備されてなかった現金給付のアプローチが拡大している。ただ、国際比較という視点までは深められていなかったというのが正直なところです。元々持っている居住のシステムの違いによってこうした災害への対応力は異なります。居住の仕組みは非常にローカルなものですけれども、パンデミックという共通するグローバルな災害に直面したことで比較の基準が生まれるのかどうか、これから考えて行きたい点の一つです。有末先生と内田先生のコメントについて考えたこともこの場で申し上げてよろしいでしょうか。

黒石　どうぞどうぞ、おっしゃってください。

祐成　有末先生のコメントで「100年の幅で考えるべき」というのは本当にその通りだと思います。私も、考現学は何人もの方がおっしゃってますけど「遠い未来から現在を見ている視点」だと思いますので、少なくとも100年くらいの幅で考えるというのは大事だと思います。今和次郎が考現学で明らかにしたのは、当時の生活の階層的な差異であるとか地域的な差異でした。銀座

と本所と阿佐ヶ谷というようなですね。そうした差異を見いだす視点は、む
しろ生活の共通基盤が形成されつつあったからこそ生まれたものだったかと
も思うわけです。実際、有末先生が指摘されたように、生活研究では「標準
生活」とか「国民生活」という概念が生まれた。1920年代からの数十年とい
うのは生活の共通化といいますか接近——生活様式の接近——が進んだ時期
ともいえます。2020年はその逆で、国民の共有する標準が崩れている局面
が生じているというところが、内田先生が指摘された部分かと思います。た
とえば若者世代とそうでない世代では全く見方が違う。たとえばコロナが、
日本が先進国から転落したことを示すという危機感を、おそらく50代以上
の方はお持ちだと思いますが、20代だと日本が先進国だということすら考
えてなかったりする。そのような、断片化と言えるような状況をパンデミッ
クが加速させるのか、それとももう一度、共通性というものを重視するよう
になるのかという問いをいただいたような気がしました。

黒石　たしかに。方向性としてどっちかっていうのは非常に重要な問題ですよ
ね。ここに、饗庭先生から真鍋さんへ投げられた問いも、短い変化と長い変
化と技術との関係についてのものでした。真鍋先生、この問いはご覧になれ
ますか。

真鍋　はい。先ほどそこも少し踏まえて話をしました。技術で短い変化の中で危
機に対応して行けるように一見見えますが、実は生活の中にそれが無理矢理
入り込んでいる。要はパンデミックという危機では、無理矢理何かしなけれ
ばいけないので、どうにか解決したように一瞬見えるのだけれども、生活の
中をしっかり見て行くとちゃんと入り込んでいないということもあり得るの
かなと。それは長い変化の中できちんと受けとめる必要があるのか、「それ
は短期間的に処方箋的に対応しただけなので、実際の変化には対応しきれな
い」という結論が数年後に出るのかという見方があると思います。それとは
ちょっと別の見方をすると、いろんな短い変化、技術の導入で、長く本当は
見ないと行けないようなところを補完するような技術もあって、それは実
は、長い変化の中に受け容れられつつ、より高度な生活が営まれるようなこ

とを加速度的に今回サポートしたのではないかということを思いました。

黒石　そうですよね。技術も状況も、対応する問題のスケールや方向性も違うのでご指摘の通り、細かく見ていく必要がありますね。それから、真鍋先生から塩月先生への問いに移らせていただきますが、「祭りが不要不急かという議論が大変興味深いです。例えば、徳島の阿波踊りは観光化してしまっているが故に昨年度は中止しましたが、住民にとっては盆踊りでもあるわけで、観光と習慣との関係、それとパンデミック・不要不急なども議論していただいた方がいいんじゃないか」というようなコメントです。塩月先生いかがですか。

塩月亮子（以下：塩月）　はい、たいへんありがたいコメントをいただきました。おっしゃるように、祭りは単なる娯楽ではない、娯楽の定義にもよりますけれども、楽しみとかストレス発散とかいうだけではない面があります。祭りは祖先とつながる日だったり、地域の安寧を祈る日だったり、その人のアイデンティティそのものが祭りにあるという、自己表現や存在意義を確認する日でもあるわけで、要らないもの、急を要さないからやらなくていいものというような単純な議論では片付けられないと思うんです。もちろん結婚式や葬式などは、より緊急で必要なものと考えられるかもしれないですが、祭りも同じように、特に担い手にとっては緊急で必要なものだということが言えると思います。

黒石　お祭りについてもう一つ質問がありました。国際的な事例との比較というような議論はされますか？

塩月　ええ、明日のラウンドテーブルでスペインのお話をなさる先生がいらっしゃいます。そのラウンドテーブルは、ほとんどが日本の祭りに関する話となりますが、海外の、バルセロナの祭りのお話が竹中（宏子）先生からありますので、海外と日本の祭りの比較も話し合われることになると思います。我々が以前どのような Call for Paper を出そうかという話し合いをした中で

は、海外との比較まで議論が深まらなかったのですが、明日のラウンドテーブルではそのような視点も取り入れながらお話していくつもりです。

　海外のことではないのですが、今までの先生方のお話を聞いていて、世代間ギャップやそれを埋めるための世代間交流ということが、とても大事だというご指摘がありました。それは本当にお祭り研究が中心的に扱ってきたテーマで、祭りを継承するために、年輩の人が若い人たちに教えていく。うまく継承される場合と、うまく行かなくて祭りが消滅してしまう場合とがあるでしょうが、その研究成果の蓄積たるや、このCOVID-19の問題が浮上する前から膨大な数がありますので、世代間ギャップを考えるときには祭り研究がすごく有意義になって来るのではないかと思います。

黒石　たしかにそうですよね。祭りは、社会基盤というか、コミュニティを維持するための仕掛けでもありますしね。そうするとセクション2とも間接的ですけど関係している議論ですね。ありがとうございます。それから森栗先生から、これはどなたへという風には書いていないんですけど、「パーティッションのない研究室は、今後、存在しないんでしょうか？　授業で咳払いなんでありえないですよね」という問いがあります。これは、どなたがお返事してくださいますか。石川先生、どうですか。

石川　そうですね、今後はまた変化していくかもしれませんし、流行が収まったら消えていくかもしれません。先程の議論と同様ですが、もしパーティションが現在の意味や機能が失われても様式として残っていくとすれば、それは、現在のパーティションにCOVID-19時代の用事を越えた意味が見いだされることがきっかけになると思います。たとえば机の周囲には透明なパーティションが立ち上がっているほうが便利だというような。逆にパーティションに皆が違和感を抱き続け、その不便さを我慢しているのであれば、流行が収束すると消えてなくなると思います。むしろ私はその行方を見守りたいです。私は透明パーティションは建築やインテリアのデザインに取り込まれていくのではないか、その過程が興味深い、と思っています。

［チャット：真鍋陸太郎］Q&A の方へ質問が来てます。mayu masuda さんから：今の質疑応答をお聞きして、祐成先生に質問させて頂きたいのですが、住居自体の不変性とその強弱についての考察とともに、ノマド的生活形態をもつ「鈍く」ない住居への生活形態の変化についての議論は同時並行でなされているのでしょうか。それとも、生活形態の変化についての前提をたててから住居自体の議論が行われているのでしょうか。この場合、どういった前提をたてられているのかをお伺いしたいです。

黒石　ありがとうございます。野村（知子）先生からも、祐成先生に対してコメントがありました。「とても本質的で大事なご発表ありがとうございます」「世代間ギャップの問題の背景に、家族形態の違いや社会のありようの違いが反映されているのだと思います。自分史・生活史の共有化が図れないと、現在の子どもの置かれている危機的状況を理解することは難しいのだと思います」ということです。祐成先生、何か一言ありますか。

祐成　野村先生ありがとうございます。やはり、考現学の起源といいますか、生活学の起源は、異なる生活を理解したいとか、理解しないといけないという情熱だったはずです。異なる生活への想像力をどうやって確保していくかということが、生活学という調査の実践が向かっていく先にある課題なのかなと改めて思いました。

黒石　もう一つ質問がきています。「住居自体の不変性とその強弱についての考察のところで、ノマド的生活形態をもつ「鈍く」ない住居への生活形態の変化についての議論はなさっているんでしょうか」と、「それとも、生活形態の変化についての前提をたててから住居自体の議論が行われているのでしょうか」。この住居の固定性について、どこまで前提にできるかという問題を聞いておいでです。

祐成　そこまで考えて議論していたわけではなかったのですが、ご質問をいただいて、「選択できる流動性」と「強いられる流動性」を分けて議論する必要が

あったと思いました。住まいの貧困と権利のところで申し上げたような流動性は、強いられた流動性であって、鈍さを持てていない状態です。溜めが無いといいますか。そういう状態も一方であって、特定の場所に縛られないような暮らし方というのももう一方にある。両方を視野に入れる必要があります。ありがとうございます。

黒石　そうですね。居住の権利は、ものすごく多層性のある問題なので、選択と強制の区分をどうつけるかという問題になると複雑になりますが、スタイルとしてのノマドというだけの問題ではないわけですよね。ありがとうございます。

それでは、時間になりましたのでここで終わりにさせていただきます。今日のご質問、本当に有意義なものがたくさんあってありがとうございました。今後の我々の議論や研究の方向性を考える上での参考にさせていただきたいと思います。今後もまだまだ学会の中でご意見とか、「あのときの議論について」という風に再提起いただいても大歓迎ですし、今ご参加くださっている方々にそのつもりで継続的にどうかご意見いただけますようお願いいたします。やはり根本的な問題提起を尾身先生が生活学会に対して行ってくださって良かったと思います。我々が、特別研究委員会での今までの議論で曖昧に感じてきた世代間ギャップや、速さ／遅さとか、そういう問題をうまく掬い取っていただけた気がします。やはり各セクションで議論しきれなかった事柄が、今後議論を進めて問題を再設定するときにまた加わる可能性があります。たとえば、リスクの話ですね。今回、災害とかパンデミックとかいう言葉はありましたけれども、セクション4で三好（恵真子）先生が挙げてくださっていたリスクという見方は、私たちあまり馴染みがないので議論にのぼりませんでしたが、今の先生方のいろんなコメントを見て行くと、ギャップや状況への適応問題もそもそもそこから生じているわけですし、ギャップによりリスクが生じる場合もあります。今後とも議論を広げていきたいと思いますので、どうぞよろしくお願い申し上げます。

I

社会基盤としての住まいと食の変化

コロナ禍の中の新しい住まい像を求めて

Aiming for a New Ideal Residential Image with COVID-19

内田青蔵　UCHIDA Seizo*

COVID-19 の中で強いられた生活スタイルのひとつは、生活の場としての住宅を再び、仕事場や教育の場として利用するという住宅の多機能化の動きといえる。そこで、改めて、わが国の近代以降の住まい像のなかでの併用住宅から専用住宅への動きを振り返り、今後の住宅のあり様を考える一助としたい。

キーワード：住まい像、生活スタイル、近代化、併用住宅、専用住宅
Residential image, Lifestyle, Modernization, Housing with a workplace,
Housing as a place of life

1.　はじめに

　筆者の専門は、建築史である。そこで日本生活学会の会員のひとりとして、建築史的観点という限られた視点であるが、このコロナ禍の中で盛んに議論され始めている新しい生活様式と深く関わるあたらしい住宅論について、簡単に私見を論じてみたい。

　1897(明治30)年10月、明治期の文豪のひとりである幸田露伴は、『新小説』に「家屋」と題する随筆を寄せた(本稿では、『露伴全集』第二十九巻　岩波書店 1954年参照)。

　この小論は、住宅のあり様について、それまでの併用住宅を批判し、新しい時代の住まい像として専用住宅論を展開したわが国最初期のものとして知られている。開国を迎えて、30年が過ぎ、わが国の住宅も大きく姿を変えていた。そうした中で、露伴はこれからの日本住宅について、住宅の持つさまざまな機能を整理して、労働の場の機能を取り除いた生活の場としての住宅―専用住宅―をめざすべきであると、主張したのである。住宅の近代化が、複雑で多様な機能の集合体としての住まいから社会化・共有化できる様々な機能を取り除き、生活の器と

* 神奈川大学建築学部　教授

しての場に純化させることであったと考えれば、まさしく、この専用住宅論は住宅の近代化の始まりを示すものであったのである。

　昨今のコロナ禍は、さまざまな意味で現代住宅の見直しや再考を求めているように思う。その端的な理由は、近代化の中でつくられてきた住まいこそ専用住宅であり、コロナ禍にあって人々は、生活の場として純化されてきたこの専用住宅の中で、仕事の場として住まいを兼用し、同時に、社会に閉じ人々の行き来を押さえた閉鎖的で非活動的な生活を強いられているからである。そこには、明らかに矛盾した、それこそ想像を超える生活が求められ、生活と器の乖離が大きな問題となっているように思われる。そう考えると、わが国の住まいの近代化の始まりを象徴するこの露伴の主張を振り返ることも、多少の意味はあるものと思う。

2.　幸田露伴の「家屋」に見る専用住宅論について

2-1　専用住宅論について

　露伴は、原始時代からの人と住まいの関係性から考察を始めている。少し長いが、紹介してみたい。

　露伴によれば、当初は巣居穴居の時代であったが、農業を行うようになって人類は初めて自らの手で住まいをつくる「自造家屋」の時代となったという。そして、その後に社会が発達し士農工商という職業区分制度が成立すると、家屋の建設を工人に託する「工人建築」の時代となったという。こうした職業区分が進むと、各職業各階級に最も適切な家屋が生まれ、また、藻絵彫刻などが付加され荘厳美麗な家屋も生まれたという。

　さて、こうした住まいの様相は、幸田によれば、わが国では奈良・平安朝時代から江戸時代までは人民の家屋が徐々に発達してきたという。こうした家屋の目的は、「雨露霜雪を防ぎ寒温熱燥を節するに在りしが、世運の進むに随ひ、人事の繁を増すに随ひ、職業と人との間を繋ぐ黄金の鎖は愈々其重量を加へて、安隠の眠を得んが為なりし家は眠り且つ働かんが為の家に変じ」たとし、家屋は雨風から身を護るものから、安らかに眠りを得るとともに働くための場としての機能を持つものへと発達してきたと述べている。

　そして、特に江戸時代では職業の種類も増し、また、その職業の世襲を奨励し

たため、人々はそれぞれの職業に則した職業的家屋を手に入れ、農民は農家、呉服商人は呉服用商家、建具師指物師は建具師指物師用の商家、というように職業や階級を示すように職業と家屋との間には深い関係性が生まれ、各職業者はそれぞれの職業的家屋に住むことにより、個人も国家も利益や幸福を得てきたという。

　しかしながら、明治維新後の新思想・新学問を得た国民は、今後さらに便利な家屋を必要としているとし、その変化を求めている。少し長いがその論点を引用してみたい。

　家屋なるものの最初の目的は雨露霜雪を防がんためなりしなるべけれど、世の進歩に随ひて労働は野外水濱に於てのみ為されずして屋内に於てせらるべきもの甚だ多く、終に人漸く職業的家屋を有するに至れるなるべしとは既に説けるところなるが、今一般世運の歩武進まんには、<u>一家屋をして執業のためと安息のためとの両用を兼ねしむることの利益少く損害多きを覚るべきこと必然なるべし</u>（中略）<u>一つのものに二つの目的を有せしむることは云ふまでも無く愚なることなるに、吾人が執るところの業務に影響し、又吾人が重んずべきところの品性に影響すること大なる家屋に、安息のためと事業のためと二目的を有せしめて其各々の目的を遂げしむべしと信ずるは智ありといふべきや否や、疑はし。</u>（中略）染工の家族が藍甕のほとりに飲食し起臥し、畳屋の細君が常に稲藁推し処の奥に潜み、其他百般の工人及至商人が各々其職業のためにも安息のためにも適当なる家屋を有せざるを見ては（中略）日本の今と将来との商工業に如何の影響を及ぼし、且又商工業者が身心の力の持続に如何の影響を及ぼすべきを想ひて涙無きを得ざるなり（中略）
　徳川氏時代の人民としては、今の状態にして可なるべし。明治の人民として、又世界の烈しき競争場裏に立つ人民として、猶殆ど徳川氏の鎖国時代の人民が其時代に適当せしめて造り出したる旧式の家屋に依傍して其姑息的生活の圏套を脱する能はず、以て今後の激烈刻薄なる世界の競走場裏に立たんとするは豈危からずや。二目的を有せしめたる一家屋の労作のためとして適当ならざるは論なし、安息の為としても適当なるべきや否や又甚だ疑はし。想へ鍛工が一日の労作を終へて妻子と共に食卓を囲む時の状を。又想へ、木地師、指物師、建

具師等の木工、終日の汗を拭ひて一椀の番茶を喫する時の状を。（中略）

吾人は未来に於ては若干の長時日を経たる後、一方には安息のための家屋を有し、他の一方には職業のための家屋を有する時来るべしと信ず。（中略）

一方には職業に適応せる家屋に在つて、各般の便利を具へたる処の中に敏捷快活に其職業に盡瘁せしめ、他の一方には<u>一日の苦労を忘れ得べきまでに職業的塵埃毫も及ばざる平和清康の家庭に在つて、其細君其愛児と與に談笑飲食して充分身心の暢適安慰を得せしむるものといふべく</u>（中略）

資本なるものの威力を増大ならしむるより、又経済上の道理は仮借するところ無く世に行はるるより、其間多少の弊害無からずとするも、眼を一国の上に着けて云へば毫も病むに足らざる現象にして、各種の大工場、大労作場、大商店、大陳列場の生じ来る結果、資力足らざる小工小商估は自己の矮小なる工場店舗等に其業を営むこと無くして、大工場若しくは大商店、今後必ず生じ来るべき共同陳列場、共同労作場に其業を営み、<u>各家の業を終へたる後自家に帰りて安息するに至るべく、即ち小民は安息のための家のみを有するに至るべし。</u>（後略）（下線は筆者）

　この中で、露伴が繰り返し強調しているのは、江戸時代までの住まいは職業的家屋で問題なかったが、資本主義という新たな経済原理を学んだ明治以降では、住まいを労働用と生活用の2つに分け、それぞれを持つべきであるということである。その理由こそ、資本主義の中で、多くの人々は大企業の下で働くためであり、人々は生活のための場としての住まいだけを構えればいいことになるという。言い換えれば、多くの国民は、外に働きに出かけるため、仕事から解放され、安息を得るために帰宅する専用の住まいを持つことになると述べているのである。まさに近代社会の到来により、家内工業的仕事は大企業に吸収され、国民はサラリーマン化し、住宅の外で仕事を行い、安息のために家に帰るという職住分離の生活の必要性が示され、住まいが専用住宅化する社会に変貌しつつあることを主張しているのである。

　そして、その住まいの役割は、「一日の苦労を忘れ得べきまでに職業的塵埃毫も及ばざる平和清康の家庭に在つて、其細君其愛児と與に談笑飲食して充分身心の暢適安慰を得せしむるもの」であるという。すなわち、住まいは仕事の苦労を

忘れることができるように仕事場とは異なった清潔で健康的な環境で、妻と子供たちと飲食を共にし、和気あいあいとした時間を過ごせる場所という訳である。露伴の文面にはないが、おそらく、妻は専業主婦で、子供を育て家庭を守る人という前提であろう。これは、まぎれもなく現代社会における住まいの一般的なイメージといえる。いずれにせよ、露伴は、資本主義社会化における国民の姿と住まいの有り様を明確に提示したのである。

2-2　「家屋の構造」から見る露伴の住まい像

　ところで、露伴は、この「家屋」の2か月後、『新小説』に「家屋の構造」と題した論考を引き続き寄せている。ここでは、家屋を構成する「畳」「ひさし」「なげし」といった要素や「坐蒲団」「足と膳と」から「貸家」などといった生活に係わる項目を取り上げ、簡単な解説を行っている。その内容は、極めて住生活に関する包括的内容で、まさに露伴の住宅論ともいえるものである。

　まず、最初に取り上げられている項目は「畳」である。ここでは、「畳といふものは、いとよきものなり」といいつつ、畳の無かった時代の日本人と畳が普及した時代の日本人とを比較した場合、体力や気力はどちらの時代の方があったのかを比較すべきであるとし、畳生活をやんわりと批判している。そして、次の項目「立てる人、坐れる人」では、床座生活そのものを批判し、「我は立てる人に與せんかな」と、立てる人（イス座）と坐れる人（ユカ座）を比較しながら、自らはイス座を採ると述べているのである。このように、最初の2項で、露伴は自らが、起居様式は洋風とする洋風論者であることを明らかにしているといえる。

　ちなみに、露伴がこの論考を発表した1897（明治30）年の前年にあたる1896（明治29）年には、わが国の建築界の父として知られるイギリス人建築家J.コンドルの設計により、現在国の重要文化財に指定されている豪華で大規模な旧岩崎久弥邸の洋館が竣工し、話題となっていた。また、同じ年には、露伴同様に明治期の文豪のひとりである尾崎紅葉が「金色夜叉」を新聞で連載していた。尾崎は、この小説の中で登場する富豪田鶴見邸を、岩崎邸に代表される当時の上流層の住宅形式として普及し始めていた伝統的な和館と西欧の様式を取り入れた洋館の二棟を併存させた和洋館並列型住宅として描写するなど、住宅や生活の中に少しずつ洋風化が浸透していた時代であることを表現している。まさにそうした洋風化が

身近な問題となり、露伴は自らの考えを開帳したものと思われる。

　さて、改めて、露伴の主張に戻ろう。露伴は、住宅建築の構成要素についても取り上げている。例えば、「ひさし」では、「ひさしはよきものなり」としつつ、一方、これがあるために晴れた日も室内は薄暗く、心を静めさせてくれるものの爽やかさは失われていると述べている。そして、西洋の家には庇がなく、そうした試みも魅力があると述べている。

　また、この庇に関連して「日行纏度」では、以下のように記している。

　　夏は日高く行き、冬は日低く行く。されば冬は日のさして暖く夏は風の入りて涼しき家を得んとせば、其地の緯度により、其の家のむきかたによりて、ひさしの長短よろしかるべきほどを、日行纏度に照らし考へたる後定むべし。かかる事を其初におろそかにして造りたる家は、華麗を極むとも、棲みては悪かるべきなり。

　これによれば、住宅建築をつくるにあたっては、土地の緯度や方位をきちんと考え、庇の出なども決定すべきことが述べられている。こうした気候風土の特徴を科学的な分析を踏まえた設計論は、大正期の建築家である藤井厚二や山田醇などの設計論として実を結ぶが、こうした科学性を重視した主張が既に論じられていたことは興味深い。

　また、「足と膳と」では、膳の置かれた床は、足で踏むところであるとして衛生的な観点から批判し、「梯と女と」では、階段の勾配が急で、女性の上り下りの行為は見にくいとし、和服姿の女性の裾の乱れなどの風俗的見苦しさを指摘している。また、「貸家」では、借家貸家の弊害を述べ、持家とすることで住まいを大切にし、また、綺麗に住もうという精神性が養われると述べ、当時の借家文化に対して批判を行っている。

　このように露伴は、当時の伝統的住まいを否定的に捉え、新時代に対応する西洋的な住宅形式や生活様式を積極的に取り入れた住まいのあり様を模索していた。その露伴の求めていた住まいの姿は、具体的には論じられてはいないものの、労働のという作業の場を取り除いた生活のためだけの専用住宅で、その生活はイス座を取り入れ、妻子との飲食を共にし、和気あいあいとした時間を過ごせる欧

米風の家族像に似たイメージを求めていたことは確かであった。

3.　その後の住宅論について

　この幸田露伴の主張は当時の建築学会機関誌『建築雑誌』上でも紹介され、以降、建築界の中でもさまざまな住宅論が展開されることになる。しかしながら、そうした住宅論の住まいの機能には、露伴の主張のように「働く場」は設定されてはいない。多種多様な部屋名があっても、そこには仕事を行う場という視点はなく、したがって間取りの中にも、また、各部屋の解説の中にも基本的には「働く場」の名称は見られないといえる。

　こうした状況を、山方香峰による『日常生活衣食住』（実業之日本社　1907年）から見てみよう。山方は、住居の目的を健康の維持のためとし、雨露を防ぐこともすべて健康上の要求であると述べている。そして、現代の家屋制として、上流層の「和洋両用式」（和洋館並列型住宅形式）、中流層の「和洋折衷式」の洋風の影響を受けた2つの形式とともに、伝統的な書院造を簡易化したものを中心に最も需要のある「日本造」の3タイプがあるとしている。そして、この「日本造」は大きく区分すれば①宮殿造、②書院造、③普通の造家式、④茶室造、⑤町家造の5タイプがあるとし、このうち⑤の町家造に関しては、「町家造とは市街連檐地に在りて、<u>過半商店と住宅とを兼ねたる家屋造なり、元来商店と住宅を兼ぬるといふは、已に不可能の事に属す、故にその結果商店に不便利にして、住宅に不愉快なるもの多し</u>、されど今日の国民生活の程度よりして、商店と住宅を分離するは、到底行はれ難き事情多（下線筆者）」と述べている。これによれば、併用住宅としての町家は、あくまでも伝統的な住宅形式のひとつとして取り上げられるだけで、かつ、商店と住まいを兼用するものでどちらの機能にも十分満足できないものと批判されているのである。このように1900年代に入ると、わが国の住まいづくりにおいて、住まいは生活の場であり、仕事場と分離した存在であるという考え方は既に一般化していたと考えられるのである。

　次に、戦後の住まいづくりに大きな影響を与えた西山夘三の『これからのすまい─住様式の話─』（相模書房　1947年）を見てみたい。

　西山は、「家生活と私生活」の中で、これからの住まいのあり様として、以下

のように記している。

> 人々は家族という少数の近親者の緊密な結合よりなるこの小集団の共同生活の中で心身の安定と休息とを得る。<u>社会化された生産労働の生活は現在では多くの場合家の外の社会でおこなわれるが</u>、消費生活は此の家族を生計単位として営まれる。一外の社会での働き手達は、毎日社会から家に一空間的にはそれを容れている住宅に一帰つて来、一日の半分の時間をそこで過ごす。<u>家生活は彼等にとつて心おきない休養と想いの生活である。</u>（p. 72）（下線筆者）

　また、「住生活の共同化」の中では、住まいの変容過程を通して次のように述べている。

> 原始時代にあつては、住宅が唯一の建築であつて、建物を要する生活はすべて此の住宅の中で、或はそのまわりで、おこなわれた。社会生活の発展は、生活過程の複雑高度化をもたらし、その結果として当初住宅に出発した建築を、地域的・用途的に様々分化した種々の建築に分解して行つた。資本主義社会の発展は特に大都市生活の発達を通じて此の分解を極度に進行させた。今までの農家は住まいであると同時に働き場所、貯蔵庫、牧舎などをかねていたが、都市ではまづ第一に仕事場と住まいの分離がおこなわれた。次いで人々の分業の発展と高度化はその仕事場の多様化を通じて建築の多様化をもたらした。（中略）
> この建築の多様化に対して、残された住宅の方はどうなつたか。中世では農家は無論のこと、都会でも商工業者の仕事場や店舗は住宅にくつついているのが普通の形であつた。日雇人夫や大工の裏店、しもたや住まいはむしろ特殊なものだつた。<u>併し今では、住宅はただ人々が世代的日常的な生活の休養・再生産、所謂消費生活、家庭生活を営むためのものが主であると考えられ、それを「純住宅」とか「専用住宅」とかいうようになつて来た。</u>
> 併し住宅―住まい生活のうけ持つ部分はこれで最後的に定つてしまつているかというと、実はそうではない。農業生活が支配的であつた時代、人は農民住宅に住宅の具体的完全な形をみていた。それを、今我々が、住宅であると

同時に働き場所、貯蔵所、牧舎をかねるといっている様に、現在の純住宅が将来「併用住宅」或は「特殊住宅」といわれる時代が来ぬとは誰も断言し得ない。否、<u>今でもなお不断に「住宅」から、「社会建築」へ様々の生活過程が抜け出し、それが社会建築の中に再結晶されつつあるのである。</u>（pp. 144-145）（下線筆者）

　西山は、前半の引用では、住宅は、現在、労働の場とは分離し、休養と憩いための生活の場として、存在していることを述べている。そして、後半の引用では、所謂住宅機能の社会化という動きの中で、住まいの様々な機能が社会建築として誕生し、住まいの姿が変わりつつあることを述べていることがわかる。そしてまた、西山は共同化の動きの中で、住まいの形状は集合住宅化され、また、台所機能や子供の教育の機能なども住宅内部から独立して共同化されて行くと予測していた。その意味では、機能分化の動きから西山は、当時の住まいももっと変化するものと考えていたことが窺える。

4.　むすびにかえて――コロナ禍の住宅論

　幸田露伴の1897（明治30）年の『家屋』、西山夘三の1947（昭和22）年の『これからのすまい』から長文を引用しながら、戦前・戦後の住まいの「専用住宅」化の動きについて見てきた。その理由は、もうお判りと思うが、このコロナ禍の中の現象のひとつとして、これまで住宅の機能としての働く場を取り除くことで、住宅の近代化を推し進めてきたものの、再び、住まいにオフィスなどの住宅外部の施設で行っていた働く機能や子供たちの保育や教育といった機能が再び戻ってくるというブーメラン現象が求められる現象が見られることによる。

　こうした現象は、これまで全く予想すらしていなかった想定外のもので、住宅の様々な機能は外部化され、住まいには純粋に家族だけの憩いの場の機能だけが残ると考えられていたからである。ラディカルな住宅論者である黒沢隆は、個室群住居を主張し、住まいは個室とキッチンだけと、団欒機能も外部化され、憩いの場はせいぜい食事の時と考えられてもいたのである。まさに機能の"分化"こそ"文化"的住まいを生み出す原動力と考えられてきたのである。ただ、現状の

ように外出の規制や他人との接触をできるだけ避けるといった状況は想定されていなかった。ともあれ、このブーメラン現象を、今後どうとらえるのかが今、われわれに課せられた大きな課題といえる。

　そのため、このコロナ禍の住まいのあり様についても、いろいろなところで議論が開始され始めているように思われる。例えば、直近の住宅系雑誌『すまいろん』（2021　夏　住総研）の特集は「コロナと住まい」であり、編集責任者である大月敏雄は特集の焦点として「この1年の住まい方の変質を多角的に確かめる」とその目的を述べている。

　大月は「コロナの気づき」として、「もともと住宅で行われていた行動が外部化されて出来た機能が、何かあった際に住宅に戻ってくるというのは、今後の住宅計画の根幹を考えさせる出来事である」と述べている。まさに、西山が論じているように住宅機能の社会化という考え方が、これまでの住宅の変化の原埋であったが、それに逆行する動きがコロナ禍で起こったのである。しかも、このことは、住宅の役割を変えただけではなく、社会化されて独立した建物であるオフィスや学校といったものの役割までも変えようとしているし、また、都心居住から郊外や遠く離れた地方への移住という今後の都市と地方のあり様まで変える動きともいえるのである。

　こうした状況下の問題を明らかにするために、研究者を中心にいろいろな調査などが行われている。例えば先の『すまいろん』（2021　夏　住総研）を見ると、宮原真美子は「コロナ下の住まい」の中で、感染症対策としての在宅勤務という特殊な状況下の中で、どのように生活と仕事がおこなわれているのかの調査を行い、核家族の場合は個室が複数ある住宅の方が生活と仕事の分離がし易いことや単身者のワンルームの場合は生活と仕事の切り分けが難しいことなどを指摘している。ただ、研究者としての興味は、「100％在宅勤務か100％オフィス勤務課の二択ではなく、住宅と職場の中間にある『生活圏（徒歩圏）』にある資源」のワークスペール化にあるようだ。それは感染症対策としての在宅勤務の後の新しい生活スタイルの研究といえるだろう。また、垣野義典は、「住まいに組み込まれる学習環境」の中で、今回のコロナ禍での学校と住宅内の教育環境の調査を行い、オンライン授業の可能性とともに新しい生活スタイルの研究として、学校という場の役割の見直しを提言している。

　このように、研究者たちがいろいろな観点からさまざまな調査や研究を発信して

いるが、この小論では、現在行われている住まいの調査やその提言について具体的に触れることはできない。それでも、社会のシステムや労働の形式が変わろうとする中で、もう一度、住まいのあり様を多面的に考える必要はあるように思う。

　例えば、これまでの専用住宅論の主流の時代の中でつくられ続けてきた併用住宅として、画家や作家たちの住まいは、在宅勤務の場ともいえ、どのように住まいと働く場が考えられ、計画されてきたのであろうか。そこには何か忘れさられていた住まいを考えるカギが隠されているのではないかとも思う。また、住まいの近代化の原理と考えられて来た"分化"のブーメラン現象を、近代の住まいの中で見てみると、例えば、戦後のDKの提案は、この分化に逆行する動きともいえるかもしれない。台所も調理を専用に行う場として考えられていたなかにあって、戦後の面積制限の中で、個室兼団らん室を確保するために台所に食事機能を持たせたからである。同様に、分化に逆行する動きとして、浴室は、銭湯という外部化された機能を近代以降、住宅内に取り込んだという解釈もできるかもしれない。

　いずれにせよ、現在のコロナ禍の状況は、繰り返すが、感染症対策としての在宅勤務・在宅学習が奨励された中でのことである。今日のこれまで発達した交通機関の利用や、また、高度に発達した通信機器・情報網の存在から新しい生活スタイルとして、在宅勤務の可能性は、すでに指摘されていたことでもあった。そのため、現状のこのコロナ禍の生活状況を高度化された社会技術やインフラ整備において、遅かれ早かれ訪れる状況と静観視する向きもある。少なくとも、技術が広く浸透する中で、生活スタイルを変える可能性があることは確かである。そのため、本学会のこの企てが、世界が落ち着きを取り戻す中で、地に着いた生活研究をどう展開できるのか、広く議論する機会の始まりになればと思う。

参考・引用文献
西山夘三　1947『これからのすまい』相模書房
1954『露伴全集』第二十九巻, 岩波書店
木村德国　1959『日本近代都市独立住宅様式の成立と展開に関する史的研究』私家版
太田博太郎責任編集　1969『住宅近代史』雄山閣出版株式会社
日本生活学会編　2002『住まいの100年』ドメス出版
2021『すまいろん』夏, 住総研

コロナ考現学
——パンデミックで問われる住まいの論理——

Modernology of COVID-19: Inquired Logics of Dwelling in Pandemics

黒石いずみ　KUROISHI Izumi*

　　COVID-19によるパンデミックは多次元の社会的なパラダイムシフトを引き起こし、日本の居住空間が近代化の過程で形成してきた計画や人権、衛生概念、建築的機能や家族関係、地域や自然との関係についての考え方の問題に、我々が改めて気づく機会となった。現在、人々は住まいを自分自身で改造し、あるいはその考え方を変えて、これまで住宅計画やその衛生科学から見失われがちだった「Well-being（豊かに生きること）」の意味を再検討しはじめている。本論考は、身近に発生した街の様子や生活の変化を考現学の手法を用いて調査観察し、居住環境の変化についてスケッチインタビューを行うことで見えてきた問題と、住宅の感染の問題に関連する主要な価値観や論理の歴史的変化との関係を検証した。そして衛生科学や技術優先主義、政治経済的要請やパターナリズムの影響が、住まいの総合的なバランスをどう変化させ、現在の住まいの論理やWell-beingの考え方を形成してきたか、今後我々は住まいの論理をどう見直すべきかを考察した。

キーワード：考現学的調査、住宅計画、衛生科学、Well-being、パターナリズム
Research of Modernology, House Planning, Hygiene Science, Well-being, Paternalism

序

　　COVID-19によるパンデミックは世界中の人々に深い傷を与えてきたが、現在（2021年12月16日）も新たな変異ウィルスであるオミクロン株の出現で、世界中に感染が再拡大し、日本でも感染爆発が警戒されている。経済的な影響や医学情報が重視される一方で、日常生活のレベルでは、哲学者のトーマス・クーンが社会的パラダイムシフトとして指摘した多次元にわたる認識の変化、すなわち既に進行していた変化の潮流の加速、新たな潮流の出現、そして価値の再認識が相関的に起きている（Kuhn 1996）。日本では、手洗いや換気の設備の充実が訴えられる一方で、オンラインで仕事をする人々の30％が現在の住居に問題を感じ、

*青山学院大学総合文化政策学部　客員教授

収納を仕事スペースに改造し、部屋を家具で仕切り、外部に仕事スペースを短時間借りてその問題を解決しようとする例が身近に出現している。既存の都市化を前提とした住宅計画と居住の権利、衛生環境についての考え方、建築的機能や家族関係、地域での生き方などに問題を感じ、住まいと社会の仕組みと暮らしの関係を、それぞれが自分にとっての豊かな暮らしの問題として捉え直そうとしている。著者は、身近に発生した街の様子や生活の変化を、さまざまな観点から現象学的に参与観察し、住宅の近代化過程の傾向とパンデミックで発生した問題の関係を歴史的に考察する中で、日本の住まいの近代化で蓄積した人間の身体や精神と科学技術の構造的問題が大きな原因であり、人々はそれを自分のバランス感覚で修正しようとしていると感じた。そこで本論考では、現状の観察と住まいの近代化の歴史を検証し、パンデミックで明らかになった日本の住まいの問題と、間取りや衛生環境設備の考え方が変化した要因との関係を考察する。そしてそれが住まいにおける「Well-being（豊かに生きること）」概念の位置づけとどう関連しているかを考察する。

1. COVID-19パンデミックと日本の住宅事情

　2020年の前半から、日本では検査体制や病床の不足が深刻化した。しかし政府は法律や条例の変更はせずに、「国民性に馴染まない」と言う理由で強制的なロックダウンを行わず、国民に自主的に移動や外出、交流を制限することと、店舗、学校などを閉鎖して、3密（密集・密接・密閉）を避けるように要請し続けた。それでも国内感染者数は173万人、死亡者は18,400人（2021.12）と、人口当たりの感染者数や死亡者数が欧米諸国に比べて圧倒的に少なく、死亡率も低かったのは、この政府方針に従順な国民性とマスクや手洗いの習慣の普及が主要因だったと言われている。

　だが、実際の生活環境としては、従来の日本の住居の状況のままでは、この政府方針を守ることは困難だった。パンデミック以前の日本の住宅水準調査による住宅の広さの国際比較では、全体平均はイギリスよりも大きくフランス、ドイツとはほぼ同じだが、賃貸集合住宅はイギリスが68 m²、ドイツ・フランスが70 m²以上であるのに対して日本は46 m²とかなり小さい（2015・2016建材住宅設備統計要

覧）。住宅の立地を通勤の便利で決める家庭が、子供がいる家庭で55％、子供の
ない家庭では76％にのぼり、都市部で44％以上を占める賃貸集合住宅の環境はゆ
とりのないものだった。極端な言い方をすれば、日本の都市住居は、通勤を前提
に主に夜間滞在するための住居であることがわかる。その結果、住環境に対する
満足度は、ドイツが54％であるのに対して日本は26％と低く、規模の不足や間取
りの不自由、経年劣化、設備の不十分が問題視されていた（内閣府2010調査、国
土交通省2019）。そのような状況だから自ずと、COVID-19のパンデミックの状況
で、特に都市部の集合住宅では、広さのゆとりや間取りの自由度のなさが問題と
なったのである。

2.　研究のアプローチ：考現学的調査と学会での議論

　このように、日本の住宅はCOVID-19感染以前から、空間規模に問題があるの
は明白だったが、外出自粛で家に家族が全員長期的に留まることは、予想以上の
問題を生んだ。つまり空間の大きさだけでない住まいにおける生活の精神的な質
や社会的側面が、重要な問題となったのである。だが現在は、コロナ禍が我々の

生活に与えた変化が、全体としてどの
ような方向にむかうかはまだ見通せ
ず、複数の次元での社会変化が相関的
に起きていることがわかるだけであ
る。このような状況を、クーンはパラ
ダイムシフトのincommensurability（通
約不可能性）と述べ、論理的な単純化
の困難な状況の特徴として説明してい
る。そこで本研究では、まず現実の体
験を通した生活空間の変化を主観的に
把握し、その結果を歴史的・社会的な
文脈に位置付けて、その変化の原点と
変化の要因を相対化するアプローチが
有効であると考えた。特に身体的・精

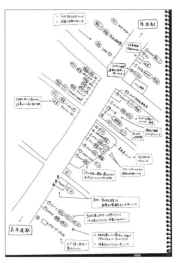

図1　表参道の店舗閉鎖調査
（青山学院大学4年　渡邉菜摘作）

神的な面で生活環境に人々が微細な違和感を感じ取る部分に注目し、生活体験の変化の徴候を把握する事が重要だと考えた。

　上記の視点から著者は24名の学生達と共に2020年1月から7月まで、東京周辺のそれぞれの住空間や近隣空間についての参与型の現象学的フィールドワークを行った（図1）。そしてその調査結果を、協力者である山形県の8名の高校生グループによる調査と比較した。その調査手法には、1923年の関東大震災後に今和次郎と仲間達が行った参与型現地調査である考現学を参照し、観察結果を視覚化することで多様な視点を比較できるように努めた[1]（黒石他2020）。また2020年9月から12月にかけて、東京周辺に居住する240名の学生達に対して、個人情報を限定して、パンデミックにおける自分自身の生活体験とその変化に関するスケッチアンケートを行った。これらの調査を元に報告書をまとめ、日本生活学会でもコロナ特別研究委員会を組織することを提言し、2020年12月から2ヶ月間、45名の研究者と生活空間や地域社会の変化と問題について議論を重ねたのだった。

3. コロナ禍による日本の住まい環境の変化

　住まいに関連する観察調査と、上記の学際的議論を経て明らかになったのは、以下のような事柄だった。

　1. 住宅と社会の関係を考える上で深刻なのは、雇用を失って生活に困窮した人々や、派遣やアルバイトなどの不安定な収入に依存する人々が、家賃やローンを払えず、ネットカフェなどの仮の住居も閉鎖されて、路頭に迷う状況が出現した事であった。人権としての居住権が、現在は充分保証されていない問題が明らかになった。

　2. 外出自粛に伴う仕事や教育のオンライン化と自宅待機により、面積的に余

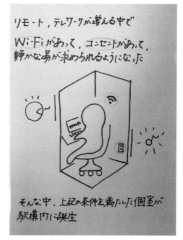

図2　駅の個室
（青山学院大学1年　牛窓涼香作）

裕のない住宅で仕事と家族生活との共存や接触機会の調整が必要となり、様々な空間レイアウトの変更や時間的工夫が行われた。例えば前述したようにテレワークの実施者の40%が部屋数の多い家に住み替えたいと述べ、27%がリビングを広くしたいと述べた（国土交通省2020）。そして多くの人が遮音性能や空調システムの改善をおこなった。また、住宅を改造できない人々のために、職場と住まいの中間地点に独立した仕事空間が普及した（図2）。学生の居住感覚調査では、部屋に閉じこもり昼夜の生活が逆転した例が多く出現し、自分の机を中心とする個室空間の質が問題になった。そして家の内部に区画を設けることが求められた一方で、自然環境や家族・身近な人とのつながりを失って多くの学生が孤立を深めていた。精神的なゆとりのない環境で家庭内暴力がコロナ禍以前の2倍になるなど、家庭の安全性が問われる事象も生んだ。

　3.　高齢者施設への訪問が限定されて老親の看取りができない事例や、学校の給食や学童のケアが停止して日常の食に困る子どもや家族が発生した。一方で家族のケアを行う母親が就業不能になる状況が相次ぎ、都市部では家族の営みが大きく外部サービスに依存していたことが明らかになった。2021年前半の第五波の感染拡大を迎えたときは、病床が逼迫して自宅待機が13万人以上発生したが、住宅構造が隔離環境として不十分なために家庭内感染を広げ、各地で多くの人が命を落とした。

　4.　地域環境と住宅の関係も変化した。都心部への移動が危険視されて近隣の商店街が賑わいを増し、住人同士の短時間の立ち話しが公園や店や住宅の前、路地の交差点などの中間領域で行われ、住宅内に居場所を見つけられない高齢者達が日中の商店街や公園のベンチに佇むなど、所有や管理から自由な中間領域の避難所（アジール）化が起きた（中村・水谷・今泉・小野瀬・黒石、2021）。

　このように、これらのパンデミックでの生活環境の困難は、住まいの広さの問題だけでなく、個室と家族空間の関係などの間取りの不自由の問題、外部社会との共有空間や自然への解放性の問題、家族のあり方との関係など多岐にわたるものであり、特に、建築空間が生命の安全や精神的な問題に直接的・相互的に、そして深く関連している状況を示している。

4.　生活空間の地域性や機能性とパンデミック

　パンデミックでの生活環境の問題が、地域性と設備機能の価値観によって場所ごとに程度が異なることは、東京と山形県の調査を比較して顕著になった。そこでは、住居の空間的ゆとり、核家族と多世代家族の家族空間と個室空間の関係性の違い、仕事と生活空間の結びつきや地域社会との関係の違いに原因があることが明らかだった。また、山形県の住居は木造の戸建家屋が多く、都市部の住居がRCの集合住宅や大量生産のプレハブ住宅が多かった点にも、住居の自然や社会との距離、すなわち玄関のような中間領域のあり方や開口部による外部空間への開放性の違いが重要であることが示されていた。歴史的な住宅の変化を考えると、現代普及している住宅の設備技術は、戦後の復興過程で資源を倹約し、どんな場所でも建設が可能な、そして効率的な生産を目的に開発されたものだった。湿度などの地域環境の影響を最小限にして、断熱・防音のための密閉化を促進し、都市部の集合住宅における生活感覚に大きな影響を与えてきた。2021年の都市部の学生へのヒアリングでは、感染防止のための居住性能や個室化と同時に、家族や自然との関係性への欲望という互いに矛盾する欲求が見られた。それは、住まいの地域性や生業との関係、建築技術や性能と精神的な環境の質の問題を総合的に見直す必要があることを示唆している。

5.　日本の住まいの近代化過程と感染症

　上にあげた問題を手がかりに、日本の住まいの近代化過程における感染症と住居や生活様式、住宅の科学技術的論理と精神的な環境の関係を見直してみると、その近現代における急速な変化がうかがわれる。そもそも19世紀半ばまで、日本では住宅や生活の衛生の問題は、儒学思想に基づいて、「気」の考え方を重視し、心身の健康を保つことを重視していた。一般的には科学的問題というよりも、貝原益軒の「養生訓」（貝原2021）に述べられているように、生き方全体の問題とみなされていた。豊かな暮らしとは、健康を維持して、何事も完璧を無理に求めずに、心身ともに心地よい状態を保って楽しく長生きすることだった。住居は清潔で、心の平安のために居室は南向きで換気が十分になされ、適度に明く、簡素で、

隙間風を防ぎ、疫病の原因となる湿気を避けるために床を高くするべきだと説かれた。

5-1　家事の学としての住宅衛生から衛生家政学へ，そして環境科学に基づく「健康住居」へ

　古代から、外国との交流で疫病はしばしば日本にもたらされていたが、江戸末期の開国でコレラが流行すると、「衛生」概念が英語の hygiology の訳語として用いられるようになった。そして明治政府は 1876 年に病気予防のために「衛生局」を設立し、小学校の家事教科書で、家の配置や家事労働の能率を教えた（安野他 2006）。また 1880 年代にはコレラ・天然痘の流行や結核感染の深刻化に伴って、西洋医学を手がかりに住宅の立地、換気と採光、暖房、寝台、便所や下水、台所の改善が議論された。だが当時の住まいでは出産や療養も行われていたので、住居衛生論は療養・看護、出産、養老も対象としており、疾病対策、畳の湿度や埃の対策の他に、経済や作法、家計の問題までも対象とした。人々は基本的には日本家屋が開放的で、換気・採光・湿気・清掃に有利であると考えていた。しかし 20 世紀初頭になると、国民の知的啓蒙・矯正の方法として衛生教育は制度化する（木本 2005）。家政学者の大江寿美は、「家政の 4 大要素は衛生、経済、教育、作法である。」と唱え、当時のイギリスの住居衛生論の台所や便所に関する知識と技術を日本に紹介し、衛生家政学を体系化した（須崎 2017）。この衛生学概念は、明らかに富国強兵政策に基づく「治国の学」として優生学的な国民の身体強化を目的としていたが、この段階から住空間を主に経済や衛生から計画する視点が定着する（宮崎・青木 1994）。またこの「治国の学」としての衛生学が、当時の都市化に伴って発生したスラムの住まいを、行政的に取り締まる上でも重視された事は明らかである。言い換えると、それまでの基礎的家政教育とは別の、都市の住環境を是正し、都市経営を健全化する上で不可欠な、統制と排除の学としての衛生学という視点が加わったのである。

　第一次世界大戦でスペイン風邪が日本でも感染流行し、人々の手洗いや外出規制、マスク着用などの生活様式対策が進む。1916 年にコレラの流行が起こると、生活改善同盟会が創設されて、豊かで進歩的な暮らしのイメージとして欧米の生活様式が奨励され、畳の部屋を廃して椅子を用い、家族の団欒の場所を設けて台

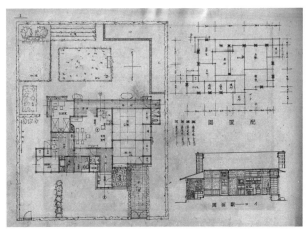

図3　斎藤仗太郎による「健康住宅」コンペティション一等案（『健康住宅設計図案集』
　　大阪毎日新聞社 193p）

所や便所を近代化する生活スタイル（文化生活）の普及が図られた。建築家の藤
井厚二は、第一次世界大戦後のヨーロッパで環境工学に触れて、欧米の近代建築
運動で奨励された採光と空気の汚染を重視するデザインを日本の建築と融合させ
て、「環境住宅」を提唱した。彼が審査員として参加した「健康住宅」のコンペティ
ション（1929）で一等に選ばれたのは、日本風の木造住宅で、食堂とリビング、
書斎が一体化した椅子机式の洋風の家族室と子供室が南面し、巾の広い縁側で庭
と繋がり、隣には多用途の和室が二間連続しているものだった（図3）。台所や風
呂、便所、玄関は北側に設けられ、欄間を生かして、季節ごとに快適な自然換気
が行われ、縁側からの採光と、畳の部屋による平面の可変性が計画された空間
だった（大阪毎日新聞 1930）。しかしこの段階までは、欧米の衛生科学や建築の
合理主義、環境科学の理念が導入されてもなお、一般の人々の間では、日本の伝
統的な生活様式や住まいの価値、また地域性を重視した自然な換気や採光、間取
りの可変性に価値を置く養生思想が持続していたと言えよう。

5-2　第二次世界大戦前後の公共住宅計画における衛生と合理的行動科学

　1930年代には、第二次世界大戦前の産業振興と軍備拡張により、各地の生活
環境問題が顕在化し、内務省社会局の医学的な視点に基づく住宅改善事業や、労

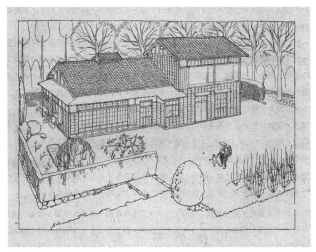

図4　農山村住宅標準例第8号（C17）型透視図（東北地方農山漁村住宅改善調査より、
　　　工学院大学今和次郎コレクション）

働者のための公共住宅供給事業が本格
化した。1923年の関東大震災後の住
宅復興事業を担ってきた財団法人同潤
会や、各地の住宅行政にたずさわった
技官たちと今和次郎らは、1934年か
ら始まった東北地方農山漁村生活調査
で農山村や漁村を調査し、1941年に
出されたその住宅改善事業報告書で
は、自然環境や地域社会の人間関係・
生業との関係を反映し、従来の間取り
の論理を尊重し改善した住宅を設計し
た（黒石2005）（図4）。しかし同潤会
の後身である住宅営団の技師西山夘三
は、これからの日本の公共住宅を考え
るためには、農村ではなく都市の庶民
住宅こそを典型にすべきだと主張し、

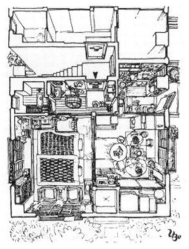

図5　同潤会アパートの自宅の図に表現
　　　された都市の庶民の住まい方（西
　　　山夘三「西山夘三のすまい採集
　　　帖」）

ドイツのA.クラインの機能的空間理論を用いて移動距離を最小限にした空間配置を主張した（西山1981）。そして西山がその後提案した食寝分離の平面計画理論は、最小限の規模の住宅設計を、食事と寝室の機能に重点を置いて行なうものであり、その後の公営住宅の間取りの基礎となった（図5）。

　この住宅の典型像の転換は、住宅立地や空間の単純さと動線の問題だけでなく、住まいと人間の社会的関係性の問題であり、「生活の精神的な質」に関わるものだったと言えよう。まず第一に、西山が不衛生で無駄で因習的だと言って否定した農村住宅の土間や縁側、また畳敷と襖による多機能で可変的な空間は、住空間と外部の自然環境との融合性を高める仕組みだった。それは大家族による職住近接のライフスタイルを前提とし、地域社会の相互扶助の活動を実現するために、日本の住まいが歴史的に形成した仕組みだった。それに対して都市の労働者のための長屋は、自然環境と切り離された密集地に、故郷から移動し地域コミュニティとのつながりを持たない世帯が、夜に食事して寝る事を主目的とした住居だった。そして第二に、西山の当初の食寝分離論では、明らかに最小限の規模の住宅における生活の心理的な質や衛生環境の問題が意識されていたにも関わらず、それらの問題は、戦時中の面積縮小化の動きの中で次第に重視されなくなった事である。同時期に教育者の羽仁もと子は、1936年の「婦人之友」誌上で賢い家庭は必要以上に物を持たず清潔に暮らすべきだと唱え、衣服や家具、生活道具の数や配置の模範を図示して読者を啓蒙した（羽仁2003, Kuroishi2010）。これらの、人々が歴史的・地域的に形成した生活習慣や基本的倫理、個々人の自由な生活のあり方よりも科学的合理主義や倹約主義を重視し、暮らしへの個人的な欲望を知性で制御する傾向は、戦後復興の住政策にも一種のパターーナリズムとして継承された（大月2021）。それは、戦時中の緊急対応の住居観を維持することで、戦後復興の経済的効率性を優先した事を示している。さらに戦時中までは内務省に統合されていた警察と福祉、住宅行政が、占領軍によって分割されたことで、その総合的な視点が失われたと同時に、その戦後社会にあわせた民主的な見直しが先送りにされた結果でもあった。建築研究者の本間義人は、それが21世紀に至るまで、日本では人権としての居住権が根付かなくなる転機だったと指摘している（本間2009）。

5-3　住宅衛生・環境技術と福祉概念の分離，住宅の商品化

　戦後の都市化と産業構造の変化に伴って核家族化は加速し、政府の自己責任による自宅取得推奨政策により、都市部に小規模住宅が大量に建設された。戦時中の小規模な公共住宅の間取りにアメリカのダイニングキッチンを取り入れた51C型が、戦後、営団にかわって設立された日本住宅公団の集合住宅の基礎平面となる。そして、占領軍が持ちこんだ家電製品や設備機器を豊富に備えた住まいを多額のローンで所有するライフスタイルが、豊かな暮らしの象徴として普及した。60年代にかけて、公営住宅を対象に空気汚染や熱環境、ウィルスの感染状況や健康問題を科学的に調査分析する研究が発達し、水洗便所も普及した。しかし建築設備研究者の小林陽太郎は、建築研究者は建築そのものと技術ばかりを重視し、その社会的な問題や人間としての精神的な生活空間の質の問題を置き去りにしていると批判した（小林1973）。1970年代に入ると、生活水準の向上と共に個室の数を増やすことが人々の目標となって、n＋LDKタイプの集合住宅が普及し、部屋の床仕上げも畳から掃除の楽なビニールカーペット敷きが普及した。そして80年代以降は、女性の就業拡大により子供の教育や高齢者のケア、炊事や掃除などの家事サービスの外部化が進み、近隣社会との関係も希薄化した。家族の解体の進展に対応し、建築界における住まいの議論は、間取りの多様さや女性の家事空間の問題など、個人空間の自立と便宜性が中心となり、家族空間のあり方や暮らしの精神的豊かさの問題は重視されていない（布野1995）。さらに都市の空気汚染やエネルギー問題、騒音問題に対する住宅の気密化や衛生基準の高度化と技術の発達に伴って、地域の湿度や採光、通風などの環境条件にとらわれない居住空間のあり方が普及したのだった。

6.　歴史の検証とコロナ禍における住まい

　以上の現状調査と歴史的検証を振り返ると、次のことが言える。日本では西洋化、近代化と都市化、災害や戦争、そして経済復興を急ぐ社会的・政治的要請に従って、健康で豊かな暮らしの考え方が、心身ともに程々に快適で健康であることから、衛生科学に従って暮らし方を欧米化することへ、次には合理主義に従い欲望を抑えた暮らしへ、そして豊かな消費財を備えた家を所有する暮らしへ、さ

らに多くの個室と住宅設備を備えサービスとして外部の支援を購入しても、家族や地域社会とのつながりを失なった暮らしへと変化した。この近代化を急ぐ過程で、日本の住まいは建築論で古代から説かれてきた、住まいの家族としてのまとまりと命を守る基盤、そして社会とつながるための媒体としての役割、また人間の精神的なアイデンティティのよりどころとしての役割という視点を徐々に解体してきたのである。

　一方で、戦後公営住宅を中心に人々の住まい方の典型を定めてきた日本の住宅計画のパターナリズムは、住宅環境の基盤形成に役立ったが、地域性や生活の文化的社会的蓄積と無縁の、単純化された機能の間取りを浸透させた。そして、部屋が緩やかにつながり自然な採光と換気を重視する日本の暮らしの特徴を見失い、人々は地域や家族とのつながりに応じて窓や扉、縁側などの中間領域を解放するすべを忘れていったのである。

　確かに、かつて貝原益軒が唱えていた養生概念は、病を治療する、癒す、面倒を見る、健康を保つ、保護をするという、一般の人々が生活の知恵として近隣社会と共同し身体と精神のバランスを取るための思想的概念だった。それは現在のCOVID-19のパンデミックにおいても、免疫力を重視して健康な生活と基本的な衛生知識を守った生活習慣を重視する、感染症対策としても有効な視点ではあるが、その江戸時代の住まいや生活様式が現代に適応するはずはない。一方で、養生思想の背景にある儒教的思想は、封建的社会のパターナリズムと関連するのは明らかであり、今回のパンデミックに際しても、日本の人々のほとんどが政府や行政の要請を受け入れて行動し、十分な保証がなくても社会の安定のために自主的に自宅待機を行ったことは、その感覚が現在も持続していることを示唆している。この技術や科学を優先する思想やパターナリズム的傾向に裏付けられ制度化した衛生主義、そして住居の設備の品質のために、日本の被害は他の国々に対して比較的少なく抑えられたことも事実である。

　しかし、パンデミックで我々は、現在の生活環境の仕組みや価値観の限界に向き合っており、規範的な社会傾向や衛生科学、計画技術に守られていても、住まいの役割の全体像が見出せず、さらにそれが守るべきだった、生命や家族と社会の関係、精神的な豊かさのような、人間的に生きる権利を充分に追及できていない状況が露呈している。それは、小林が1970年代に指摘したように、結局は戦

前から戦後にかけての経済発展と科学至上主義的な価値観があまりに浸透したために、人間的な生活、Well-being とは何かという問いが住まいを考える枠組みとして失われた結果なのではないだろうか。本間は、生存権を基礎とした居住権の内容として、最低居住水準を定めた法制度が 1976 年まで作られなかったこと、2006 年の住生活基本法においてさえも、国土交通省の答申は居住権を国民的合意がまだ得られないと考えていた事をあげ、現代にまで続く、日本の住宅政策における住まいの人間的な質の意識の欠如を指摘している（本間 2009）。COVID-19 の経験は、我々自身が主体的に人間的な住まいとは何かを、社会的な共通基盤として量だけでなく質の面からも根本的に考え直すべきことを示唆している。

結論

　COVID-19 の感染状況で、住まいに元来備わる家族の場の機能、生命を守る機能、地域と連携する機能という三つの機能のバランスが失われ、我々自身の生き方や感覚の構造的な変化が自覚される中で、「よく生きる」ための場としての住まいという視点が改めて求められている。パンデミックの中で、人々は「新しい生活様式」として推奨される日常的な生活圏の縮小や衛生的配慮と共に、住まいを改造して個室を生み出しつつ団欒を望み、自然環境との触れ合いを回復しようとしている。また住まいを解放して近隣社会や自然との繋がりを取り戻そうとしている。それは、戦後の復興から経済発展の過程で徐々に失なわれ、今回のパンデミックで危機にひんした住まいの三つの機能を補完し主体的に再構成しようとする行為だと言えよう。

　近代化過程で、人々が地域的・歴史的な背景から専門的知識や規範的な価値体系に従って引き離され、抽象的な標準化された生活空間に適応することを強いられる状況を、アンソニー・ギデンスは「脱埋め込み」と説明した。そして、それを人々が日々の生活の中で自分自身で作り直していくことを「再埋め込み」と名付け、日常生活のささやかな実践の中で、近代化の論理に依存しつつも、生きるために変更を要求し抵抗する行為だと説明している（ギデンス 1993）。パンデミックで明らかになった日本の住まいの問題は、まさにこの脱埋め込みの結果であり、それを改造しライフスタイルを変えようとする人々は、その「再埋め込み」

を行っていると言える。すなわちパンデミックにおける住まいの問題とは、我々が社会的制度に従って無意識化した価値観や専門家に与えられた固定観念にとらわれ、自分たちの社会が本来備えていた生活のバランスや住まいの価値観、社会的な仕組みを忘れてしまい、社会の多様な存在を含めた持続的な関係性を失ったことでもたらされたと考えるべきであろう。今こそ、欧米の知識や、科学技術的な知識、権威ある人々の指針に盲目的に従うパターナリズムが無意識に住まいの論理を変えてきたことを見直し、この「脱埋め込み」から「再埋め込み」への動きを可能にすることが必要ではないだろうか。またこれまで進まなかった住宅政策における人権や居住権の問題を積極的に取り上げて、居住水準概念を単なる部屋の大きさだけでなく、精神的・社会的・文化的な質を含めて再検討すべきだろう。言い換えると、これからも繰り返されるであろう感染や災害の中で、持続可能な Well-being な住まいを考えるには、我々が現在既知のものとしている住宅概念や、社会的な価値観、科学的知識やその技術概念、制度の背景や限界に気づく必要がある。その上で、哲学者のイヴァン・イリイチが「コンヴィヴィアリティ（自立共生）」概会として説いているように、権威主義から脱却して、人間としての実感や生活の現場への回帰を行い、地域社会や周辺の自然環境の状況に臨機応変に適応して、各々の生活の安全と充足の基盤となるような住まいのあり方を、自分の身体や精神の生活感覚から捉え直すことが必要である。そして自分だけでなく家族や周辺の人々を含めた社会の多様な構成員全てと共に、そのような生活環境の総合的なバランスと共助の価値観を共有できるようにコミュニケーションを行っていくことが必要なのだろう。

謝辞

COVID-19 パンデミック下で調査やアンケートに協力してくれた青山学院大学の学生達に感謝します。

注
1)　状況が予測のつかない要因で変動する空間の様子やそれに社会や人々が対応する様子を記録する方法である。そこでは統計や地図を用いて科学的社会調査が試みられてい

るが、当事者の立場で人々の日常生活を、その振る舞いや道具、環境を構成する物の様子からスケッチで描き出す。特に見逃しがちな細部からその場所の隠された背景や特徴、人の心理的背景を明らかにするところに特徴がある。

参考・引用文献

青山学院大学総合文化政策学部　黒石研究室　2020「コロナ考現学」報告書

安野彰、内田青蔵、藤谷陽悦、須崎文代らによる明治大正期の住宅衛生論、家事教科書、大江寿美子に関する一連の研究

イリイチ・イヴァン　2015『コンヴィヴィアリティのための道具』ちくま学芸文庫

大月敏雄　2021「この1年の住まい方の変質を多角的に確かめる」、特集「コロナと住まい」住総研、『すまいろん』109、pp. 4-6

大阪毎日新聞社　1930『健康住宅設計図案集』大倉書店

小野瀬莉子、今泉結衣、黒石いずみ　2020「COVID-19禍における都市部のカフェや高齢者・子育て支援ネットワークの持続性」日本生活学会大会梗概集

貝原益軒　2021『養生訓』松田道雄訳、中公文庫

ギデンス、アンソニー、1993『近代とは如何なる時代か？』松尾精文・小畑正敏訳、而立書房

黒石いずみ　2015『東北震災復興と今和次郎：ものづくり・くらしづくりの知恵』青山学院総合研究所叢書、平凡社

国土交通省　2019「人の住まい方」2021.12.30アクセス

　　https://www.google.co.jp/url?sa=t&rct=j&q=&esrc=s&source=web&cd=&ved=2ahUKEwjx4t
　　zDjZP1AhX0lFYBHR8YBRcQFnoECAgQAQ&url=https%3A%2F%2Fwww.mlit.go.jp%2
　　Fcommon%2F001314589.pdf&usg=AOvVaw0M4Wt-kltWXlo7AjjDJWmF］

国土交通省　2020「我が国の住生活をめぐる状況等について（住まいに関する意識等に関する調査について）」2021.12.30アクセス

小林陽太郎　1973「健康の理念と健康生活を守る建築環境工学」『建築雑誌』7、N01068、pp.739-742

今和次郎、吉田謙吉　1986「考現学（モデルノロヂオ）」学陽書房

須崎文代　2017「宮川寿美子（大江スミ）がイギリス留学で修得した住居衛生論について―ベッドフォード・カレッジにおける衛生学と衛生関連書籍に着目して―」日本生活学会第44回研究発表大会

青土社　2020『現代思想2020年8月号　特集＝コロナと暮らし』

西山夘三　1981『住宅計画』西山夘三著作集1、勁草書房

日本学術振興会第20小委員会　1941「東北地方農山漁村住宅改善調査報告書Ⅰ, Ⅱ, Ⅲ」

日本建材・住宅設備産業協会　2015・2016「建材住宅設備統計要覧」

羽仁もと子　2003「一人一軒分の持ち物はどれだけ必要？」『婦人之友』1936年新年号付録、

『読者と歩んだ 1 世紀展』婦人之友社，pp. 52-53

布野修司・渡辺武信司会，山田初江，松川淳子，後藤眞理子対談「戦後 50 年の日本の住宅」
　　特集「ゆらぎの中の家族と nLDK」『建築雑誌』110 (1371)，pp. 16-23

本間義人　2009『居住の貧困』岩波新書（この問題は奈良大学木下光生先生との議論から示
　　唆を受けた）

水谷玲央那・中村俊樹・黒石いずみ　2020「アジールの現場 」日本生活学会大会梗概集

宮崎信行，青木正夫，友清貴和「明治 10 年代の我が国住宅の衛生面を改良する計画論上の
　　試み：衛生面からみた住宅の平面計画に関する史的研究　その 1」『日本建築学会計画
　　系論文集』458，1994 年を始めとする一連の研究

Kuhn, T. 1996 "The Structure of Scientific Revolutions" Univ of Chicago

Kuroishi, I. 2010 "Visual Examinations of Interior Space in Movements to Modernize Housing in Ja-
　　pan c. 1920-40" Interior, Berg, December, pp. 95-123

住環境の精神的貧困
―― 家族と住まいの変容と犬猫飼育、COVID-19 で見えてきたこと ――

Reconsidering Spiritual Abundance Brought from Houses or Residential Environment

壽崎かすみ　SUSAKI Kasumi*

近年、日本では多くの犬や猫が家庭で飼育されている。日本人は犬や猫に精神的な癒しを求めており、犬や猫は飼育者にとって「家族」あるいは「子ども」とよばれる存在になっている。犬や猫が「家族」となった一因として、家族の変容が指摘されており、家族の変容に伴う住まいの変容、都市化などに伴う住環境の変化も関係すると考えられる。

人は住まいにくつろぎを求め、家族のだんらんを求める。これは今和次郎が調査した時代から変わらない。しかし現在の住まいや家族がこの要求に十分にこたえられるとは限らず、その隙間を埋めるために犬や猫が必要とされている。このことを資料と著者が実施したアンケート調査の結果から明らかにする。

COVID-19で在宅時間がのび、住まいに何かが欠けていることに人々が気づきはじめた。災害は社会の変化を加速する。精神的豊かさを提供できる住まいや住環境について真剣に考える時期がきている。

キーワード：住環境、住まい、精神的豊かさ、コンパニオンアニマル
Residential environment, House, Spiritual abundance, Companion animal

1. はじめに

COVID-19 の感染拡大で、2020年3月に小中学校と高等学校が一斉休校となり、4月には1回目の緊急事態宣言発出に伴う外出自粛要請が出された。家族で、あるいは1人で自宅に籠る生活が突然、要請された。

緊急事態宣言下で犬と猫を含むペットの販売数が増えたことが新聞等で報道された。日本の犬猫の飼育頭数に関しては一般社団法人ペットフード協会（以下「ペットフード協会」）のデータを使うのが一般的である。ペットフード協会の2020年の調査結果[1]によると、2020年に犬と猫を新規に飼育し始めた人による飼育頭数は2019年より増加しており、増加率もそれ以前の年より大きい。COVID-19感染拡大防止の外出自粛要請で在宅時間が増えたため、新しく犬や猫を飼育しはじめた人が例年より多い様子がうかがえるという。

* 龍谷大学国際学部　准教授

　近年日本で飼育されているペットの数は犬と猫が多く、猫の数が犬の数を上回っている。また2000年代のはじめから、家庭で飼育される犬猫の数が15歳以下の子どもの数より多い状況にある。犬猫飼育者の多くが飼育する犬猫を家族とみなしているともいわれる。ペットフード協会の2020年調査[1]の結果によると、犬猫の飼育理由は「生活に癒し、安らぎが欲しい」が最多である。飼育した結果として「家族の会話が増えた」、「家族の関係が和やかになった」とその効果が挙げられている。犬猫の飼育を希望しながら飼育できない人の最大の要因は、犬猫飼育不可の住居に住んでいることである。

　多くの犬猫が家庭で飼育され家族として扱われる背景には、家族の変容と住まいの変化がある。本稿では収集できた範囲の資料をもとにその経過をたどる。また、COVID-19感染拡大下での猫飼育者の状況を、著者が実施したアンケート調査の結果に基づいて報告する。以上の結果をふまえ、住環境が人間の精神面に与える影響について考察する。

　緊急事態宣言下で犬や猫を購入した人の中には、実際に犬や猫を飼育してその大変さを知り、購入した犬や猫を遺棄する、保護団体等に引き取りを依頼する人がいるという報道などもあるが、実態は把握できていない。家庭で飼育される犬や猫をはじめとするペットへの虐待について、欧米では調査や研究が行われているが、日本では虐待の取り締まりも不十分であり、その実態は明らかにされていない。

　このような理由から本稿ではペットの遺棄、虐待など負の側面には触れないことをお断りする。

2. 犬や猫が家族になるまで

2-1　近年の日本人と犬猫

　ペットフード協会の2020年の調査[1]によると、犬の入手先は「ペットショップ」が53.7%で、「友人・知人からもらった」14.0%、「業者のブリーダーから直接購入」11.9%が続く。これに対して猫は「野良猫を拾った」32.8%、「友人・知人からもらった」28.8%、「里親探しのマッチングサイトからの譲渡」10.6%で、「ペットショップで購入」は16.6%にすぎない。犬と猫では入手先の傾向が異なる。また

犬は純血種の飼育者が87.8％いるが、猫は18.4％である。飼育場所は散歩・外出時をのぞいて室内とする回答が犬は約85％、猫は90％以上である。

　日本獣医師会の2015年の調査結果[2]でも、犬は購入しているケースが多く、猫は貰ったり拾ったりが多い。また犬は「1頭で飼育」する飼育者が9割なのに対し、猫は「1頭で飼育」する飼育者は6割で「2匹で飼育」が2割、「3匹以上飼育」が2割弱である。猫は複数頭飼育する人が多い傾向がある。「動物を飼って良かったこと」として「生活に安らぎがうまれる」、「家の中が明るくなる」、「家族の会話が増える」、「寂しさを軽減する」が挙げられている。ペットフード協会の調査結果と選択肢の設定に違いはあるが、同じような傾向を示している。

　犬猫に関連する産業も拡大した。犬や猫の生体や、餌、おもちゃをはじめとする犬猫用品を販売するペットショップはもとより、犬や猫の診療を中心とする獣医師、犬のシャンプーやカットをするペットサロン、犬や猫を泊りで預かるペットホテル、飼い主が犬や猫を連れて旅行できるペット同伴可のホテルと広がり、高速道路にドッグランが整備されるに至っている。高齢で介護が必要になった犬や猫の老犬ホーム、老猫ホームもある。

　ペットが「家族」として扱われるという社会現象について社会学者の山田昌弘が『家族ペット』（サンマーク出版）を出版したのは2004年である。2011年の東日本大震災は、犬や猫と人間の関係が密接なものに変化していることを社会に示した。東日本大震災では、多くの人がペットの犬や猫を連れて避難したことなどが報道された。環境省が「ペットと一緒に避難、同行避難」を提唱したのは東日本大震災の経験を踏まえてのことである[3]。2016年の熊本地震でも犬や猫を連れた避難者が多数いたことが報告されている[4]。岡山県総社市は2018年の7月豪雨のさいに、飼育者がペットの犬や猫と同室で避難生活を送れる同伴避難所を設けたことを報告している[5]。環境省は「ペットがいるから避難しない」と言って危険な場所に留まる人を減らすことは、災害時対応の課題のひとつであると述べている[6]。

2-2　1960年代後半

　犬や猫の飼育状況に関する論文として収集できた中で一番古いものは、1967年に『日本獣医師会誌』に掲載された「飼い犬の飼育実態調査について」である[7]。

山梨県厚生労働部公衆衛生課の職員が実施した調査の報告である。

　この論文によると、犬の入手方法は「他人からゆずってもらった」が55.9%、「子供がもらってきた」20.2%である。著者は「犬を飼う動機がいかに安易に他人から譲り受け、子供にせがまれて飼っているかわかる」[8]と述べている。また飼育方法は、犬は「（屋外）にいつもつないで飼っている」42.2%、「ときどき放す」22.7%、「夜間だけ放す」18.2%、「いつも放して飼っている」16.3%である。これについて著者は「無責任の飼い方をしているものもある」と述べている[8]。

　この論文では犬の「出産の状況」についても調査をしている。生まれた「子犬の処置」について「他人にゆずってやった」32.3%、「処置に困って自宅で処分した」28.6%、「処置に困ってよそへ捨てた」25.5%という結果を示し、「すなわち半分以上が自分で処置（この中には殺してしまったもの、他にすてたものも含まれる）しており、保健所などにおいて処分してもらったのはわずかに1.8%となっている」と述べている[9]。飼育者による避妊・去勢手術はまだ一般的でなかったようである。また、保健所での殺処分ゼロが叫ばれる今日とは隔世の感がある。

　さらに「犬が病気になったときどうしたか」という問に対して「病気になっても治療しなかった」61.5%、「獣医師に治療してもらった」29.3%、「病気になったという理由で捨てた」という回答もあることが示されており「つまりほとんどが病気になっても治療せず、愛情のない飼育を行っている」[9]と著者は述べている。

　現在の動物の愛護と管理に関する法律に照らすと問題になる行為が普通に行われる状況があったこともわかる。

2-3　1980年代後半

　次の論文は1987年『獣医情報科学雑誌』に発表された「わが国におけるイヌおよびネコの飼育実態調査」[10]である。

　この論文は犬2,649頭、猫745頭の飼育者を対象としたアンケート調査の結果を報告している。調査対象地域は全国だが、関東、中部、近畿の大都市およびその周辺の府県での回答が約85%を占める。

　犬猫の入手方法は、犬は「買った」が59.6%、「もらった」が31.1%である。猫は「もらった」41.3%、「買った」25.0%である。

　この調査では「動物飼育の目的」についても質問しており、犬は「愛玩用」

56.9％、「番犬」13.7％、「伴侶」12.5％、猫は「愛玩用」55.2％、「伴侶」26.2％である。近年、犬や猫に関して「ペット」という言葉に代わって使われる「コンパニオンアニマル（伴侶動物）」の「伴侶」という言葉が登場する。

　飼育動機は「どうしても飼いたいから」が犬52.9％、猫42.3％である。犬は「子供にせがまれて」15.7％、「いつも飼っている」9.1％が続く。猫は「捨てられてかわいそう」15.3％、「いつも飼っている」8.2％である。飼育者の住居形態も調査項目にあり、犬の飼い主は「一戸建て」76.4％、「集合住宅」17.6％、猫の飼い主は「一戸建て」52.1％、「集合住宅」39.1％である。当時の集合住宅で犬や猫の飼育がどの程度認められていたのかに関するデータと対照したいが適切なデータが見つかっていない。

　住居での飼育場所については、犬は「室内飼育」65.9％で、このことについて著者は「とくに「純血種小型犬」では99.1％を占め、圧倒的に多い。また雑種の中にも室内で飼われているものが23.0％みられたことは興味深い」と述べている[11]。「室内飼育」の65.9％の詳細も調査しており、室内での「放し飼い」84.2％、「ケージ飼い」、「つなぎ飼い」合わせて10％程度である。「室外飼育」は30.7％、そのうち「つなぎ飼い」61.0％、「ケージ飼い」14.8％であるが、「放し飼い」も20.0％いる。犬の室内飼育は純血種の飼育方法と著者は認識していたことが推測できる。

　猫は「室内飼育」71.4％、「室内外共通飼育」23.1％である。猫は室内飼育の詳細についての記載はない。「ネコでは「室内飼育」（71.4％）が最も多かったが、イヌに比べると「室内外共通飼育」（23.1％）が著しく多いことが特徴的で、とくに雑種では30.6％をしめていた。」と述べている[11]。猫についても純血種と雑種での違いについての記述が多い。

　犬や猫と同じ布団で寝ている飼育者は犬で約50％、猫は80％を超える。

　山梨県での調査と都市部を中心とする全国調査という違いもあり一概にはいえないが、1967年からの20年間で、犬の飼育方法が変化していること、人間と犬や猫の関係が変化していることがうかがえる。

2-4　1990年代以降

　1990年代にはいると「日本人の動物観」についての研究がはじまる。その中で

ペットとしての犬猫に対する意識の変化も調査されている。2004年『ヒトと動物の関係学会誌　動物観研究』に石田他の「日本人の動物観　―この10年間の推移―」が掲載されており、ペットが家族の一員となりつつあることが以下のように述べられている[12]。

　　　ペットについては、その扱いは全く変わっている。「家族の一員」「生活の充実」などペットがより生活に密接な存在になっていることは間違いない。それは、独身化や核家族化の一層の進行などとあいまって、現代日本人の精神生活の隙間を目地のように補完していると思われるが、これらの傾向は野生動物の取り扱いに変化を及ぼすものではなく、あくまでも人間生活にとっての重要な存在にとどまっているともいえる。

　さらに2008年の『ヒトと動物の関係学会誌　動物観研究』の石田の論文「現代日本の家庭におけるペットの位置」は、「ペットは新しい家族の概念を形成しつつ、その一員としての特徴を有してきている。」と指摘している[13]。

　この論文[14]が依拠するアンケート調査の結果によると、犬の飼育者の71.4%、猫の飼育者の60.4%が一戸建てに居住している。犬の飼育場所が「屋内のみ」は68.0%、「屋外のみ」18.3%、「両方」13.7%である。猫の飼育場所が「屋内のみ」は76.8%、「屋外のみ」が2.2%、「両方」が21.0%である。飼育場所については1987年の論文[10]と大きな変化はない。

　猫の多頭飼育が多いこともこの論文で確認されている。

　犬や猫が寝る場所については、犬は「飼い主のベッドなど」32.6%、「専用の決まった場所」49.3%、「特に決めていない」18.1%である。猫は「飼い主のベッドなど」37.5%、「専用の決まった場所」15.6%、「特に決めていない」46.9%である。住居内を自由に移動させている飼い主は犬が59.1%、猫は76.3%である。

　ペットの入手方法は、犬は「買った」57.6%、「貰った」33.7%、「拾った」が4.3%である。猫は、「貰った」39.4%、「拾った」36.9%で「買った」は16.4%である。

　飼い始めた動機について、犬は「家族が飼いたがった」39.6%、「家族のコミュニケーションのため」23.7%、「ペットが飼える環境になった」23.2%、「以前飼っていたペットがいなくなった」20.3%である。猫は「たまたま貰った、拾った、

来た」で48.8％を占め、「家族が飼いたがった」33.2％、「家族のコミュニケーションのため」12.7％である。

　この調査には、「ペットはあなたにとってどのような存在ですか？」という問いが自由記述で含まれている。その回答内容を整理した結果を「家族（類子を含む）」が犬45.2％、猫50.9％、「子ども」が犬24.0％、猫16.2％と報告している。「家族」あるいは「子ども」とする回答が犬で69.2％、猫で67.1％あることになる。このほか「友だち」は犬7.0％、猫5.7％、「ペット」という回答は犬2.5％、猫1.9％である。

　「たまたま貰った、拾った、来た」猫が、買った犬と同じように飼育者にとっての「家族」や「子ども」になることは興味深い。

3.　犬猫飼育と住まい

3-1　集合住宅の犬猫飼育への対応の変化

　犬や猫を飼育するには、飼育することができる住まいに居住していることが必要である。日本では、持ち家の戸建住宅では飼い主が犬や猫の飼育を自由に選択できるが、持ち家でも分譲マンションの場合はマンションの管理規約に従うことになる。分譲も含めて「集合住宅では犬猫飼育禁止」が長く社会通念となっていた。しかし近年分譲されるマンションはペット飼育を認めるところが多い。集合住宅での「犬猫飼育禁止」が、「犬猫飼育を認める」になり、「ペット共生マンション」が登場するまでの流れを概観する。

　集合住宅が大規模に建設・供給されたのは戦後の公営住宅と日本住宅公団の賃貸だった。1955年頃から日本住宅公団（当時）が集合住宅を供給した。日本住宅公団の集合住宅や団地では、建設当初から動物飼育が規制されていたわけではない。1955年当時、大多数の日本人にとって階段などを共有する集合住宅に住むことは初めての経験だった。そして集合住宅でも住民は平屋建てなどの庭のある住宅に住むときの生活意識や生活態度を変えなかった。犬猫の飼育についても、庭に犬小屋を置き、犬をつないで飼うかわりに、ベランダに犬小屋を置いて犬を飼った。猫は屋内外を自由に徘徊できるように放し飼いにした。その結果、犬は吠え、猫は隣家に侵入するという状況がおき、日本住宅公団の集合住宅が一般化

する早い段階から、動物についての苦情が日本住宅公団に多く寄せられることになった。日本住宅公団はそれに対して賃貸契約書に「小鳥、観賞魚以外の動物の飼育を禁ずる」と明記するという対応をした。それ以後、分譲する集合住宅や団地についても同じ文言を規約に織り込んだ。民間会社も日本住宅公団にならった結果、「集合住宅では犬猫を飼えない」という社会通念が育った。当時の居住者も日本住宅公団など住宅供給側も、集合住宅で人が犬や猫を飼育するノウハウを考えることをしなかった[15]。

　1980年代の終わりから集合住宅で犬や猫を飼育する人が増え、トラブルも増えた。分譲マンションでの犬猫の飼育に関して裁判で争うケースもみられるようになった。このような社会状況の変化もあり、東京都動物保護審議会が1994年に「集合住宅における動物飼養モデル規程」を策定した。これが集合住宅で犬や猫を飼育するときのために作られた最初のルールである。その後1997年に建設省（当時）が「マンション標準管理規約」（旧「中高層共同住宅標準管理規約」）の大幅改正を行い、「犬猫等のペット飼育に関する規定は、規約で定める事項である」としたことが大きな転機となった。この改正により「集合住宅ではペット不可」から「ペット可」という変化が急激に進行し、1998年には約1%だった新築分譲マンションの「ペット可」比率は、2004年には56%、2007年には約86%と急上昇した[16]。2018年現在、都心部の新築マンションのほとんどがペットを飼える物件になっている[17]。

　犬猫飼育禁止の規定を最初に作った日本住宅公団の後継組織、都市基盤整備公団は「ペット共生住宅」を新たな集合住宅のあり方のひとつとし[18]、ペット対応の設備を導入の上[19]2002年に供給開始した。集合住宅内にペットを介したコミュニティがうまれたこと[20]も報告されている。

　日本建築学会材料施行委員会は2012年に、「ペット可」マンションの急増に合わせて、集合住宅でのペット飼育者対応の設備開発や、ペット飼育者と非飼育者のトラブルを減らすための建築材料・設備の検討・開発がすすみ、実際に導入されていることを報告している[21]。2018年公益社団法人愛玩動物協会が発行した『ペット共生マンション適正化推進ガイドライン』には以下のように書かれている[22]。

　　ペットを飼うことができる集合住宅のタイプは、一般的には「ペット可」

「ペット共生」の2つに分類できる。

　「ペット可」は単に「ペットを飼ってもよい」と認めているというだけのタイプで、空き室を解消するために「ペット可」を打ち出しているケースが多い。このタイプには動物好きな人も嫌いな人も居住しているので、適切な飼育規約や飼育者の高い意識や相互理解がないと、トラブルが発生しやすい。特に「ペット可」の賃貸マンションでは飼育が認められているのをいいことにルールやマナーを守らない飼い主が増え、それを敬遠して退去する飼い主がいるという問題も発生している。

　一方「ペット共生」は、ペットを飼うことを目的として設計されているタイプで、飼育者だけでなく、飼っていない人も気持ちよく居住できるように考えられている。占有部分には傷つきにくい床材や掃除しやすい壁紙などが使われ、共用部分にはペット用設備が設置されていることが多い。すべての居住者がペットに理解のあることが前提であるから安心感があり、また、しっかりとした飼育規約があるのが一般的なので、ペットトラブルは発生しにくい。

　『ペット共生マンション適正化推進ガイドライン』を発行した公益財団法人愛玩動物協会は、人とペットが共生する最良の住環境の整備に向けた取り組みを支援・推進するために「ペットフレンドリーホーム宣言」の活動を推進している。

3-2　犬猫仕様の戸建て住宅の登場

　2006年に雑誌『犬と暮らす家』（ムック本）が刊行された。建築家が犬と暮らす施主のために設計した家の訪問記と犬飼育者向きの住宅用の建築材料や設備を紹介する雑誌で、犬好きが読者層だったと想定できる。紹介されるのは基本的に戸建てで、間取りはもとより細部に至るまで飼い犬のためを考えた工夫がされた住宅だった。飼育者が愛犬とともにくつろぐ姿の写真がはいっていた。猫については家専門の雑誌はなかったが、猫好き対象の雑誌『Catia』（ムック本）が刊行され、「猫と暮らす家」の特集も組まれた。これらの雑誌は数年で廃刊になった。その後、犬あるいは猫と暮らす家について、「ペットと暮らす家」、「猫と暮らす家」、「犬と暮らす家」などをテーマとし、設計・リフォームの経験を踏まえた設計者が書

いた書籍が次々に出版されている。新刊がでるたびに内容も充実していくように
みえる。インテリア雑誌なども犬や猫と暮らす人向けの特集をしばしば組んでい
る。

『建築知識』は、2017年1月号が「猫のための家づくり」特集、2017年10月号
は「犬のための家づくり」特集である。さらに2018年2月号で「20歳までネコが
元気に長生きできる住まい」、2019年4月号は「海外に学ぶ猫のための家づくり」
の特集を組んでいる。

『建築知識』2017年1月号「猫のための家づくり」特集記事の冒頭に「なぜ今「猫
の居心地がよい住宅」の設計が求められているのか」という文章がある[23]。

「猫ファースト」の設計とは？

　近年は空前の猫ブームといわれていますが、全国で実際に飼育されている
猫数は2010年以降大きな変動はありません。ですが、飼い猫の生活実態は
大きく変わってきています。それが、猫に配慮した住宅デザインが必要とさ
れる大きな理由の1つとなっています。

　一昔前には、昼間は外で遊び、食事時（近所の家でご飯をもらうことも）
や寝るときには家に帰ってくる“半外猫”がたくさんいました。しかし、現
在では猫の交通事故や伝染病などの問題を避けるために、「完全室内飼い」
が推奨されています。

　猫は“快適な環境”を何よりも重視する動物です。猫が一日中室内で過ご
すのであれば、住宅のなかに猫のための運動スペースやアメニティの場が必
要になります。しかし、猫の生態や寸法体系を理解していないと、猫が満足
する住宅デザインはできません。猫はストレスを感じると、床や壁で爪研ぎ
を始めたり、突然粗相をしたりと問題行動が増えることもあります。結果、
ともに暮らす人間＝住まい手の住環境も不満足なものになってしまいます。

　「猫ファースト（猫最優先主義）」の設計を心がけることで、住まい手の満
足度も大きく上がることになります。もちろん、人間にとっても快適で美し
く愛着のもてる住宅であることは当然で、そこに設計者の技量が問われてい
ます。

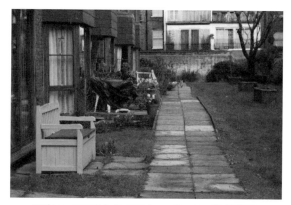

写真1　共用庭を歩く猫（ロンドンにて著者撮影）

　この文章から「猫のための家づくり」を考えることが必要になったのは、自動車交通の増加や、戸建て住宅地といえども住戸が密集していることなど、人間の住環境が悪化して、猫を外に出すことができなくなったことが理由であることがわかる。

　イギリス最大の猫の保護団体 Cats Protection は、猫を自由に戸外に出せない住宅に住む人には保護猫の譲渡（新しい飼育者となること）を認めていない。猫を室内だけで飼育することが猫にとって大きなストレスであることを理由としている（写真1）。

　犬については『建築知識』2017年10月号「犬と暮らす家」特集に次のような文章がある[24]。

　　昔の犬は屋外で、番犬の役割を果たしていました。しかし現在では、9割の犬は室内で家族として一緒に生活をしています。犬と暮らすうえでのトラブルの多くは犬の「吠え」が占めており、住宅設計において過剰な吠えへの対策は必須です。散歩や遊びを通して犬の欲求不満を発散させつつ、犬にとって「家＝安心できる空間」となる住宅にすることで、「吠え」問題は改善できます。

　このあと敷地内での住宅の配置、内庭プランの提案がつづく。犬は散歩で屋内

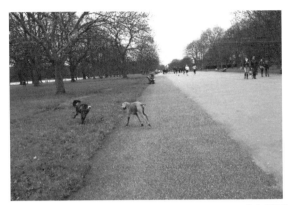

写真2　公園でノーリードで遊ぶ犬（ロンドンにて　著者撮影）

と屋外を行き来するため、玄関付近に犬の足洗い場、足ふき場を設置することを
勧めている。さらに

　　　室内の環境がどんなに快適でも犬が外で過ごす時間は必要です。室内にば
　　かりいては、外の環境を過剰に怖がるようになってしまいます。散歩は気分
　　転換にもなるよい運動ですが、飼い主の歩調に合わせて歩くので、犬の運動
　　欲求を完全に満たせるわけではありません。これを満たすには、犬と一緒に
　　ボール投げや引張りっこなどをして遊べる庭や屋外スペースを設けるのがお
　　勧めです。

とあり[25]、犬を遊ばせるための庭の設計、犬用プールの提案もされている[26]。
　ロンドン市内の大きな公園に行くと、リードをはずした犬が自由に走り回り、
飼育者とキャッチボールをする様子などが見られる（写真2）。イギリス社会の、
犬のしつけに対する要求水準は高い[27]。リードをはずしても問題がおきないレ
ベルまでしつけるのがイギリス流である。そのため犬が公園で自由に走り回るこ
とが社会的にも認められている。日本とはしつけの要求水準が違うが、住宅地に
規模の大きい公園があることも大きな違いである。人間の住環境の問題が「犬の
ための家づくり」を必要にしているとも考えられる。

3-3　犬猫飼育と住まい

　近年は、犬も猫も戸建住宅、集合住宅のいずれでも飼育されている。犬猫仕様の戸建を注文設計で建てることができる飼育者は少ない。犬や猫に合わせたリフォームや家具の配置換えなどで工夫をしている飼育者は多い。

　普通の戸建住宅やマンションを犬や猫のために工夫しようとしている飼育者も含め、犬猫飼育と住まいに関する書籍に共通して書かれていることは、常にお客さんを呼べるように部屋を片付けて生活すること、すっきり片付けて落ち着いた空間をつくること、掃除しやすい家にすることなどである。さらに、日照が良いこと、換気を良くすること、室温を適切に管理することが続く[26),28)]。

　それに加えて猫の場合は、上下運動ができるように家具を配置する、あるいはキャットタワーを置くなどがある[23),28)]。犬の場合は、硬いフローリングを避けるなど床材を選ぶこと、段差を減らすなどバリアフリーにすること等があげられる[17),26)]。

　基本的なことは、人間が快適に生活するために必要なことと変わらない。

4.　COVID-19 と犬猫の飼い主

　COVID-19感染拡大のもとで出された外出自粛要請や緊急事態宣言が、ペット飼育者に与えた影響に関する論文「新型コロナウイルス感染症がペット飼育者にもたらす心理・社会的困難」[30)]は、ペット飼育者にインターネット・アンケート調査を実施した結果を報告している。

　この調査が行われたのはニューヨークの動物園のトラがCOVID-19に感染したこと、オランダのミンク養殖場で従業員らがミンクから感染した可能性を示唆する事例などが報道されたことで、日本国内でも日本獣医師会や厚生労働省が、ペットの犬や猫へのCOVID-19の感染リスク、犬や猫から飼育者がCOVID-19に感染するリスク等についてホームページなどを通じた情報発信をしていた時期である。

　アンケート調査の結果から、一部の飼育者はペットがCOVID-19に感染することに強い不安を抱えていたことが明らかにされた。その一方で、飼い主は手指消毒とともに、ペットとの接触を減らすことが感染予防に重要と認識しているが

（当時、厚生労働省がペットともソーシャルディスタンスをとることを勧めていた）、ペットとの接触を減らすことはストレスになるため実行に移せない飼育者がいることも明らかにされている。ペットとともに就寝したり、顔をなめられたりという行動が人畜共通感染症をもたらすことは知られているが、許容されていた。COVID-19でこのような行動を避ける行動変容をした飼育者もいたことが明らかにされている。

　緊急事態宣言下などにペット飼育者が感じた社会的な困難として、動物病院を含めた各種ペット関連サービスの利用が制限されたことが挙げられている。緊急事態宣言のさい、動物病院は休業要請の対象外ではあったが、感染機会を減らすための診療時間の制限などがあり、受診しにくい状況があったことが理由とされている。また、輸入品のペットフードなどが品薄になる状況もあった。

　犬の飼育者の中には、人との接触を避けるため、犬の散歩の時間やコースを変えるなどした人もいたことも調査結果が明らかにしている。

　このような状況があったにもかかわらず、犬猫の飼育を新規にはじめた人が例年より多かったことになる。

5.　COVID-19感染拡大下での猫のいる生活に関する調査

　著者はCOVID-19感染拡大下での猫の飼育者と猫の生活についてインターネット・アンケート調査を実施した結果を報告した[31]。犬の場合は犬の散歩、犬友だちとの付き合い、犬連れの外出など、商業施設への営業自粛要請をはじめとする社会状況と関わる部分が多くなるので、猫の飼育者と猫に限っての調査とした。その内容を以下に詳しく報告する。

5-1　調査の概要

　猫の飼育者にSNSを利用したインターネット・アンケート調査を実施した。実施期間は2020年12月25日から2021年1月25日、回答数は373である。著者のSNS上のほか、著者の知人にSNS上でのアンケート拡散を依頼した。回答者の居住地は東京都を中心とする首都圏、愛知県、大阪府、兵庫県、福岡県が多い。

　回答者の年代は50代を中心として30代から60代で90%を占める。女性が

85％である。回答者は 2 人で暮らしている人が最多で 44％である。COVID-19 で在宅時間が「増えた」人が 37％、「変化なし」51％である。居住形態は一戸建が 64.6％、集合住宅が 34.3％である。職業は会社員・公務員が 37.2％、自営業 24.1％で、パート・アルバイトは 16.6％、主婦・主夫は 11％である。

5-2　調査結果

（1）　飼育頭数、飼育歴および入手先

　飼育頭数は 1 頭が 30％で、2 頭以上飼育する人が 70％いる。2 頭以上飼育する人の内訳は、2 頭が 23％、3 頭が 14％、4 頭以上が 35％である。日本獣医師会の調査結果[2] と比べると、この調査の回答者は複数頭飼育者が多く、飼育頭数も多い。

　猫の入手先について、あてはまるものすべて選んでもらった結果は、「ペットショップで購入」が 36（回答者の 10％が選択、以下同様）、「もらった」が 112（30％）、「野良猫を保護した」266（71％）である。ペットショップでの購入が少ないのは、他の調査結果と同様である。飼育歴は 10 年以上が 59％、5 年以上も加えると 79％である。2020 年 3 月の「一斉休校宣言」以降に飼育を開始した人を「COVID-19 のもとでの新規飼育者」としたが、回答者の 3％であった。猫を屋外に出す飼育者は、昼間は 3％、夜は 1％で完全屋内飼育がほとんどである。

（2）　あなたにとって猫の存在は

　「あなたにとっての猫の存在は？」という問に対して最もあてはまるものをひとつ選んでもらった。猫は「子ども」37％、「こども以外の家族」42％でおよそ 80％の人が猫はこどもを含めた家族と答えている。「親友」と答えた人が 4％、「家族や親友ではなくうちの猫」とする人が 10％である。

　さらに、「COVID-19 で猫の存在がどう変化したか」という問に対して最もあてはまる選択肢をひとつ選んでもらったところ「猫が今まで以上に大切になった」が 27％であった。「今までと変わらない」が 71％である。猫の存在について「子ども」、「家族」、「親友」、「家族や親友ではなくうちの猫」のどれを選択したかとはかかわりなく「猫が今まで以上に大切になった」回答者が存在することが確認できた。

（3）　猫とのかかわり

　日常的な猫との関わりについて当てはまるものをすべて選択してもらったとこ

ろ、「餌をやる」367（98％）、「猫のトイレの掃除をする」358（96％）、「遊んだり、抱いたりする」362（96％）、「爪を切る・ブラッシングするなど」325（87％）、「おやつをやる」310（83％）で、猫のトイレ掃除など日常的に猫の世話をしている人が回答していることがわかった。

　また、「写真やビデオを撮る」が319（86％）あり、SNSを利用した調査であることから考えて、写真やビデオを撮ってはSNSなどにアップしていることが予想される。「猫と一緒に寝る」人は314人（84％）で、猫との密接な接触を日常的にしている人が多い。

（4）　住まいのなかでの猫の居場所

　住まいのなかで「猫の立ち入り禁止エリア」は「なし」とする回答が37％であった。「猫の立ち入り禁止エリア」がある場合、禁止とする箇所をすべて選択してもらった。猫が屋外に出てしまう危険があるので猫を出すなと猫の飼い方の本などに書いてある「ベランダ」が133（36％）、猫が溺れる危険などがあるとされる「浴室」93（25％）、「納戸・ウォークインクローゼット」105（28％）、「人間のトイレ」が95（25％）選択された。猫は事実上、住まいのなかを自由に移動しているとみなせる。住まいの中での猫の居場所については2014年に出版された『みんなの猫式生活』[32]に掲載されている調査結果とほぼ同じである。COVID-19の感染予防は家の中での猫の行動範囲には影響を与えていない。

　日中の猫の居場所についてはあてはまるものをすべて選択してもらった結果は「リビング」296（79％）、「寝室」が224（60％）である。回答者が寝るときの猫の居場所について当てはまるものをすべて選択してもらった結果は「寝室」303（81％）、「リビング」194（52％）である。

（5）　猫と災害への備え

　「災害時に猫と一緒に避難することについて考えたことがありますか？」という問に対しては「考えて準備している」55％、「気になるが、どうすれば良いかわからない」33％である。

　さらに「台風などの災害で避難勧告が出て、猫と避難するとしたらどうしたいですか」という問に対して当てはまるものをすべて選択してもらったところ「猫と一緒にいられる親戚・友人宅、ホテル・避難所などを探して避難する」243（65％）、「猫と一緒に安全な所で自家用車の中にいる」195（52％）であり、「猫を

連れて避難所に行き、猫は別室と言われたら別室に預けて避難所にいる」45（12％）、「猫だけ親戚・友人・ペットホテル・獣医などに預け、別々に避難する」27（7％）とは開きがある。

　災害時も猫を手元に置きたいという人が多い。

5-3　まとめ

　COVID-19感染拡大のもとでの猫の飼育者と猫との生活について、インターネット・アンケート調査の結果を報告した。この結果を見るかぎり、飼育者と猫のふれあい、猫の生活の自由度について、COVID-19は影響を与えていない。猫がより大切になった飼育者が一定数いることがわかった。

　災害時にペットの犬や猫と一緒にいたいという飼い主について「動物は拠り所なのである。動物にとって人間は拠り所だが、人間にとっても動物は拠り所なのである。避難所にあるケージに犬を入れるように指示しても、離さない。地震が続き、恐怖心があり、死ぬときは一緒だと言っている。互いが互いのメンタルを支えている。」[33]という指摘もある。

　COVID-19感染拡大のもとで猫がより大切になった飼育者がいることについて、災害時と同様、外出自粛などの非日常的生活のなかで動物を拠り所としている人がいることも予想できる。

6.　変容した家族と住環境の貧しさ

　人が住まいに求める機能として「くつろぐ」場所ということがある。「くつろぐ」には「ひとりになれること」よりも「家族と過ごす時間」が大切とする人が多いことが指摘されている[34]。「家族と過ごす時間」を和やかにすること、家族とのコミュニケーションを増やすことは犬や猫を飼育することの目的のひとつとされており、また犬や猫の存在が家族と過ごす時間を和やかにしているという調査結果があることは第2章で述べたとおりである。

　今和次郎[35]は、仕事による精神的な疲れをとるために慰楽が必要と述べている。そして慰楽のひとつとして家族のだんらんを挙げている。今和次郎が調査した当時のだんらんと現在のだんらんを単純に比較することはできないが、現在の

家族は家族のだんらん、そしてコミュニケーションのために犬や猫を必要としているケースがある。

　今和次郎はさらに、慰楽を得るための技巧として、床の間や棚の上に家族のために花を生けること、小さくても庭をつくることなどを挙げている。また家の近所を散策することも精神的疲労を回復する方法になるとしている。

　住まいの豊かさについて集合住宅では、面積が大きいこと、リビングが広いことが居住者に豊かさを感じさせる要因となることが報告されている[36]。近年の集合住宅には、床の間のような空間は少なく、戸建住宅でも床の間や庭は手入れなどで手間がかかるため敬遠する向きもある。さらに現代の日本の住まいはモノがあふれ、片付かない家が多いことが「収納」や「モノの整理」に関する書籍や雑誌の特集が多数みられることから想像できる。片付かない室内が癒しにつながらないことも想像に難くない。

　さらに、建て混んだ住宅地では気分転換に散策する場所もない。猫を屋外に出すこともできない市街地、犬を遊ばせることのできる公園もない市街地が現在の都市生活者の住環境であることについては第3章で述べた。

　精神的な疲れを癒す存在として犬や猫を飼育している人たちが少なくないことは第2章で述べたが、かつては住まいあるいは住環境が果たしていた精神的な疲労の回復、心の安らぎを提供する役割を、犬や猫の飼育に求める家族がいるという解釈もできる。興味深いことは、犬や猫を室内飼育するのに適した住まいの基本は、きちんと片付いた空間であり、いつでもお客が呼べる家であるということである。犬や猫を飼育することが空間を整える日々の営みにつながることもあるかもしれない。しかし日照と換気の確保、そして散歩のできる戸外空間の確保は、現在の日本の都市部では難しい。

　家族の変容は戦後の家制度の廃止、核家族化なども含めた社会の変化と関連しておきた。家族の変容にあわせて住まいも変化した。しかし1950年代からの日本住宅公団の住宅建設などによる住まいの変化は、住まい手に新しい住まい方を十分浸透させられなかったという課題があったのではないかということが、集合住宅での犬・猫飼育禁止に至った事情から推測される。椅子式生活への移行、一般家庭への家電製品普及とも相まって、それまで日本人が培ってきた住まい方の文化は変わらざるをえなかった。

　癒しのある、言い換えると精神的に豊かに暮らせる住まいのあり方とそこでの住まい方を、住環境のあり方も含めて考え直す必要があると考える。

謝辞

　本稿の一部は、日本生活学会「生活学プロジェクト」の助成を受けて行った調査の結果に基づいている。2020 年度龍谷大学国内長期研究員の期間に収集した資料、行った調査の結果の一部も本稿に含まれる。

註

1)　一般社団法人ペットフード協会　2020『令和2年全国犬猫飼育実態調査』，https://petfood.or.jp/data/chart2020/index.html（2021年11月8日閲覧）

2)　日本獣医師会　2015『家庭飼育動物（犬・猫）の飼育者意識調査（平成27年度）』，http://nichiju.lin.gr.jp/small/ryokin_h27/index2.html（2021年11月8日閲覧）

3)　環境省　2013『災害時におけるペットの救護対策ガイドライン』環境省

4)　加藤謙介　2017「平成28年熊本地震における「ペット同行避難」に関する予備的考察―益城町総合運動公園避難所の事例より―」『九州保健福祉大害研究紀要』18，pp. 33-44

5)　総社市　2021『平成30年豪雨　避難の実態』https://www.city.soja.okayama.jp/kikikanri/kurashi/bousai/h30gouusaigai_kiroku/hinan_jyoukyou.html（2021年8月15日閲覧）

6)　環境省　2021『人とペットの災害対策ガイドライン　災害への備えチェックリスト』環境省

7)　土屋賢二・小沢賢市　1967「飼い犬の飼育実態調査について」『日本獣医師会誌』20，pp. 435-437

8)　土屋賢二・小沢賢市　1967「飼い犬の飼育実態調査について」『日本獣医師会誌』20，pp. 435-437, p. 435

9)　土屋賢二・小沢賢市　1967「飼い犬の飼育実態調査について」『日本獣医師会誌』20，pp. 435-437, p. 436

10)　林谷秀樹・林美穂・堀北哲也・中沢春幸　1987「わが国におけるイヌおよびネコの飼育実態調査」『獣医情報科学雑誌』No. 19, pp. 15-26

11)　林谷秀樹・林美穂・堀北哲也・中沢春幸　1987「わが国におけるイヌおよびネコの飼育実態調査」『獣医情報科学雑誌』No. 19, pp.15-26, p. 22

12)　石田戩・横山章光・上条雅子・赤見朋晃・赤見理恵・若生謙二　2004「日本人の動物観　―この10年間の推移―」『ヒトと動物の関係学会誌　動物観研究』No. 8, pp. 17-32, p. 32

13)　石田戩　2008「現代日本の家庭におけるペットの位置」『ヒトと動物の関係学会誌　動

物観研究』No. 13, pp. 51-62, p. 52

14)　石田戢　2008「現代日本の家庭におけるペットの位置」『ヒトと動物の関係学会誌　動物観研究』No. 13, pp. 51-62

15)　井本忠夫　2001「⑥集合住宅とペット飼育」『調査季報』145, 2001.3, 横浜市

16)　西村一郎　1989「都市集合住宅地での「住み方ルール」に関する研究（梗概）」『住宅総合研究財団研究年報』No. 16, pp. 163-171

17)　東海林克彦　2018『ペット共生マンションの適正化推進ガイドライン』公益社団法人日本愛玩動物協会

18)　高橋正樹　2003「公団におけるペット共生住宅の取り組み―その1: ペット共生住宅の概要―」『ALIA NEWS』78 号，pp. 24-28

19)　阿達大輔　2004「ペット共生住宅の設備計画」『建築設備 & 昇降機』No. 49, pp. 21-27

20)　遠藤淳子　2004「公団におけるペット共生住宅の取り組み―その2: 潮見における住まい方・使用状況等に関する調査概要―」『ALIA NEWS』79 号，pp. 37-42

21)　日本建築学会材料施行委員会　2012『2012 年度日本建築学会大会（東海）材料施工部門　パネルディスカッション資料　ペットと人が共棲できるユニバーサルデザイン建材と居住空間のあり方』日本建築学会

22)　東海林克彦　2018『ペット共生マンションの適正化推進ガイドライン』公益社団法人日本愛玩動物協会，p. 10

23)　『建築知識』2017. 1, (株)エクスナレッジ，p. 16

24)　『建築知識』2017. 10, (株)エクスナレッジ，p. 22

25)　『建築知識』2017. 10, (株)エクスナレッジ，p. 66

26)　『建築知識』2017. 10, (株)エクスナレッジ

27)　マッティンソン，P.,（小玉博明訳）　2015『リードなしでも犬の散歩ができますか』一灯舎（Mattinson, P., *Total Recall: Perfect Response Training for Puppies and Adult Dogs*, Quille, 2012）

28)　いしまるあきこ著　今泉忠明監修　2020『猫と住まいの解剖図巻』(株)エクスナレッジ

29)　『建築知識』2017. 1, (株)エクスナレッジ

30)　木村祐哉・亀島聡・伊藤直之　2020「新型コロナウイルス感染症がペット飼育者にもたらす心理・社会的困難」『科学技術コミュニケーション』28 巻，pp. 29-38

31)　壽崎かすみ　2021「COVID-19 とネコのいる生活、住居内でのネコの居場所」『日本生活学会第48 回大会資料集』，pp. 73-74

32)　猫式生活編集部編　2014『みんなの猫式生活』誠文堂新光社

33)　亀田由香利・船津敏弘・今本成樹・山本和弘・濱野佐代子・佐藤衆介　2019「災害時における動物保護を考える―アニマルラブフェスタ 2017　in TEIKA でのシンポジウム記録―」『帝京科学大学紀要』Vol. 15, pp. 225-234, p. 223

34)　麻生憲一　2012「ゆとりある生活空間―外的生活空間と内的生活空間―」『奈良県立大

学研究季報』，pp.93-103

35）川添登・竹内芳太郎・吉阪隆正・加藤角一・内井乃生編　1971『生活学—今和次郎集第五巻』ドメス出版

36）岸本達也　2019「集合住宅の住戸の間取りと居住者の生活評価の関連性」『日本建築学会計画系論文集』第84巻第755号，pp. 65-73

食と社会の総合的なつながり
——COVID-19禍における
　学校給食のフードシステムを事例に——

Comprehensive Connection between Eating Habits and Society:
COVID-19 Taking the Food System of School Lunch as an Example

高増雅子　TAKAMASU Masako*

日本の学校給食のフードシステムを紹介するとともに、COVID-19禍においてフードシステム川上で学校給食用食材を生産している生産者、フードシステム川中で学校給食に携わる流通業者及び小売り業者、フードシステム川下にいる児童・生徒を含めた消費者の現状を調査・検討を行った。そこから見えてきた学校給食フードシステムと、COVID-19との関連について述べる。

キーワード：学校給食、フードシステム、消費者、生産地、食支援
　　　　　　School lunch, Food system, Consumers, Production areas, Food support

1.　はじめに

　日本国内でCOVID-19が初めて確認された2020年1月以降、一旦は沈静化していた感染者数は、2021年7月からの第4波の感染者数では、ピークを大きくしながら未曾有の増加を示していた。首都圏を始めとして4度目の緊急事態宣言が発出されたが、依然としてCOVID-19の収束を見通せない状況にあった。

　2020年3月には、保育園・小学校・中学校から大学に至るまで休校、その後も在宅勤務の奨励や不要不急の外出自粛を始め、飲食店の営業自粛の要請をも含め、COVID-19は従来の生活様式を一変させた。この生活の変化は、フードシステムの生産者である川上から流通、販売、さらに川下の消費者に至るフードシステムの各段階に、未だかつてないほどの影響を及ぼした。

　COVID-19の拡大は、飲食店の営業時間短縮・営業自粛の要請をも含め、従来の食生活の形態を一変させた。その結果、外食産業においては、事業継続の困難

---

* 日本女子大学　名誉教授

に直面し、それに連鎖して卸売事業の事業継続が難しくなった。この連鎖は、生産者にもおよび大量の余剰農産物による食品ロスを生み出す結果となった。一方、中食産業や小売業では、巣ごもり消費による品揃えが求められ、事業規模が拡大傾向のところもある。

　また、家族の食も危機に瀕している。家族だけの共食、あるいは孤食に限定され、幅広い人間関係や様々な人との共食機会の消滅や縮減により、家族の結びつきが増えたことを楽しむ人々がいる一方、精神的、社会的健康の危機に晒されている人々々も、多数出現している。

　さらに、独居高齢者や一人親世帯、生活困窮者への食の支援も急務となっており、フードパントリーや子ども食堂、フードバンク等の支援活動にも、限界が見えてきている。今まで社会が、支えていた生活基盤であるフードシステムが、COVID-19により分断されてしまった。COVID-19は、人びとの保健・教育・所得の三側面に大きな打撃を与えることで、人間生活の危機をも、もたらしている。

　学校給食の場でも、COVID-19の拡大が長期化するにつれ、児童・生徒の学校給食だけでなく、学校生活・家庭生活にも、疲弊がみられるようになってきた。今後、COVID-19へ対応しながら、児童・生徒の安全・安心な学校生活を確保する上での学校給食フードシステム維持への懸念は、小さくない。

　ここでは、児童・生徒にとって重要な役割をもつ日本の学校給食のフードシステムを例にとり、川上である生産者、川中である流通業者、川下である消費者をつなぐフードシステムと、COVID-19との関連について述べていく。

2.　日本の学校給食とフードシステム

　日本の学校給食は、地場産物を使用し、児童・生徒に「生きた教材」として給食を提供することで、地域の自然、文化、産業等に関する理解や生産者の努力を学習する役割をも、担っている。全国の小・中学校で、ほぼ同一時間帯に温かい物は温かく提供することのできる日本の学校給食システムは、世界にも例を見ない、生産者から消費者である児童・生徒へとつなぐフードシステムでもある。

　文部科学省の平成30年度学校給食実施状況等調査によると、学校給食は、全国の31,617校、910万6,986人の児童・生徒に、1年間に小学校191回、中学校

表1　学校給食実施状況等調査

区分		学校総数	実施率（学校数比）			
			計	完全給食	補食給食	ミルク給食
小学校	平成30年	19,635校	99.1% (19,453校)	98.5%	0.3%	0.3%
	平成28年	19,675校	99.2% (19,510校)	98.6%	0.3%	0.3%
中学校	平成30年	10,151校	89.9% (9,122校)	86.6%	0.4%	2.9%
	平成28年	10,108校	89.0% (9,000校)	83.9%	0.4%	4.8%
義務教育学校	平成30年	82校	100.0% (82校)	100.0%	0.0%	0.0%
	平成28年	22校	100.0% (22校)	100.0%	0.0%	0.0%
中等教育学校（前期課程）	平成30年	52校	63.5% (33校)	53.8%	0.0%	9.6%
	平成28年	51校	62.7% (32校)	52.9%	0.0%	9.8%
特別支援学校	平成30年	1,132校	89.9% (1,018校)	88.8%	0.1%	1.1%
	平成28年	1,103校	89.3% (985校)	88.0%	0.1%	1.2%
夜間定時制高等学校	平成30年	565校	68.0% (384校)	52.6%	15.2%	0.2%
	平成28年	565校	72.6% (410校)	56.3%	16.1%	0.2%
計	平成30年	31,617校	95.2% (30,092校)	93.5%	0.6%	1.1%
	平成28年	31,524校	95.0% (29,959校)	92.6%	0.6%	1.8%

（文部科学省平成30年度学校給食実施状況等調査）

186回提供されている。

　学校給食の食材費市場は5千億円近く、全国約2万8,000か所の調理場で学校給食を作り、提供されている。学校給食の延べ食数は、約17億3,033万食であり、保護者が負担する学校給食費の月額は、小学校で平均4,343円、中学校では平均4,941円である。学校栄養職員及び栄養教諭は、安全・安心な給食を、児童・生徒に提供するため、毎回献立を立てている。

　フードシステムの川中である学校給食施設における食材の調達は、大きく分けて「一括購入」と「個別購入」とがある。「一括購入」とは域内一括で購入することで、大量購入の利点があり、企業に加工食品などオリジナルレシピで製造してもらうことも可能となる。一方、「個別購入」は、調理場ごとに購入することで、自校方式・独自献立の場合が多く、地場産で少量生産の生産者の食材を使ったり、学校菜園のものを使うことが出来るが、食材の調達を栄養教職員が行うなどで交渉、支払い等の手間がかかる。そのため、個別購入を行っている施設でも、米やパン、牛乳、調味料などは、学校給食会などを通して、一括購入する場合が多くみられる。

3. フードシステム川上の生産地では

　学校給食のフードシステムの川上の部分である学校給食食材の生産現場では、2020年2月27日の緊急事態宣言発令で学校給食が停止されたことにより、学校給食向けに計画的に生産されてきた食材の行き場が突如失われてしまい、学校給食用食材の生産者は大きな打撃をうけた。

　特に学校給食用に毎日供給されていた牛乳（学乳）は、2020年4月から6月に向けて乳牛の出産時期にもあたり、牛乳の生産量が年間の中でも多くなる時期で、廃棄せざる負えない酪農家も出現した。一方、余った生乳を加工用に回すにあたっては、飲用牛乳に比べて加工用牛乳は価格が安いため、農林水産省による価格差を埋める支援等が行われた。

　また、農林水産省により、川下である家庭での牛乳やヨーグルトの消費を呼びかける「プラスワンプロジェクト」（写真1）が実施され、小売業も乳製品の販売に力をいれ、2020年6月には、家庭での乳製品の購入量が2割増加していた。

　同じように、学校給食用野菜を生産している農家においても、収穫間際で廃棄せざる負えない野菜が多くみられた。東京都の地場野菜でもある小松菜は、学校給食用に指定農家で栽培されている。指定農家は、緊急事態宣言下、不安を抱えながら次の学校給食用計画出荷のための種まきをせざるを得ないという事態になっていた。また、COVID-19の影響で、国内外で需要が急減していた魚や牛肉などについて、学校給食での活用開始に向け、教育委員会と調整を進めていた自治体もあった。生産地での在庫が滞留している高級食材を小中学校などの給食用

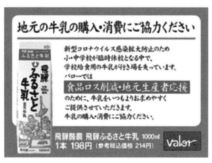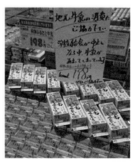

写真1　プラスワンプロジェクト（農水省）

食材として提供することで、需要を喚起し価格の安定化を図りたいと考えていたようだが、なかなかうまく調整はできなかったようだ。

　これらの在庫状況を見かねて、廃棄される学校給食用食材を「学校給食応援活動」という形での通信販売を行って、救済した業者やNPOもいた。その中でも「うまいもんドットコム」では、全国の困っている給食食材関係者を支援するため、一般の人に向けた「食べて応援！学校給食キャンペーン」を実施し、学校給食用食材の在庫削減を助けていた。

4.　フードシステム川中の流通部門では

　フードシステム川中、流通部門の小売業では、政府の緊急事態宣言が出た4月上旬には、レトルト食品の販売量が増えた。外出自粛が長引く中、小麦製品に需要が移ったといわれている。特にドーナツなどにアレンジできるホットケーキミックスや、子どもと一緒に調理を楽しめるたこ焼き用粉などの小麦製品の人気が高く、スーパーでは入荷してもすぐに売り切れた。これも、学校給食休止による、簡便な家庭内食の増加の影響と考えられる。

　学校給食施設では、2020年2月27日の学校休止要請を受け、3月から約3ヶ月間、COVID-19感染拡大防止のため、全国の学校が休校となり学校給食も中止となった。用意していた学校給食用の食材はすべてキャンセルとなり、3月のひな祭り、卒業式等の行事食も、すべて中止となった。

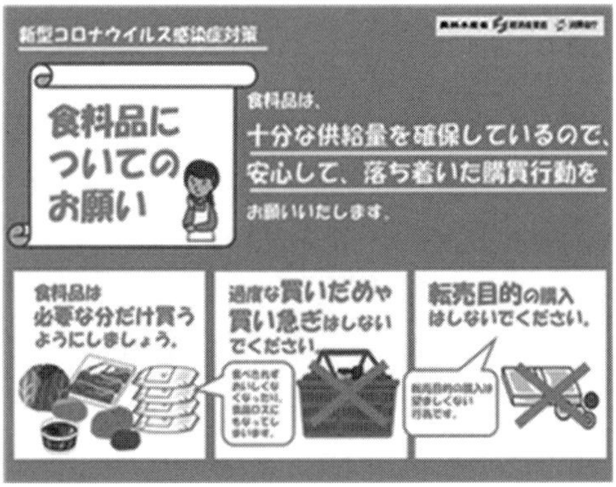

　学校給食施設では、キャンセルできなかった給食用食材は、廃棄処分したものもあったが、納入業者で預かってもらい後日使用したり、自治体が買い取り別の用途として、保育園や福祉施設、介護施設、フードバンク等に譲渡したり、市民に販売した自治体もあった。中でも、学

図1　新型コロナウイルス感染対策（農水省）

校関係者により食材や給食費を無駄にしないよう努力した学校給食施設が、大半であったと聞く。

　今回のように長期にわたる学校給食休止に際して、学校給食関連3団体は、連名で政府に学校給食休止の補償を求める要望書を提出し、文部科学省より「学校臨時休業対策補助金」が支給されるに至っていた。

5.　フードシステム川下の消費者では

　フードシステム川下の家庭で児童・生徒の食生活を支える母親の日常生活を見ると、2019年国民生活基礎調査によれば、児童のいる世帯での母親の仕事の状況は、「仕事あり」の割合は72.4%であり、共稼ぎ家庭数が上昇傾向にある（図2）。COVID-19感染拡大防止のための休校措置により、共稼ぎ家庭での突発的かつ継続した昼食用意の難しさが、表面化してきた。

　児童・生徒は、約3カ月にも及ぶ長期休業の間、毎日自宅で不規則で不自由な生活を送ることとなり、当然、保護者の負担も増えた。調理済み品、インスタント食品等の利用機会や間食も多くなり、塩分や糖分、脂肪分の過剰摂取などによる児童・生徒の健康問題が、懸念された。

　児童・生徒への学校給食の必要性について、図3をみると、目標量に定められている栄養素摂取量が指標値にまで達していない男子児童の割合が多く、女子も同様な傾向がみられた。また、学校給食がある日と学校給食がない日（週末）を比較した児童・生徒の食事調査から、家庭での食事だけでは、児童・生徒の成長に必要な栄養素は十分に摂取できておらず、特にカルシウム・鉄・食物繊維等の栄養素の不足が指摘された。今回のような事態が長期化することで、成長期の児童・生徒にも、「栄養格差」が生じることが懸念される。

　保護者からは、COVID-19で学校給食がなくなり、児童・生徒が家庭での待機を余儀なくされることで、「毎日の朝・昼・夕の献立を考えることが困難・苦痛」、「昼食の用意が困難」という声が多く聞かれた。また、「児童・生徒の健康や栄養バランスが不安定」といった、健康不安の声も聞かれた。

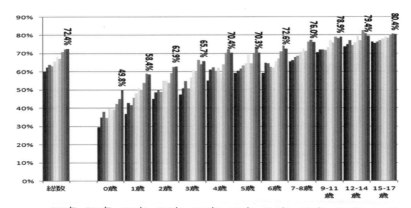

図2　子どもの年齢別有職の母親の割合　出典：2019年国民生活基礎調査

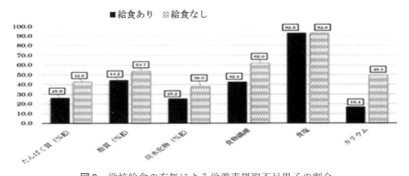

図3　学校給食の有無による栄養素摂取不足男子の割合
出典：令和2年学校給食における児童生徒の食事摂取基準策定に関する調査研究協力者会
　　議資料

6.　学校給食外での児童・生徒への食支援

　学校給食以外の食生活でも、危機に瀕している児童・生徒は数多く存在する。日常の食生活は、COVID-19の感染を防ぐため、家族だけの共食、あるいは孤食に限定されている。そのため、幅広い人間関係や様々な人との共食機会の消滅や縮減し、精神的、社会的健康の危機感を感じている児童・生徒も多いのではと考える。特に、一人親世帯、生活困窮家庭の児童・生徒への食支援が急務となって

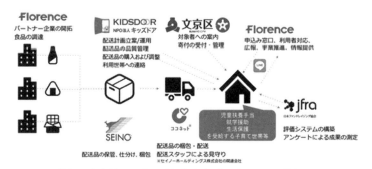

図4　文京区における子ども宅食プロジェクトの仕組み
出典：https://kodomo-takushoku.jp/kodomo-takushoku.jp/wp-content/uploads/2020/05/ImpactReport2019.pdf

おり、フードパントリーや子ども食堂、フードバンク等の支援活動に頼る部分が、COVID-19感染拡大後に、多くみられるようになった。

　一つの活動事例として、東京都文京区で2017年より行われている、「子ども宅食プロジェクト」（図4）をあげる。2019年8月から文京区とNPO、協力企業とが協働で、経済的に困窮している世帯により広く支援を届けることを目的とし、高校生世代までの子どもがいる生活保護受給世帯を支援対象世帯として、こども宅食を行っている。2020年9・10月に、文京区内約650世帯の子ども宅食利用家庭に行ったアンケート調査結果をもとに、子ども宅食事業が生み出した、COVID-19禍での効果・成果に加え、事業の実施状況や利用家庭の実態やニーズを、報告書に取りまとめている。

　その報告をみると、COVID-19の影響により約6割の世帯が「生活が苦しくなった」と回答しており、直接食品等を届けるという支援がCOVID-19禍においてより有効であったとしている。また、COVID-19の影響により、利用家庭が更に経済的困窮に陥ることを防ぐため、臨時便・増量便の配送などの緊急支援を迅速に実施していた。

　一方で、利用世帯数及び配送回数の増加にも関わらず、寄付企業等の協力により、1世帯あたりの配送量はこれまでの数値を維持することができ、COVID-19禍での支援の必要性について、寄付企業等の理解・賛同を得ることが出来たとしている。

　事業効果について、保護者からは「食事内容の改善」、「心理的ストレスの減少」、

「食費負担の軽減」の3項目において顕著な結果が見られた。特に、「心理的スト
レスの減少」においては、保護者の84%にポジティブな変化が見られ、「気持ち
が豊かになった」「社会とのつながりが感じられるようになった」との回答が数多
く見られた。COVID-9禍で人との関わりが制限される中、子ども宅食が自粛生
活の中でのひとつの楽しみとなっている様子も伺えた。

　しかし、子ども宅食プロジェクトは、官・民協働による限られた地域・人数で
の食支援活動であり、このような支援を受けられない児童・生徒は、たくさんい
ることも忘れてはならない。

7.　学校給食と新しい生活様式

　2020年6月から文部科学省が提言する新しい生活様式（表2）に基づき、学校
が再開された。学校給食再開後は、児童・生徒はフェースシールドを置いて、黙っ
て食べる「黙食」を徹底して行っており、楽しいはずの学校給食の時間が、少々
味気ない風景になっている。また、再度出された緊急事態宣言の中で、遠隔授業
を行いながら学校給食を続けた学校も多くあり、児童・生徒は給食の時間のみ登
校して給食を食べていったり、自宅で食べられるようにテイクアウトの形にし
て、学校給食を続けている学校もあった。COVID-19感染防止のため、学校生活

表2　新しい生活様式を踏まえた学校の行動基準

地域の感染レベル	身体的距離の確保	感染リスクの高い教科活動	部活（自由意志の活動）
レベル1	できるだけ2m程度（最低1m）	行わない	個人や少人数のリスクの低い活動で短時間での活動に限定
レベル2	できるだけ2m程度（最低1m）	リスクの低い活動から徐々に実施	リスクの低い活動から徐々に実施し、教師等が活動状況の確認を徹底
レベル3	1mを目安に学級内で最大限の間隔をとること	十分な感染対策を行った上で実施	十分な感染対策を行った上で実施

出典：文部科学省初等中等教育局健康教育・食育課、2020.12

にも、さまざまな制約がかかっており、新しい生活様式が求められている。校内では常にマスク着用が求められ、学校給食は黙って食べる「黙食」が推奨されている。合唱や調理実習など、感染リスクが高い教科や部活動は制限されている。また、修学旅行や文化祭、運動会などの行事も中止や規模縮小となり、児童・生徒自身も気づかない間に、ストレスは蓄積しているものと考えられる。

8. おわりに

　緊急事態宣言下の学校給食を、フードシステムでいう川上、川中、川下と見てきた。フードシステム関係者は、いかなる時にも人々の生命と健康を支える食料の供給を維持するという役割を、もっている。COVID-19の流行当初には、学校給食向け食材の破棄が報じられたものの、供給面でのフードシステムの大規模な混乱はあまり報告されていない。供給の為の対応や努力については、医療報道ほど一般に知られていない。

　COVID-19の拡大が長期化するにつれ、人々の社会生活だけでなく、フードシステム全体にも、疲弊がみられるようになってきている。今後、COVID-19へ対応しながら、学校給食をはじめ食料の安定供給を確保する上での懸念は小さくない。フードシステムの川下にいる児童・生徒のためにも、COVID-19禍においても楽しくまた安全な給食の時間となるよう、学校給食フードシステムを新しい生活様式の中で、再度構築していく必要性を強く感じた。

参考・引用文献
文部科学省　2020「平成30年度学校給食実施状況等調査」
日下祐子　2019「新型コロナウイルス感染拡大と食料供給・農業」『立法と調査』428
厚生労働省　2020「国民生活基礎調査」
学校給食における児童生徒の食事摂取基準策定に関する調査研究協力者会議　2020「学校給食摂取基準の策定について」
長島美保子　2020「ウィズコロナ時代における学校給食と栄養教諭の役割」日本教育新聞
こども宅食：https://kodomo-takushoku.jp/kodomo-takushoku.jp/wp-content/uploads/2020/05/ImpactReport2019.pdf

Ⅱ

都市と地方空間の変化

東京圏の都市構造とCOVID-19[1)]
——統計で見る東京圏の構造と感染者数についての考察——

Correlation between Tokyo Metropolitan Structure and COVID-19:
Discussion of Urban Structure and the Number of Infected Persons by Statistics

真鍋陸太郎　MANABE Rikutaro*

　都市・建築分野においてCOVID-19の感染はミクロから見ると室内の空気の流れの制御などによってある程度防ぐことができることが明らかになっている。一方、この感染症の大きな特徴であり最も脅威である無症状・無自覚な感染者が普段通りに移動することが感染拡大の大きな原因と指摘されている。本稿では、世界的にみても特徴である広域を高速でつなぐ交通網によって構成される東京圏の都市構造と感染者数との関係を統計的に分析し、その相関を検討する。

キーワード：都市構造、感染者数、公共交通、東京都市圏
Urban Structure, Infected Persons, Public Transportation,
Tokyo Metropolitan Area

1.　はじめに　～感染症を都市構造から考察する意義～

　2020年1月の国内初の感染者確認以降の1年間、我が国でのCOVID-19の感染は何度かの緊急事態宣言時には一旦の収まりを見るものの、宣言解除後には再度増加する傾向を示してきた。この感染者の増減と緊急事態宣言の発令・解除については、集団的免疫の取得を前提とした生活や、あるいは病床確保の課題など、大きな政策的意図を持って実施されてきたものであり、本稿ではその政策にかかる議論をするところではない。しかし、感染拡大の様相に関してどのような都市構造が影響を与えているかを客観的な統計指標から考察することは、古くは感染症を防ぐためにも重要な役割を果たした都市計画および市街地環境整備分野の研究的視座から重要である。
　古典的都市計画が対象としてきた感染症はコレラ等に代表される汚染された飲食物等を摂取、あるいはそれらに接触した手が口に触れる等することによる感染

* 東京大学大学院工学系研究科・工学部　助教

であり、その対策としては汚染源の適切な処理、上下水道の明確な分離、あるい
は過度な人口集中の回避など近代都市計画・市街地環境整備の基本的な要求事項
として実践されている。一方で、COVID-19の感染は一般的には飛沫感染が主と
言われており、上述の都市計画・市街地環境整備が感染症への対策として取り組
んできたスケール感に比べてよりミクロな距離を制御し、また空間内の空気の流
れを制御する必要があるように思われ、COVID-19感染症拡大期においてはこれ
らの視点から人と人との空間的接触の制御が試みられて大きな効果をあげてい
る。しかしCOVID-19のもう1つの、それもこの感染症の収束を容易ではないも
のたらしめている特徴として、感染者が感染を自覚しないことが少なくないとい
うことがある。感染を自覚していない感染者が、現代都市の特徴の1つである高
度で高速な移動という機能を普段のように何も気にすることなく利用することで
感染拡大に加担していると考えられるのである。この観点から、高度で高速な移
動によって支えられている大都市圏の、それも世界的にも非常に高度に発達した
移動手段を持つ東京都市圏を都市の構造という視点から捉えてCOVID-19の感染
状況と関連づけて考察することはごく順当な流れではなかろうか。

　本稿では、基本的には公開され容易に入手可能な統計データを用いて東京都市
圏の構造を提示する。また併せて、実際の感染者数と把握されている感染者数が
どの程度一致しているかが明確でないことから参考程度の考察と捉えるべきでは
あるが「感染陽性者発覚数」を確認し、前述の統計データから見られる東京都市
圏の都市構造とCOVID-19の初期の感染状況との関係性を考察することとする。

　COVID-19の感染傾向を分析した既往研究としては、都道府県単位〔調ら：
2020〕[2]や保健所管轄区単位〔駒木・畠山：2020〕[3]で分析したものが挙げられる。
しかし、居住地ベースの感染者数の空間的拡大を都市圏の構造と関連づけて市区
町村単位で分析した研究は見られない。本稿では、非常に広域な生活圏を形成す
る東京都市圏（東京都心部への通勤データが存在する1都4県にまたがる地域）
を対象に、市区町村別のCOVID-19感染者数の推移を空間的に可視化し、それを
都市構造との関係で分析・考察していく。また、感染の「波」ごとの感染傾向の
差異が報告されている〔Saitoら：2020〕[4]ことを踏まえ、波ごとの関係性の推移
も確認する。

　まず、第2章ではCOVID-19感染者の居住地ベースの空間的分布を確認し、都

市構造と感染拡大の関連についてのおおまかで直感的な示唆を得る。次に第3章でこの示唆に基づいて都市構造を表す関連指標を各分野から選定し、感染拡大との関係について重回帰分析を行う。最後に関連指標から見られるCOVID-19の感染拡大についての考察、及び本稿の限界を述べて総括する。

2.　東京都市圏における初期の感染者数分布の推移

　本章では、感染者数分布を時系列順に空間的に図示し、東京都市圏におけるCOVID-19の感染拡大の様相を把握することを目的とする。居住市区町村別感染者数データは、東京都の居住者については東京都の公開データから、他県の居住者はジャッグジャパン（株）の公開データを用いた。前者は2020年4月以降の、後者は2020年11月までのデータしか入手できないため、感染者数の分析は2020年4月から11月までの期間を対象とした。ジャッグジャパン（株）の公開データでは東京都の居住市区町村別のデータが入手できなかったため、このように複数の情報源による分析となっている。

　まず、データが入手できた期間の感染者、ここではより正確に表現するために「陽性者発覚数」（ただし、以下、感染者数と簡単に表記）とするが、この推移を図1に示す[5]。ここでは感染の波を増加が始まった時点から感染者数のピークを挟み、再び増加に転じるまでとし、その上で分析対象期間を三つの波に応じて前期・中期・後期に3分割している。以下、この3期別に分析を進める。

　図2に市区町村別の居住人口10万人あたり感染者数を各期間末までの累計で示す。図2からは、感染者の分布が時間の経過とともに東京23区を中心として同心円状に拡大していることが読み取れる。感染者の総数ではなく居住人口10万人あたりに正規化された数字が広がっていく点に注目したい。つまり感染する確率が東京23区を中心として枝葉のように拡大していったのである。この感染拡大の傾向は、都心を中心とする公共交通網に沿って市街地が構成されている東京都市圏の特徴と類似している。つまり、主な感染拡大の広域的な空間要因として、都心部と郊外部の、特に公共交通を介した移動によって生ずる交流をあげることができる。注意したいのは、このことが公共交通機関内での感染の危険性（ミクロな空間での感染の議論）を示しているものではなく、緊急事態宣言下におい

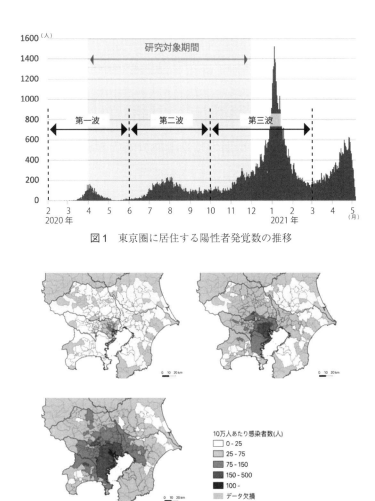

図1　東京圏に居住する陽性者発覚数の推移

図2　市町村別居住者10万人当たり感染者数の推移（各期間末までの累計）

て人の移動が極力抑えられた中においても、感染の自覚症状が出ない場合が少なくないなどの特徴を持つCOVID-19の感染は、人の移動という都市生活の基本的な要素に原因を求めることができるということを示唆している。

136

3.　都市構造を示す指標と COVID-19 感染者数の関係

　前章の図 2 からは主として公共交通を介して移動が発生している都心部と郊外部の交流と感染傾向の関連性が示唆された。では、他の都市構造を示す指標との関係はどうなっているのか。都心部への交通アクセスをはじめとした都市構造を表す指標を複数カテゴリーからいくつか選定し、感染拡大との関係性を考察するため重回帰分析をおこなった。指標の選定にあたっては、まず、容易にデータを得られることを前提としてできるだけ多くの統計的データを入手した。そのカテゴリは、人口・世帯、住宅・住まい方、指定容積率、産業・職業・所得、交通、病院・病床数であり、それらに含まれる指標群は表 1（表 2 にていくつかの指標を説明している）に示す通りである[6]。これら指標群から、適宜、分析・考察を繰り返してより状況を適切に表すと思われた指標を最終的に選定している。

　選定した指標は表 3 に示す 8 つである。各期における居住者 10 万人あたり感染者数を目的変数、選出指標を独立変数として、ステップワイズ法による重回帰分析をおこなった結果を表 4 に示す。

　結果として、前述の示唆の通り、都心 5 区着通勤・通学率は一貫して最も高い値を示し、特に感染者数が多い都心部との交流が感染リスクを高める可能性を示

表 1　都市構造を示す統計指標群

1.　人口・世帯数
人口密度、世帯数、高齢化率、外国人人口、外国人人口比率、昼夜間人口比
2.　住宅・住まい方
持ち家世帯率、民営借家世帯率、福祉住宅世帯率、戸建住宅世帯率、低層共同住宅世帯率、中層共同住宅世帯率、高層共同住宅世帯率
3.　指定容積率
平均指定容積率、指定容積率（広域）、指定容積率（東京都心部周辺）
4.　産業・職業・所得など
職業分類クラスター、産業分類クラスター、平均課税所得、全従業者数、飲食店数、飲食店従業者数
5.　交通
東京都心への鉄道による時間距離、東京 23 区への通勤関連トリップ数、東京 23 区への通勤者率、都心 5 区への通勤関連トリップ数、都心 5 区への通勤者率、地区を代表する分担交通、主要駅への鉄道利用人員数
6.　病院・病床数
病院数、大病院数、病床数

表2 独自に算出した指標の算出方法

指標名	算出方法
都心5区着通勤・通学割合	PT調査から、各市町村において都心5区着の通勤関連トリップ数（自宅―勤務、自宅―通学、自宅―業務の目的トリップ合計）を居住人口で除したもの。
ホワイトカラー層割合	国勢調査から、各市町村の従業者人口のうち（A）管理的職業従事者、（B）専門的・技術的職業従事者、（C）事務従事者が占める割合。
グレーカラー層割合	国勢調査から、各市町村の従業者人口のうち（D）販売従事者、（E）サービス職業従事者、（F）保安職業従事者が占める割合。
ブルーカラー層割合	国勢調査から、（H）生産工程従事者、（I）輸送・機械運転従事者、（J）建設・採掘従事者、（K）運搬・清掃・包装等従事者が占める割合。

表3 選出した指標とデータ出典

指標名	カテゴリー	データ出典
居住者人口密度（人/km²）	人口	国勢調査（2015）
平均年齢（才）	年齢	国勢調査（2015）
全業種_従業者人口密度（人/km²）	商業	経済センサス活動調査（2016）国勢調査（2015）
ホワイトカラー層割合（％）	就業	国勢調査（2015）
グレーカラー層割合（％）	就業	国勢調査（2015）
ブルーカラー層割合（％）	就業	国勢調査（2015）
持家世帯率（％）	住宅	国勢調査（2015）
都心5区着通勤・通学率（％）	交通	PT調査（2018）国勢調査（2015）

唆している。

　また、時間経過と共に人口密度の係数が増大し、通勤率の係数が低下していると認められる。これは、感染が都市圏周縁部を含む広範囲に既に拡大してしまったために、都心部との交流が感染拡大へ与える影響が相対的に低下したことが原因であろうと考えられる。一方で、職業については、感染拡大に対してホワイト

表4　重回帰分析の結果（標準回帰係数β）

独立変数	累計	前期	中期	後期
	β	β	β	β
人口密度	.31***	.17***	.26***	.41***
ホワイトカラー層割合	−.27***	−.26***	−.26***	ns
ブルーカラー層割合	ns	ns	ns	.28***
都心5区着通勤者率	.84***	.90***	.81***	.74***
自由度調整済み R^2	.83	.74	.73	.76

***$p<0.001$　$N = 181$

ns はステップワイズ法により当該変数が除外されたことを示す

カラーが負、ブルーカラーが正の影響を持つ傾向が読み取れ、一つの要因に職業上、あるいは就業形態上の感染リスクが関与している可能性も示唆されている。

4.　終わりに

　以上、東京大都市圏における統計的に示される都市構造とCOVID-19感染者の推移を考察してきた。この考察は、COVID-19の感染防止に多くの国民が強く関心を持った時期を対象としたものであり、それ故に感染者数もごく少数に抑えられていた期間を対象としている。ここで扱った都市構造を示す統計指標群は当然ながらCOVID-19感染が確認される以前のものであり、いわばCOVID-19以前の日常の都市圏の様子を捉えたものであるといえる。以前の日常からの連続の中に2020年という感染症に特に注意を向けた1年が突如あらわれ、いかに社会的な関心が変化しようとも都市の構造そのものはすぐには変化しないであろうという前提に立っての分析である。著者はその前提は、相当程度、正解であるのではないかと感じてもいる一方、COVID-19を契機として、この比較的変化が起こりづらい都市構造すらも大きなうねりの中で少しずつ変化していることも認識している。

　本稿で用いた手法の限界および今後の展望について述べておきたい。本稿では東京都市圏のみを分析の対象としたが、COVID-19の感染拡大と都市圏構造の関係性を一般化して検討するためには、我が国をはじめ諸外国も含んだ複数の大都

市圏でも分析を行って東京都市圏の特殊性を排除する必要があると指摘されるだろう。ただし、東京都市圏は全世界的に見ても公共交通機関が高度に発達していることから、その影響は特に顕著に出る対象であることを忘れてはいけない。また、本稿の執筆を進めるにあたって、通時的かつ集約的な居住市区町村別感染者数のデータの入手が困難であることがわかった。加えて、本稿では対象としていないが感染者の属性データ（年齢、性別等）は更にデータ取得が困難であることが確認されている。この点についてはデータを把握・集約している各機関から、事後的でも構わないので感染症拡大の様子、あるいはそれに関係する諸要件を検討するためにも、今後は何かしらの形でデータ提供されることを望む。

　本稿は、東京大都市圏という非常にマクロなスケールを、それも統計的指標という客観的な数字で見たものである。ここで示唆されることは感染症と都市構造とを論ずる際には有効であると信じている。一方で、COVID-19を日本生活学会で扱うということは、この感染症を生活者レベルで捉えようという試みである。大都市圏・統計という分析が、生活にどのように関係するのか、いっけん非常に遠く感じる。しかし、現在の大都市圏での生活は本稿で扱ったスケールが普段は日常として感じないものとしても、確実に影響を与えていることを忘れてはならない。最後に、COVID-19の教訓が我々の生活によりよい変化をもたらすことを願い、本稿をとじたい。

注・参考・引用文献

1) 本稿は、第48回日本生活学会総会・シンポジウム・研究発表大会にて報告された「東京圏の市区町村別COVID-19感染者数の推移と都市圏構造—2020年4月から11月までの感染傾向の分析を通して—」（今本健太郎／荻野紗央／真鍋陸太郎／村山顕人）をもとに筆者が加筆・修正したものである。

2) 調憲，播本憲史，小山洋　2020「都道府県ごとの新型コロナウイルス（COVID-19）累積感染割合と人口密集度の指標との関連に関する研究」『The KITAKANTO Medical Journal』70(3)，pp. 235-242

3) 駒木伸比古，畠山輝雄　2020「COVID-19感染者の分布状況に関する空間分析の試み」『日本地理学会発表要旨集』2020a (0)，p. 137

4) Saito, S. Asai, Y. Matsunaga, N. Hayakawa, K. Terada, M. Ohtsu, H. Tsuzuki, S. Ohmagari, N. 2021　"First and second COVID-19 waves in Japan: A comparison of disease severity and characteristics" *Journal of Infection* 82(4), pp. 84-123

5)　感染者数の増加の起点からピークを超え再び増加に転じるまでを1つの感染の波とし、月単位で前期（4/11-5/30）・中期（6/1-9/30）・後期（10/1-11/30）に分割した。なお、中期以外は波の始まりから終わりまでを全て含んでいないことに留意が必要である。

6)　これら首都圏の空間情報については都市計画研究室 Web サイトに詳細な情報（地図）を掲載しているので参照されたい。

https://up.t.u-tokyo.ac.jp/doc/tokyo_figures202105.pdf

ICTによる都市の場所感覚の変容

How ICT has Changed the Way We Make Sense of Place in Urban Area?

菊地映輝　KIKUCHI Eiki*

　本論文は、コロナ禍においてICTが実現した人々の都市に対する場所感覚の変容を捉えようというものである。コロナ禍において私たちは都市空間から自宅へと籠もり、これまで都市空間上で行ってきた種々の行為を、ICTを活用し自宅にいながらにして行うようになった。しかし、それでも私たちは都市に対してなんらかの意味や価値を見出し、依然として都市を必要としている。その最たるものが、都市はウェブ上に比してより豊かなコミュニケーションを行えるというものである。また、ウェブ上の情報空間に比べ、都市空間の方が「予期せぬ出会い」が生じる可能性が高いことも本論文では指摘した。これらは、コロナ禍において、都市空間が有していた機能の一部が、ICTに代替され、自宅にいながらにして享受されるようになったことで、私たちが本来的に都市だけに見出していた意味や価値が明確化したと言えよう。

キーワード：コロナ禍、情報通信技術（ICT）、空間、場所、予期せぬ出会い
　　　　　　COVID-19 pandemic, Informatiton and communication technologies（ICT）,
　　　　　　Place, Space, Unexpected encounters

1.　問題の所在

　コロナ禍を契機に、私たちと都市空間との関係性が変化しつつある。感染拡大を防ぐために人々の自由な移動が制限される中、私たちはコロナ禍以前の生活様式を維持するために、情報通信技術（ICT）を活用しながら自宅内でテレワーク、オンライン授業、リモート飲み会などを行った。

　コロナ禍以前は、労働、学習、社交が住空間の中で完結することは一部例外を除き稀であった。これまではそうした活動を行うために、私たちは都市空間を機能分化させ、そこに職場、学校、盛り場などの役割を付与し、対応した専門サービスや施設を用意してきた。結果として、コロナ禍までの都市空間は私たちの生活様式にあわせて種々の専門サービスや施設で埋め尽くされていた。

　しかし、コロナ禍に突入したことで、そうした図式が壊れつつある。東京商工

＊国際大学グローバル・コミュニケーション・センター　研究員/講師

リサーチの調査によれば、2021 年 11 月 11 日時点での全国の新型コロナウィルス関連破たんは累計で 2,413 件に上るという [1]。業種別に見ると飲食店が最多であり、建設業、アパレル関連、飲食料品卸売業、宿泊業と続く。飲食業の中でも、特に居酒屋は、2021 年の 1 月から 10 月にかけての倒産件数がここ 30 年の中で 2 番目に多いことが明らかになっている [2]。

その一方で、E コマース（電子商取引）を含む通信販売市場は好調である。日本通信販売協会の調査によれば、2020 年度の通信販売市場の売上高は、前年比 20.1％増の 10 兆 6,300 億円となっており、前年に比べ金額ベースで 1 兆 7,800 億円の増加となった [3]。通信販売市場の売上高は 1998 年度以来一貫して増加傾向にあるが、2020 年度はここ数年とは比べ物にならない増加率であった。コロナ禍の購入手段として活用されたことが急増の理由であると日本通信販売協会は分析する。実際に、売れ行きが好調な商品も、家電系、家具、食品系などの在宅時間を充実させる目的の商品であったという。

人々は外食や外での買い物をあまりしなくなり、その分の時間を自宅で過ごしている。人々の日常生活における活動範囲が都市空間から自宅内の空間へとシュリンクしていることが窺える。そして、その移行には ICT が介在している。ICT を使うことで、私たちがこれまで都市空間で行っていた活動を自宅内でも行えるようになったのである。

それは私たちの意識の変化にも見て取れる。オフィスを減床させる企業や郊外に引っ越す労働者、通えないにもかかわらずキャンパス使用料を含んだ学費を払うことへの学生からのクレーム、盛り場に繰り出すことが悪であるかのような言説がコロナ禍において見られるようになった。

それでは、私たちは都市空間に対してもはや何も求めていないのだろうか。はたまた都市空間内での活動が自宅内でのものに置き換わった今日においても、私たちは引き続き都市空間に何かを求めているのだろうか。筆者は後者の可能性を支持したい。都市の有する機能が ICT に代替され、自宅にいながらにして享受されるようになったことで、人々が本来的に都市だけに見出していた意味や価値——本稿ではそれを「場所感覚」と呼ぶ——が明確になる形で変化したのではないか。すなわち、本稿は、コロナ禍において ICT が実現した人々の都市に対する場所感覚の変容を捉えようとする試みである。

2.　場所性とは

　ここで議論の前提となる「場所感覚」という言葉の意味について確認したい。その前に、まずは「空間」と「場所」という2つの言葉を区別するところから始めよう。堀川三郎によれば、空間と場所は以下のように区別される。

　　　〈空間（space）〉とは、環境を均質で誰にとっても同じ大きさの立方体として把握することである。〈空間〉は、いってみれば透明な箱であり、何にでもなりうるもので、たとえば都市計画上の用語がこれにあたる。それに対して〈場所（place）〉とは、その環境に関わる人々の価値観や付与された意味によって規定される。つまり、無色透明なものである〈空間〉とは異なり、不均質で意味の詰まった個別具体的な環境把握の仕方である。[4]

　私たちの身の周りには「空間」が広がっており、そこに私たちが意味や価値を付与することでそれは始めて「場所」として把握される。本稿においては、私たちが空間に対して行う意味付けや価値付けの中身を「場所感覚」という言葉で表すことにしたい。

　さて、このとき空間には2つの種類が存在する。1つは現実空間である。これは私たちの物質としての身体を取り巻く物理空間のことである。そして、もう1つが情報空間である。鈴木謙介は情報空間を「デジタル情報技術によって物理空間に生み出された意味の空間」であると定義する[5]。ここでのデジタル情報技術とは当然ICTのことであり、具体的にはソーシャルメディアなどのウェブ上のデータによって意味の空間が生まれているということである。

　鈴木は、「現実空間の中にウェブが入り込み、ウェブが現実で起きていることの情報で埋め尽くされるようになると、かつて『現実の空間』だと思われていた場所に、複数の情報が出入りし、複雑なリアリティを形成していることに気付く」と指摘する[6]。その上で、現実空間に情報の出入りする穴がいくつも開いている状態のことを「現実の多孔化」と呼んでいる。現実が多孔化された社会では、時に現実空間が本来有していた意味がICTによって上書きされてしまうという事態が生じる。このことを本稿の問題意識に照らし合わせれば、自宅という空間が備

えていた本来的な意味が、ICT によって職場、学校、盛り場といった新たな意味に上書きされた。あるいは、人々が自宅に対して新たに職場、学校、盛り場といった場所感覚を覚えるようになったと言い表すことが出来るだろう。次節では、インタビュー調査をもとに実際にそのような事態が生じているのかを検討する。

3.　場所感覚の変容に関するインタビュー調査

　前節で述べた通り、コロナ禍において ICT は人々の自宅に対する場所感覚を変容させたのかを検討するためにインタビュー調査を実施した。対象となるのは、コロナ禍においてテレワーク、遠隔授業、オンライン飲み会などを経験した人々で、オンライン会議ツールの Zoom を用いて 2021 年 4 月末〜5 月上旬にかけて調査は実施された[7]。なおインフォーマントは機縁法を用いて集め、聞き取りには半構造化面接法を用いた（表 1、2）。

　ここからは調査結果について確認していきたい。各インフォーマントは ICT を使うことで自宅（あるいは自宅内の自室）に対して新たな場所感覚を覚えたのだろうか。筆者はインフォーマントに対して「コロナ禍以前と以後とで自宅に対する意味付けや認識感覚は変わったか」どうかを尋ねている。それに対して、全インフォーマントが、コロナ禍前後で自宅や自室に対する意味付けや価値付けは変化していないと答えていた。コロナ禍が生じた以降に、ICT を活用したテレワーク、オンライン授業、リモート飲み会を行うことで自宅への場所感覚が変化していたとしたら上記のような回答にはならなかっただろう。そのため、この答えを

表 1　インフォーマント一覧

仮名	A	B	C	D
年齢	17	28	33	33
性別	女性	女性	男性	男性
職業	高校生	会社員（IT 企業）・学生	会社員（IT 企業）	会社員（IT 企業）
住居	2LDK（自室あり）	1K	1K	3LDK（自室あり）
居住形態	両親、兄弟と同居	一人暮らし	一人暮らし	妻、子供と同居

表2　質問事項一覧

調査の前提となる年齢、性別、職業、家族構成、家の間取りなど。
コロナ禍以前と以後のそれぞれのライフスタイル。
オフィス、繁華街、学校などの自宅外に対して、それぞれコロナ禍以前と以後とで意味づけや認識感覚は変わったか。
コロナ禍以前と以後とで自宅に対する意味付けや認識感覚は変わったか。
ICTツール（スマートフォン、ソーシャルメディア）の使用状況。

見る限りは、コロナ禍おいてICTが自宅に新たな意味や価値を付与しなかった――つまり、人々の場所感覚は変化しなかった――ように思われる。しかし、別の質問に対する回答の中には、それとは異なる兆しを見出すことが可能であった。インフォーマントDがインタビュー中に発した「仕事モード」という言葉である。

> D：夕方とかだって、別にその日中に絶対やらないといけないわけじゃないけど、気持ち的に仕事モードになって、いつやめていいか判らない時ってあるじゃないですか。そういうときに家の夕食の時間とかは決まってたりするので、そうなると切り替えが難しくなるときはあるね。自分ひとりだけだと別に30分ってそんなにあれ（＝大丈夫）だけど、ひとりじゃない、っていうところに対する違いはそこにあるかな。気持ち的に上がっているときって、仕事モードのときってない？なんか書いててもさ、それって一回休んであとでやっても全然いいけど、今やりたいみたいな。

Dの発言から解釈すると、「仕事モード」とは、自身が仕事に集中している際の気持ちのありようであり、家族との食事といった一家団らんとは区別されるものである。

同様の発言は、インフォーマントAにも見られる。Aは学生なため仕事モードではなく正確には「授業モード」が正しい表現かもしれないが、オンライン授業中だけは部屋が教室的空間に変化する旨を述べている。

> A：授業があるときは、授業の空間を自分の中で……なんだろう、無意識的

に作っているので、Zoom を、その授業を抜けたあとは完全に自分のプライベート空間に戻るみたいな感じですね。

　これらの語りからは、DやAが仕事や授業という新たな意味を一時的に付与する形で、空間の意味を上書きしていたことが窺われる。またDの仕事はITエンジニアであり、Aはオンライン授業時の話であることを考えると、新たな意味はICTによってもたらされていることが分かる。それにもかかわらず、コロナ禍前後で自宅や自室に対する意味付けや価値付けが変化していないという回答がインフォーマントたちからあったのは、それが定常的に変化したのではなく、一時的に変化しているためであった可能性がある。また、その変化はDの「モード」という発言に見られる通り、自身の気持ちや意識を切り替えることによってなされていることも推察される。現実空間に開いた情報の出入りする穴は、自分自身によって開け閉めをコントロールできるということである。
　その際には、誰と一緒にいるのかも大事になってくるようだ。Dは自宅内に書斎に相当する自室を有しており、仕事中は自室に籠もり家族の誰もそこには入れないという。逆にAは、平日であっても家族がテレワークを行うために自宅にいると「休日の空気が出てしまい怠けてしまう」と述べていた。

　　A：家族が家にいるとなんとなく平日感がないというか休日みたいな空気が
　　　家の中にできちゃうので、私の妹もそれで授業をサボっていました。
　　調査者：休日の空気になると怠けちゃう？
　　A：そうですね。

　このように場所感覚は、そこに共在する他者と自身との関係性にも影響を受けることが窺われた[8]。
　ところで、本稿の目的はコロナ禍においてICTが実現した人々の都市に対する場所感覚の変容を捉えることにあった。ここまではインフォーマントたちの自宅に対する場所感覚の変化について見てきたが、都市空間に対する場所感覚は変化したのだろうか。今回の調査では、学校や盛り場についての変化は明らかにできなかったが、会社のオフィスという空間に対する意味付けや価値付けの変化は窺

われた。たとえば、インフォーマントBはコロナ禍におけるテレワークと従来までのオフィスワークとを比較して次のように述べている。

> B：やっぱ直接会って話した方がアイデアとか出るし、雰囲気もいいですよね。Zoomでミーティングするよりは。

また、インフォーマントCはオフィスについて次のように述べている。

> C：（空間に対する認識感覚は）家は変わってないけど、会社（のオフィスへ）の感覚は変わった。完全に、仕事をする場というよりはコミュニケーションを取る場になった。2人で書きながらやったりとか、議論するようなのが確実に必要なとき、特に取引先とやるようなときはやっぱ会社。そういうとき以外は行かない。

　BやCの語りからは、オフィスがこれまで持っていた「総合的に仕事をするための場」という意味が、「他者とのコミュニケーションを図る場」というより限定的なものへと変化していることが窺われる。また、BやCは、コロナ禍前は通勤時の移動時間を使って仕事とそうじゃない時間との切り替えを行っていたが、コロナ禍になりそれが出来なくなったことを述べている。そして、通勤の代わりに公園やカフェ、サウナなどへの外出を行うことで切り替えを行っていると述べた。

> B：コロナ前って普通に毎日出社してたので、会社で仕事して、電車で20分くらいの距離なので、電車で一息ついて家に帰ってくるみたいなところで気持ちの切り替えができてたんですけどそれがなくなっちゃったのでそれは違いますね。（中略）（コロナ禍後は）仕事が終わったら外に出てカフェに行って、20時とか21時まで（勉強を）やって、今はお昼の時間に近くの公園かカフェに行ってそこで本読んだり勉強したりというふうに。

> C：ストレスがたまる打ち合わせがあったら、そのあとすぐ家出て買い物したりとか、それこそサウナ行ったりして切り替えされるから通勤時間に変

　　わるものはあると思う。

　AやDのように自身のモードを切り替えることで場所感覚を変化させる者もいれば、BやCのように一時的な外出によって場所感覚を切り替える者いる[9]。後者の人々にとっては、生活の全てが自宅内で完結することは決してなく、自宅外の都市空間が依然として切り替えのために必要とされていることが窺われた。

4.　大学のキャンパスに友人を期待する学生たち

　前節の調査からは、オフィスに対する意味付けが変化していることや、生活の全てが自宅内で完結せずに都市空間を依然として必要とする人々がいることが窺われた。しかし、コロナ禍において、ICTがいかにして人々の都市に対する場所感覚を変容させたかについて、その全貌を把握するには到底及ばなかったのが正直なところである[10]。そこで、今度は異なる観点から検討を行いたい。

　筆者は、2021年10月15日に自身が武蔵大学で担当している「コンピューティング応用F」という授業科目の中で、履修学生に対してアンケート調査を実施した。その内容は、オンライン授業が終了し対面授業が久しぶりに再開されたが、キャンパスに通えるようになり楽しみにしていること、あるいはキャンパスに通わないといけないために迷惑だと感じていることがあるかを自由記述にて尋ねるものであった。寄せられた54件の回答のうち、38件の回答が、既存の友だちと会えることや交流できること、あるいは新しい友だちを作れることが楽しみであるという回答であった。約7割の学生が、大学のキャンパスに友人関連の事柄を期待していることは非常に興味深い事実である。他方で、キャンパスに通わないといけないために迷惑だと感じていることでは、約半数にあたる26名の学生が通学に関連する事項を挙げていた。具体的には、通学に充てる時間がもったいないや、通学のために早く起きなければならないといった旨の回答があった。

　前節でのインタビュー調査においては、会社のオフィスを、コミュニケーションを行うための場所として捉える語りが見られたが、大学生たちへの調査においても、大学のキャンパスを友人とのコミュニケーションの場所として捉えていることが窺われた。

5.　デジタルトランスフォーメーションと予期せぬ出会い

　情報通信技術は英語にすると Information and Communication Technology であり、各語の頭文字をとった略称がICTとなる。「コミュニケーション」という語を含んでいるのにもかかわらず、私たちはICTを通じたコミュニケーションに満足できず、都市空間での対面のコミュニケーションを望んでいることが、前節までの2つの調査からは窺われた。これはおそらくICTを活用したウェブ上でのコミュニケーションでは——少なくとも今日の段階では——実現できない、より豊かなコミュニケーションが都市空間上では可能ということなのだろう。これはおそらくコロナ禍になって始めて人々に意識されたことである。コロナ禍が、そして都市の機能を部分的にICTが代替したことが、都市はウェブ上に比してより豊かなコミュニケーションを行える空間であることを明確にしてくれたのである。

　ところで、日本社会においては「デジタルトランスフォーメーション（DX）」が近年声高に叫ばれている。DXは「人間生活の全ての側面において、デジタル技術が引き起こすあるいは影響する変化」と定義される[11]。しかし、実際には「良い方向への変化」という文脈の中でDXという言葉は使用されている[12]。

　コロナ禍において日本企業のDXは加速したと言われている[13]。国土交通白書2021においても「人々が我が国のDXの必要性とその遅れを強く意識するようになったきっかけとなったのは、コロナ禍を契機とするテレワークの実践と特別定額給付金の給付に係る手続きではないだろうか」と述べられている[14]。同白書には「テレワークの実践によって、DXの遅れが認識され、これまで根強く存在していた紙・印鑑や対面による業務実施方法をデジタル技術の活用により見直す必要性も認識された」と書かれているが、DXが適用されるべき事象として挙げられている紙・印鑑を用いた業務や対面による業務をデジタル技術で見直し廃止することが「良い方向への変化」だと言い切ってしまって良いかは一度立ち止まって考えてみる必要があるだろう。なぜならば現実空間のアナログな要素とそれを支えるサービス・施設をデジタルに移行したとしても、その機能を完全に補完できないことも多いからである。現に、対面による業務をデジタル技術で置き換えたとしても、先の調査結果から明らかなように、現実空間のオフィスで対面して業務を行うニーズは依然として存在している。

　ところで、都市空間はウェブの情報空間に比べて「予期せぬ出会い」の可能性が高い空間だと筆者は考えている。書籍購入を例に説明しよう [15]。今日、私たちは書籍を購入する際に現実空間である都市の書店に赴くのではなく、PCやスマートフォンに向き合いウェブ上にある Amazon などの EC サービスで欲しい書籍を購入する。購入する書籍が紙の本ではなく電子書籍であることも増えてきており、ウェブ上には数多くの電子書店が登場している。しかし、書籍を購入する経験を全てデジタル化することはできるのだろうか。現実空間における都市の書店では、欲しい書籍を買うついでに、違う棚にある自分が知らない書籍に出会うことが出来た。また、書店ごとに書店員のこだわりが棚に反映されており、それが個々の書店ごとに異なる出会いをもたらしてくれた。対してウェブ上の EC サービスや電子書店はどうだろうか。それらのサイトにも売上ランキングや購入履歴に基づくレコメンデーションといった機能が存在しており、それを使用すれば確かに自分が知らなかった書籍と出会うことは可能である。しかし、売上ランキングにしてもレコメンデーション機能にしても、他のユーザーや自らのデータが反映されたものであり、自らがこれまで認知していなかった書籍との「予期せぬ出会い」は都市空間にある書店に比べると劣ってしまうことは否めないだろう。特にレコメンデーションに関しては、自身の買い物傾向をもとにユーザーごとにパーソナライズされている。アルゴリズムが学習をし、ユーザーに先回りする形で、その人が好むだろう情報しか表示しない「フィルターバブル」[16] が機能しているため、過去から現在に至るまでの自分からは予想もできない1冊との出会いは困難と言える。

　上記は書籍購入の例であるが、都市空間が有していた機能をウェブ上に移行した際に、「予期せぬ出会い」、すなわち偶然性をパーソナライズされたレコメンデーションで担保しようとすることは多いと思われる。SNS も、自分が既に繋がっているユーザーアカウントをもとに、このアカウントもフォローしたり友だちになるべきだとお勧めしてくる。ユーザーから見れば、それは一見「予期せぬ出会い」に見えるかもしれないが、アルゴリズム側からすればある程度の確信をもった予期された出会いなのである。そこでは、自分とは異なるネットワークに所属していたり、異なる趣味や属性のユーザーがお勧めされることは稀有である。すなわち SNS では、自分の趣味やネットワークの外側にいる人との「予期せ

ぬ出会い」が起きる可能性は高くないのだ。筆者が大学生に対して行ったアンケート調査では、新しい友だちを作れることをキャンパスに期待する声が複数あった。SNSを使いこなしている世代にもかかわらず、現実空間での出会いを希望する背景には、SNSによりも現実空間の方が生じる可能性が高い「予期せぬ出会い」への期待があったのではないだろうか。

　また、Pariserは、パーソナライゼーションに伴うフィルターバブルは「アイデアや人の多様性に適した造りとなっていない。新しい文化を導入するようにはできてない」と指摘している[17]。対して、フィルターバブルがない都市空間は、インタビュー調査においてインフォーマントBが「直接会って話した方がアイデアとか出る」と述べていた通り、アイデアや多様性により満ち溢れている空間であると筆者は考える。

　ここまで筆者は都市空間とウェブ上の情報空間とを対比させ、都市空間の優位性を指摘してきた。それはICTでは代替できないものとして、都市空間に対して私たちが抱く場所感覚を明確にするためである。しかし、そうした態度には反論も予想される。本稿の前半で述べた鈴木謙介による現実の多孔化という見方に依拠すれば、現実空間の中にはウェブが入り込み、ウェブが現実で起きていることの情報で埋め尽くされているのが今日の社会である。また、南後由和も今日の都市空間における経験は物理空間と情報空間が重層化しながら形づくられているのだと指摘する[18]。これらは、現実空間と情報空間とは明確に区別することが困難であるという主張である。南後は、SNSのネットワークが都市空間に組み込まれることで、フィルターバブルによってネットワークの外側にいる人々との出会いを難しくし、都市空間における遭遇可能性を減退させたとも述べている。都市空間と情報空間との関係について、筆者はこのような南後や鈴木の見方には同意しない。筆者は都市空間への情報空間の流入、あるいは都市空間と情報空間との重なりはそこまで全面化していないと考える。つまり、南後の言うSNSのネットワークが都市空間に組み込まれるのは限定的な事象であり、そうした情報空間に浸されていない都市空間の部分は依然として都市空間にあり、そこにこそICTでは代替できない、都市空間だけに見出される意味や価値が宿るのではないかと考えているのである。

6.　結論

　ここまで、コロナ禍においてICTが実現した人々の都市に対する場所感覚の変容を捉えようと議論を行ってきた。コロナ禍において私たちは都市空間から自宅へと籠もり、これまで都市空間上で行ってきた労働、学習、社交といった行為を、ICTを活用し自宅にいながらにして行うようになった。その結果として、飲食店などの倒産が相次ぎ、代わりにEコマースを含む通信販売などが活況呈しているが、それでも私たちは都市に対して何らかの意味や価値を見出していた。その最たるものが、ウェブ上に比してより豊かなコミュニケーションを行えるというものである。またウェブ上の情報空間に比べて都市空間の方が「予期せぬ出会い」が生じる可能性が高いことも指摘した。

　新型コロナウィルスが流行るまでは、都市空間だけが持つ機能や、私たちが都市空間に対してどのような意味付けや価値付けを行っているのかといったことは、人々の間で特に意識されてこなかっただろう。しかし、コロナ禍において、都市空間が有していた機能の一部がICTによって代替され、自宅において享受されるようになったことで、本来的に都市が秘めていた機能——私たちが都市だけに見出していた意味や価値——が明確化したのである。これを人々の場所感覚の観点から換言すれば、コロナ禍において、ICTが都市の機能を肩代わりすることで、人々が都市に抱く場所感覚が、それまで見えていなかったものが明確化する形で変容したと言えよう。

注
1）　コロナ破たん累計2,413件　福島と岡山で20件目が発生　【11月11日16:00現在】：東京商工リサーチ
　　　https://www.tsr-net.co.jp/news/analysis/20211111_05.html
2）　居酒屋倒産が過去2番目の多さ、新型コロナの影響が甚大（2021年1月-10月飲食業倒産動向）：東京商工リサーチ
　　　https://www.tsr-net.co.jp/news/analysis/20211108_01.html
3）　JADMA「2020年度通販市場売上高調査」
　　　https://www.jadma.or.jp/pdf/2021/20210823press2020marketsize.pdf
4）　堀川三郎　2010「場所と空間の社会学——都市空間の保存運動は何を意味するのか」『社会学評論』60（4）、pp. 517-34

5)　鈴木謙介　2013『ウェブ社会のゆくえ──〈多孔化〉した現実のなかで』NHK 出版

6)　鈴木前掲

7)　調査が実施された 2021 年 4 月末〜5 月上旬は緊急事態宣言が発令されたタイミングであり、依然としてコロナ禍が継続していた時期である。

8)　B、C は一人暮らしであったためその点は検証できなかった。

9)　A と D は家族と同居しており、自宅の間取りも複数の部屋があるものとなっている。対して、B と C は一人暮らしであり、間取りも 1K である。この違いが、自身のモードを切り替えるのと外出をするのとの違いに繋がっている可能性がある。さらなる調査が必要である。

10)　今回の調査では、コロナ禍においても ICT で代替することができない仕事に従事するエッセンシャルワーカーたちなどがインフォーマントに含まれていないのも問題である。また、A を除く B から D までの 3 名は IT 企業に従事しており、職業の偏りも存在している。あくまでも今回の調査は萌芽的なものと理解されたい。

11)　Stolterman, E. and Fors, A. C.　2004 "Information technology and the good life" *Information systems research*, Boston, MA: Springer, pp. 687-92.

12)　平成 30 年度版情報通信白書

　　https://www.soumu.go.jp/johotsusintokei/whitepaper/ja/h30/html/nd102200.html

13)　日本企業の DX はコロナ禍で加速するも推進の障壁は DX 人材の育成［プレスリリース］電通デジタル　https://www.dentsudigital.co.jp/release/2020/1218-000737/

14)　国土交通省白書第 1 章第 4 節デジタルトランスフォーメーション（DX）の遅れと成長の停滞

　　https://www.mlit.go.jp/hakusyo/mlit/r02/hakusho/r03/html/n1243000.html

15)　2020 年度の書店倒産件数は過去最小であった。これはコロナ禍によって書籍に対する巣ごもり需要が生まれたからだと言われている。しかし、コロナ禍以前は中小書店を中心に倒産件数は増加傾向にあったため、コロナ禍が収束した先にも倒産件数が減少したままでいるかは不明であろう。

　　中小書店の苦境鮮明　デジタル化対応が急務：日本経済新聞

　　https://www.nikkei.com/article/DGKKZO70865510Z00C21A4H11A00/

16)　Pariser, E.　2011 *The Filter Bubble: What the Internet Is Hiding from You*, London, U.K.: Penguin Press（井口耕二訳　2012『閉じこもるインターネット──グーグル・パーソナライズ・民主主義』早川書房）

17)　Pariser 前掲

18)　南後由和　2018『ひとり空間の都市論』筑摩書房

〈移動〉と〈境界〉の実践
——ビジュアル調査法で理解する
　COVID-19影響下の大学生の生活——

The Practices of 'Mobilities' and 'Boundaries': Understanding the Lives of University
Students under the Influence of COVID-19 through Visual Research Methods

大橋香奈　OHASHI Kana *

　本稿では、COVID-19の影響下で、人びとはどのように多様な〈移動〉を組み合わせて生活しているのか、という問いに取り組む。特に注目したのは、大学生の生活である。「フォト・スタディ」と「メンタル・マッピング」という二つのビジュアル調査法を用いて調査を実施した。
　フォト・スタディでは、感染症対策の一環である「マスク」や「手指消毒関連のモノ」が、確実に大学生の「EDC（エブリデイ・キャリー）」として浸透していることや、それと連動した消費行動の変化が起きていることが明らかになった。また、「メンタル・マッピング」による調査では、COVID-19の影響下で、大学生が生活圏においてどのように複数の〈移動〉を組み合わせて生活しているか、各自の生活世界のなかのさまざまな〈境界〉をどのように再定義しているか、そのなかでどのような「潜在的な可能性」を見出しているかを描き出すことができた。

キーワード：移動、境界、ビジュアル調査法、COVID-19、大学生
　　　　　　Mobilities, Boundaries, Visual research methods, COVID-19,
　　　　　　University students

1.　はじめに

　2020年、世界各地に広がったCOVID-19によって、多くの人は以前と同じようには生活できなくなった。生活の変化の質や度合いは、暮らしている地域、ウイルスに対する認識、本人や身近な人の健康状態、その人がおかれている社会的・経済的な状況などによって異なるだろう。一方で、世界中にウイルスが拡散し、人間の身体的移動が制限されたことによって、現代の都市社会で生きる人びとの生活において、多様な〈移動（モビリティーズ）〉が果たしてきた役割の大きさは、さまざまな違いを超え、多くの人に共通して認識されたのではないだろうか。こ

* 東京経済大学コミュニケーション学部　准教授

こでいう〈移動〉は、J. アーリ（J. Urry）が述べた、「距離の隔たりに対処する」方法としてのさまざまな種類の「空間的移動」のことである〔アーリ 2015〕。人間のみならず、モノやコトの移動も含まれる。アーリは特に、「身体による旅」、「物の物理的な動き」、「想像による旅」、「バーチャルな旅」、「通信による旅」という五つのタイプの移動の組み合わせや相互関係としての、複数形の〈移動（モビリティーズ）〉に着目するよう提案していた〔Urry 2007 ＝ アーリ 2015: 76〕。

　都市社会で生きる人びとの多くは、COVID-19 以前から、日常生活において複数の〈移動〉を組み合わせていただろう。しかし、COVID-19 の影響下で、その組み合わせの実践は大きく変化したと考えられる。社会学と都市計画を専門とし〈移動〉の研究に取り組んでいる Jensen〔2021〕は、COVID-19 を機に、人びとの生活における〈移動〉の実践を、これまで以上にニュアンスを大切により深く描写するべきだと述べている。そうすることで、COVID-19 が、今までの〈移動〉の「あたりまえ」をとらえ直し、未来のあり方を考えるための「窓」になると提案している（詳細は〔大橋 2021〕にまとめた）。

　本稿では、こうした議論をふまえ、COVID-19 の影響下で、人びとはさまざまな〈移動〉をどのように組み合わせて生活しているのか、という問いに取り組んでみたい。特に注目したのは、大学生の生活である。大学生に注目したのは、次の二つの理由による。

　一つ目の理由は、ちょうど COVID-19 が日本でも猛威をふるい始めた 2020 年の春に、私が専任教員として大学に着任したことである。新任教員として大学生たちと向き合うことになった矢先に未曾有の事態になり、1 学期目の授業はすべてオンライン化されることが決まった。初めての専任教員としての仕事は、想定外のオンライン授業という形式で始まることになった。自分にとって初めての「ゼミ」の学生たちとさえ会うことができない。自分が不安だったのはもちろんだが、学生たちも不安や不満を抱えたり、不便を強いられたりしているだろうと想像した。だから、大学生の生活のリアルな状況について、少しでも理解したいと考えた。

　二つ目の理由は、さまざまな報道において、大学生をはじめとする「若者」が「COVID-19 の感染拡大の原因である」という論調を目にしたことである。例えば、「若者が感染拡大のもと？『根拠はないが、説明つかない』　新型コロナウイルス」

〔朝日新聞デジタル 2020〕といった報道である。こうした報道を見るたびに、本当にそうだろうかと、もやもやとした気持ちになった。私にとって身近な若者である大学生たちは、報道されているように、COVID-19 に対する感染予防対策を取らず、傍若無人な態度で生活しているのだろうか。実際、大学生たちがどのような思いで、どのように生活しているのかを知りたいと考えた。

　以上の二つの理由から、私は勤務先の大学生を対象とし、COVID-19 の影響下で彼／彼女らが、どのように／どのような〈移動〉を組み合わせて生活しているのかを理解するための調査を実施することにした。

　調査には、「フォト・スタディ」と「メンタル・マッピング」という二つの異なるタイプのビジュアル調査法を用いた。私はかねてより、写真や映像などのビジュアルなアプローチで調査研究を重ねてきた〔例として大橋 2019〕。質的研究における、ビジュアルデータの使われ方の歴史的変遷については、バンクスのまとめによると、大きく分けて以下の二つの立場がある〔バンクス 2016〕。一つは「実証主義」である。これは「客観主義」と言い換えることもできる。ビジュアルデータは「外の世界」に独立して存在すると考えて、調査者や調査対象者の認識を排除して、客観的なデータとして分析する（ことが可能）という立場だ。もう一つは「解釈主義」である。調査者も調査に参加する人もともに、より広い文脈や意味に照らしてビジュアルデータを解釈する存在と考える立場である。私は、後者の立場で研究に取り組んできた。調査の対象となった人びとが調査研究の目的を理解した上で、自らの経験を解釈するというプロセスと、そこから生み出される知を重視している〔Pink 2013〕。本稿で取り上げる調査も、「解釈主義」の考え方で取り組んだ。

2.　大学生のエブリデイ・キャリー（EDC）のフォト・スタディ

2-1　日常的な〈移動〉の実践を理解する手がかりとしての EDC

　「エブリデイ・キャリー（Everyday Carry、以下 EDC）」とは、人びとが日常的にポケットに入れたり、手首にしたり、カバンに入れたりして持ち歩いているモノのことである〔Kellerman 2019〕。EDC は、雑誌や SNS などにおいてファッションの観点でしばしば注目される。しかし、Kellerman は、学術的な研究においては、

EDC は注目されてこなかったことを指摘した上で、人びとの〈移動〉の実践を理解する上で EDC が重要な手がかりになると議論している〔Kellerman 2019〕。そのなかで、EDC の代表として、家の鍵、腕時計、車の鍵、スマートフォンという四つのアイテムが、世界各地で人びとの生活に取り入れられてきた歴史、そしてそれらが人びとの〈移動〉の実践と密接に関わっていることを紹介している。

　例えば、家の鍵は、人びとが移動中、固定された場所である自宅の安全を確保するための道具として古代から存在している。サイズ、材質、機構などが強化され、操作の効率化とともに進化し、より便利に持ち運べる EDC になった。二つ目のアイテム、腕時計は、一日中どこに移動しても、人びとが自分の活動をコントロールできるように開発されたモノである。三つ目のアイテム、車の鍵は、個人の自由な移動を可能にする車の操作を容易にするために進化している。四つ目のアイテム、スマートフォンは、多彩な通信・情報・活動機能を備え、物理的な世界だけでなくバーチャルな世界でも個人の「移動性」を高めるためのモノである。現在ではスマートフォンが、先に述べた三つのアイテムの機能を包含することも可能になりつつある。Kellerman は代表的な EDC の例を挙げて議論した上で、一人ひとりの EDC の種類の多様性や、その使用実態の独自性に注目して調査研究をすることで、人びとの〈移動〉の実践についての理解を深められる可能性を示唆している。Kellerman の議論をふまえ、EDC を手がかりに、COVID-19 影響下での大学生の生活を調査することにした。

　「持物」を手がかりに、人びとの生活を理解する試みは、歴史をさかのぼると、「生活学」の提唱者である今和次郎が、1925 年に「下宿住み学生持物調べ（I）」と題して実施している〔今 1987〕。これは、当時東京で暮らしていた某大学理工学部学生を対象にした調査で、EDC のように持ち歩いているモノにとどまらない「個人所有全品調査」である。下宿屋の一室に何がどのように置かれていたか、押入や机、カバンのなかまで、丹念に観察した結果が、スケッチと全品リストで明らかにされている。それを見るだけで、当時の大学生の生活状況をありありと想像することができる。また、この今和次郎による「個人所有全品調査」の事例を参照しながら実施された、疋田らによる「生活財生態学」の方法が、「生活学の方法」として紹介されている〔川添・佐藤 1997〕。疋田は、今和次郎による家庭における生活財の調査方法は、現場でスケッチを描く高い能力が調査者側に必要

になるほか、スケッチに時間を要すること、調査対象者に持物全てを見せてもらう許可を得るのはハードルが高いなどの、調査の実現可能性という観点での問題点を挙げている。疋田らはそうした問題を乗り越えるために、調査対象者自身に「生活財リスト」に記入してもらう方法と、調査者がスケッチをする代わりに写真撮影をする方法を取り入れたと述べている〔疋田 1997〕。

2-2　フォト・スタディという方法

　今回は、COVID-19 の影響下の大学生の生活を調査するにあたり、調査方法も COVID-19 の影響を受けることになった。調査を実施した 2020 年 10 月から 2021 年 1 月の期間、私の勤務先の大学では、感染予防対策として一部の少人数授業を除いて、引き続きオンライン授業が実施されていた。私が調査対象者と対面して調査することは、困難な状況であった。そのため、全て遠隔、オンラインでできる調査方法を検討した。その結果、採用したのは「フォト・スタディ」という方法である。これは、調査対象者に自身の生活に関わる断片を写真で記録してもらい、写真についての解釈や説明の文章とともに提出してもらう自己報告型の調査法である〔ベラら 2013〕。先述の「生活財生態学」と似ているようだが、こちらの方法は記録（写真も説明も）を全面的に調査対象者に委ねるという点が大きく異なっている。調査の目的や、何を撮影して欲しいか、どのような内容の文章を添えて欲しいかを、調査対象者に事前に丁寧に説明し理解してもらうことが重要である。そこで、動画で今回の調査の趣旨を説明し、オンラインのフォームを使って、EDC の写真とともに、EDC の一つ一つのアイテム名、それは何のために持ち歩いていて、移動中や移動先でどのように使っているものなのか、COVID-19 の影響で EDC に変化があったかどうかということについて、文章を提出してもらうことにした。フォームには、同意書の欄を設け、個人を特定できないよう情報を匿名化することを条件に、調査への参加の同意を得るようにした。担当する授業の履修者を中心に、調査への協力を依頼した。

2-3　大学生の EDC をめぐるフォト・スタディの結果

　ここでは紙幅の都合で、17 名から提供されたフォト・スタディの結果の一部を紹介する（画像 1）。COVID-19 の影響での EDC の変化として、全員が共通して

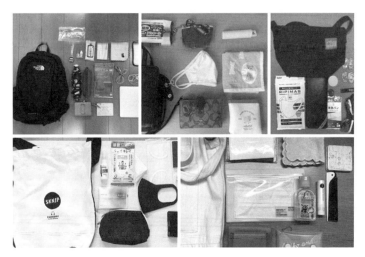

画像1　調査対象者から提出されたEDCの写真の例（5名分）

挙げたのが「マスク」と「手指消毒関連のモノ」である。

・マスク

　想定通りではあるが、「マスク」は全ての調査対象者のEDCのリストに入っていた。自分や友人のために、予備のマスクも持ち歩いているという回答もあった。マスクについて興味深かった点は、マスクを必ず使うようになったことによるさまざまな影響である。「マスクをつけるようになり、メガネがくもるようになったのをきっかけに、コンタクトレンズを着用するようになった」、「マスクをつけるようになり、これまでと使う化粧品が変わった／化粧品を使わなくなった」、「マスクの紐にピアスが引っかかるので、ピアスをつけなくなった」、「移動中に音楽を聴くために持ち歩いているイヤホンのコードがマスクの紐に絡まるので、イヤホンをコードレスのものに変えた」というように、COVID-19によって新たにEDCに加わったマスクと連動して、移動中に使うその他のEDCも変化している。

・手指消毒関連のモノ

　調査対象者のほとんどが、手指消毒に関わるアイテムについて言及していた。アルコールを含むウェットシートや除菌ジェルを持ち歩くようになったことや、

これまで意識しなかった手洗いを頻繁にするようになりハンカチを持ち歩くようになったことなどである。ハンカチについては、これまでは持ち歩かず、外出先ではハンドドライヤーに頼っていたが、多くの施設でハンドドライヤーが使用停止になっているからという理由が挙げられた。一方、「頻繁な手指消毒の影響で、皮膚にトラブルを抱え、ハンドクリームや塗り薬を持ち歩かなければならなくなった」、「指輪が錆びてしまうので使えなくなった」という話もあった。

　フォト・スタディでは、感染症対策の一環である「マスク」や「手指消毒関連のモノ」が確実に大学生のEDCとして浸透していることや、それと連動して、化粧品やアクセサリーなどのファッション、メガネ／コンタクトレンズやハンカチ、イヤホンなどの機能的なアイテムに関する消費行動に変化が起きていることがわかった。
　しかし、オンラインでのEDCのフォト・スタディでは、個別のアイテムについてのエピソードはわかるが、一人ひとりの〈移動〉の実践を、その人の生活の文脈も含めて詳細に理解することはできなかった。そこで、次に紹介する「メンタル・マッピング」による調査を実施することにした。

3.　大学生の〈移動〉と〈境界〉のメンタル・マッピング

3-1　COVID-19をめぐるカルトグラフィー
　2020年にCOVID-19が世界各地で確認され始めてから、このウイルスの拡散状況や影響を理解するために、世界中でさまざまな地図が作成されている。代表的な地図は、COVID-19の感染者、死亡者、回復者の位置と数を示したものである。日本では、例えばNHKによる特設サイト「新型コロナウイルス」において、そのような地図が公開され、更新され続けている。こうした地図は「客観的」で「科学的」なデータにもとづいて作成され、ウイルスの拡散状況を視覚化している。私たち一人ひとりにウイルスに対する理解を促すとともに、医療現場や自治体をはじめとするさまざまな組織の意思決定に役立てられている。しかし、「客観的」で「科学的」なデータにもとづいて作成されたという地図を、「ありのままの現実をわかりやすく視覚化しているもの」として単純に信用するだけでよいのだろうか。

　Pase らは、「COVID-19 のパンデミックをめぐるカルトグラフィー（地図学・地図作成の研究）」と題して、COVID-19 に関連する多様な地図化の試みや関連研究を紹介しながら、地図化がもたらす現象や感情的な影響について議論している〔Pase ら 2021〕。そのなかで、COVID-19 をきっかけに、

・人びとの移動を監視したり、追跡したりするなど、社会を管理するための情報提供のスピードや精度の向上といった要求が高まっていること
・その一方で、権威主義や監視資本主義が進むことへの批判があること
・何が地図化されているのか、どのように地図化されているのか、誰がその地図を作ったのか、なぜ作ったのかを常に問うことが重要であるといった指摘があること

などを紹介している。

　また、Pase らは、ウイルスを「科学的に」追うための地図だけでなく、パンデミックの状況で、人びとが想像力を働かせ、自らの生活世界のストーリーを創造的に表現することを促す地図化のプロジェクトを取り上げている。その一つに、ニューヨークで都市デザインについての研究を推進しているウェブマガジンCityLab による、COVID-19 影響下での生活を描く地図のプロジェクト「How 2020 Remapped Your Worlds」がある〔Bloomberg L.P. 2020〕。このプロジェクトでは、COVID-19 の影響下で、人びとの生活がどのように変わったかを理解するために、世界中の人に、「あなたのこの 1 年の COVID-19 による生活の変化を、地図で表現してください」と呼びかけた。その結果、400 以上の個人的な地図とストーリーが集まった。作品は、CityLab のウェブサイトで紹介されている。このプロジェクトの地図を見ると、各自の生活世界のなかのさまざまな〈境界〉が再定義されていることや、COVID-19 の影響下でもできること＝「潜在的な可能性」に気づかされる。

3-2　メンタル・マッピングという方法

　CityLab による「How 2020 Remapped Your Worlds」プロジェクトのように、個人の生活世界を、その人なりの地図で表現してもらう方法は、「メンタル・マッピング」と呼ばれるビジュアル調査法の一種である。メンタル・マッピングは、例えば、生活圏においてどの部分が重要であり、どの部分を利用しているか、それ

ぞれの場所や複雑な状況にどのような意味を見出しているかなどの、調査対象者の認識を理解するために用いられる方法である〔Pauwels 2019〕。

　COVID-19の影響下で、大学生が生活圏においてどのように複数の〈移動〉を組み合わせて生活しているか、各自の生活世界のなかのさまざまな〈境界〉をどのように再定義しているか、そのなかでどのような「潜在的な可能性」を見出しているかを理解したいと考え、CityLabと同じようにメンタル・マッピングによる調査を実施した。「あなたのこの1年のCOVID-19による生活の変化を、地図で表現してください。地図の描き方、形式は自由です」と依頼し、その地図の画像とともに、「COVID-19の影響下で、どのように／どのような〈移動〉を組み合わせて、生活してきたでしょうか」という問いへの答えを文章化して提出してもらった。一連の手続きは、上記のフォト・スタディと同じ流れで、オンラインで行った。調査は、2021年1月に実施した。

3-3　大学生の生活の変化をめぐるメンタル・マッピングの結果

　ここでは2名の事例を紹介する。各事例は、本人が描いた地図の画像と、本人による説明文で構成される。説明文については、本人の文章の意味やニュアンスを損ねない範囲で、誤字脱字や同じ内容の繰り返しがある場所など一部を、私が修正した。

・Sさんの事例

　私はコロナ禍で、移動する範囲や手段が大きく影響を受けたと感じている。政府や都知事から不要不急の外出は控えるようにとの指示があり、今までのように気軽に外出できない世の中に変わっていったことが原因だと明確に理解できている。私は一人暮らしをしている。実家からの仕送りはないので、当然生活費は自分自身で稼がなくてはならない。そのため授業が忙しくない日を選び、週5日ほどバイトをしている。

　バイト先は隣の市にある日焼けサロンだ。勤務時間は17時から23時か24時まで。コロナ前と比べると、出勤日数と勤務時間は少し増えている。その理由は、大学の授業がオンラインに変更されたからだ。授業がオンラインになると、朝起きる時間がそこまで早くなく、また授業によっては好きな時間に授業を受けることができるからだ。しかし、オンラインになったことにより大学2年生では1度も大学に通って

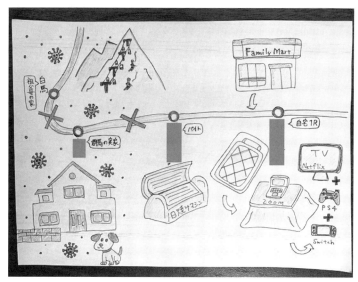

画像2　Sさんが描いた地図（具合的な地名が見えないよう筆者が一部加工）

いないという生活を送ったことになる。バイト先に向かう方法としては、まず自宅から駅まで徒歩で向かい、そこから電車に乗る。電車を使った移動は、ほとんどバイトだけ。

　コロナ禍でバイトの回数と勤務時間が伸びたことにより、買い物をする範囲にも変化が生じている。コロナ禍により、極力バイト以外では外出をしないようにしているので、買い物も自宅から最寄り駅までの間で行うことがほとんどになっている。自粛期間の初め、4、5月頃は自炊に力を入れていたので駅とは逆方向のスーパーによく買い物に出かけていたが、続くことはなく、現在は家から駅までの間にあるファミリーマートで、バイト終わりにその日の夜ごはんと、朝早く起きることが少なくなったので朝ごはん兼昼ごはんを買って帰ることがほとんどになってしまった。また、食料品以外の買い物は、ネットショッピングで行う回数が格段に増えた。

　そのほかの変化としては、地元である群馬県に帰省する回数と、移動の方法もコロナ前と比べて大きく変化した。これまでは電車を利用して地元に帰省していたが、現在は帰省する際、親に車で迎えにきてもらい、戻る際も親に車で送ってもらう形になった。帰省する際は親の都合に合わせなくてはいけないので、頻繁に帰省する

ことが難しくなった。実家では犬を飼っており、会える回数が少なくなったので犬の写真を親に送ってもらうことが多くなった。父方の祖父母が長野の白馬に住んでいるが、最後に直接会ったのは去年のお正月が最後だ。白馬にはスキー場があり、祖父母の家に行った際は毎回スキーをしていたがそれもできなくなってしまった。しかし、直接は会っていないがビデオ通話では何度か話をした。

　多くの人がこのように移動をしなくなると、日本の経済に大きな影響を与えてしまう。自分自身だけで考えると、必要最低限の外出だけでもなんとか生活することができるということは良かったと言えるかもしれないが、日本全体で考えると全ての人に当てはまるものではないと思う。

・Kさんの事例

　このコロナ禍による1年の過ごし方は、昨年度と比べると大きく変化した。私の中で、最も大きな変化はやはり大学の授業がオンラインへと切り替わったことだ。昨年度はキャンパス内で友人と一緒の授業を受け、一緒に昼食をとり、授業後には駅前のカフェで他愛もない話をしたりできていた。それが今年度は、前期はオンライン授業となり、後期は一部の授業は対面となったものの、大部分はオンライン授業

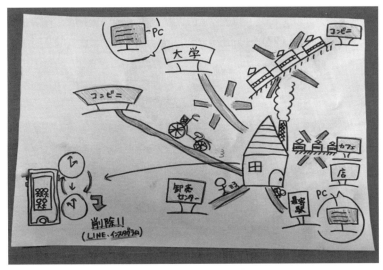

画像3　Kさんが描いた地図

であったため友人との再会を果たすことはできなかった。通学のための移動はなくなり、家に留まって生活してきた。そこで仲の良かった友人とは、パソコン上でZoomを用いてコミュニケーションをとった。オンライン上でも友人とリアルタイムで同じ時間を過ごせることで「心の隔たり」は感じなくなった。

　通勤のための移動も私にとって変化があった。私はコンビニエンスストアでアルバイトをしている。勤務している店舗は、普段は家から程近い場所の店舗だが、組織内の他店舗で欠員が出た場合には、ヘルプ人材として電車に乗って出かけていた。しかしコロナで電車に乗ることも容易ではなくなったため、遠い店舗への出勤は避けるようになった。ヘルプの場合には時給が高くなるため、私にとって痛手ではあるが、これもやはり感染対策の一環として仕方がない。そこで時給の高い店舗にいけない代わりに、家から近い店舗での出勤時間を増やすことでその分の差額を補おうとしている。

　私はカフェ巡りが趣味で、以前はよく電車に乗って出かけていた。カフェ巡りだけでなく、その土地周辺を散策してアパレルショップや雑貨屋などを巡るのも趣味の一つだったが、できなくなってしまった。そのため家でスイーツを作るようになり、服などは通販で購入するようになった。

　医療従事者についてよく想像する。医療従事者が自らの命を削ってでも患者のために日々働いてくれていることは、日々の報道で痛いほど伝わっている。しかし世の中には自分さえ良ければいいという考えで、平気で遊び歩いている人は多い。実際に私のSNSアカウントでフォローしている人の中にも、緊急事態宣言が出ている中、普通に遊び、その様子を投稿している人もいる。私も含め遊ぶ予定があったにも関わらず自粛を選んだ人からしたら、正直うらやましく感じる。同時に憤りも感じる。でも、連日の医療従事者の奮闘が報道されている中、私たちができることは不要不急の外出を控えることだ。SNS上で友人と遊ぶ様子を投稿する人に、私は限界を感じた。「私は我慢しているのに」とストレスがだんだんと蓄積していくのを自分でも感じていた。そこで私はいっそのこと、SNSアカウントを削除してしまおうと決心しLINEとInstagramのアカウントを削除した。私にとって本当に大切な友達には、事前に新しいアカウントを教えて、少ない人数でのSNS生活を再開させた。

　友人と直接会えなくなってしまったことは、見かけは大きく変化したが、私にとって本当の友人とそうでない人とで線引きができたように思う。私にとって本当の友

人とは、節度ある行動をとってくれる人だ。緊急事態宣言が出ているにも関わらず、友人と旅行に行っているような人とは私は友人とは思うことができない。その様子を、承認欲求と自己顕示欲に押されSNSに投稿するような人とは尚更だ。元々多くの人と繋がっていた私のSNSアカウントを削除したおかげで、新しく始めたアカウントではストレスを感じることなく利用できている。本当の友達に気がつけたのだと思う。

　容易に外出できなくなり、私にとっての「空間」は減ってしまったが、「時間」は増えた。そこで自分の周りの環境について考える良いきっかけになった。

　以上の2名の事例から、COVID-19の影響下で大学生の彼／彼女がどのように生活しているかを、個別具体的な文脈も含めて詳細に知ることができる。「地図の描き方、形式は自由」という設定だったが、2名とも地図上に「×」を描くことで、自身の生活圏での〈境界〉が再定義されたことを示している。

　Sさんの場合、現在一人で暮らしている東京から遠く離れた、群馬の実家や長野の祖父母の家へのルートに「×」が置かれ、その付近にCOVID-19のウイルスの構造を模した絵が舞っている。実家の位置には愛犬、祖父母が暮らす白馬の位置にはスキー場の様子が描かれており、COVID-19の影響で立ち現れた新たな〈境界〉（地図上の「×」）によって、会えなくなった、アクセスできなくなった対象が何であるかがわかる。日常的な生活圏は、ワンルームの自宅、近所のコンビニ、生活費を稼ぐために続けているアルバイト先の日焼けサロンという範囲で、身体的移動が制限されている。一方で、自宅でのPCやゲーム機を使ってのバーチャル空間での移動は拡張している。説明文を読むと、「不要不急の外出自粛」という要請にしたがっているため、食事はほとんど一人で食べる「コンビニ飯」となっている。COVID-19の影響下の大学生の一人暮らしが、孤独で不健康な状況に追い込まれていることがうかがえる。Sさんにとっては、祖父母とのビデオ通話や実家の家族から愛犬の写真を送ってもらうなどの「通信による旅」の実践が、他者との貴重なコミュニケーションの機会になっている。

　Kさんの場合、コンビニのアルバイトで、時々電車で「ヘルプ人材」として出かけていた時給の高い遠い店舗へのルートや、趣味のカフェ巡りのルート、大学へのルートに「×」が置かれている。身体的移動の範囲は、最寄り駅、買い物先

の卸売センターに限定されている。これはSさんと同じく、「不要不急の外出自粛」という要請に応えて、感染症対策としての新たな〈境界〉を設定した結果である。Kさんの興味深い点は、COVID-19の影響下で多くの人が物理的な〈境界〉を越えるために実践している「通信による旅」のなかで、自ら新たな〈境界〉を引いた点である。医療従事者への思いから真摯に外出を自粛してきたKさんは、要請を無視して遊ぶ友人を許容できないという感情が芽生え、友人関係を見直し、SNS上での一部のつながりを遮断したのである。COVID-19の影響によって、リアルな面でもバーチャルな面でも新たな〈境界〉が生まれ、Kさんにとって活動の範囲となる「空間」は減少したが、本人はその代わりに「時間が増えた」と認識して、そこに新たな可能性を見出している。

4.　おわりに

　本稿では、COVID-19の影響下で、人びとはさまざまな〈移動〉をどのように組み合わせて生活しているのか、という問いに取り組んできた。特に大学生の生活に着目し、「フォト・スタディ」と「メンタル・マッピング」という二つの異なるタイプのビジュアル調査法を用いた調査の結果を報告した。

　フォト・スタディでは、感染症対策の一環である「マスク」や「手指消毒関連のモノ」が確実に大学生のEDCとして浸透していることや、それと連動した消費行動の変化が起きていることが明らかになった。

　また、次に実施した「メンタル・マッピング」による調査では、COVID-19の影響下で、大学生が生活圏でどのような〈移動〉と〈境界〉の実践をしているのか、一人ひとりの文脈も含めて詳細に知ることができた。個人の生活世界が描かれた地図を見ると、COVID-19の影響により身体的な移動が著しく制限されたなかで、「物の物理的な動き」、「想像による旅」、「バーチャルな旅」、「通信による旅」といった身体以外の複数の〈移動〉を、どのように組み合わせて生活しているかが見えてくる。大学生は「ステイホーム」を求められ、家族や友人と会えない時間に、「通信による旅」で物理的な〈境界〉を越える〈移動〉を実践する一方、その「通信による旅」のなかで友人との間に新たな〈境界〉を引くなど、COVID-19の影響で人間関係の見直しや再構成もしていた。また、そうした複雑で繊細な〈移動〉と〈境

〈界〉の実践により、COVID-19により活動範囲としての「空間」が減少した代わりに、「時間」が拡大したという新たな見方を獲得していた。

　「若者」が「COVID-19の感染拡大の原因である」という論調をメディアで目にすることが多かったが、本調査を通して、大学生の生活のありようを見つめることで、必ずしもそうとは言えないと示せたと考えている。COVID-19のパンデミックのように、誰も経験したことのないような危機的な事態になった時、誰かに責任を押し付ける発想は危険である。そういう時こそ、一人ひとりの生活を丁寧に理解することを試みる「生活学」の態度や方法を大切にしたい。

参考文献

朝日新聞デジタル　2020「若者が感染拡大のもと？『根拠はないが、説明つかない』」https://www.asahi.com/articles/ASN327HCQN32ULBJ00S.html（2021年11月5日アクセス）

バンクス，M.（著）石黒広昭（監訳）　2016『質的研究におけるビジュアルデータの使用』，新曜社

ベラ，M., ブルース，H.（著）小野健太・郷司陽子（訳）　2013『Research & Design Method Index -リサーチデザイン、新・100の法則』，ビー・エヌ・エヌ新社

Bloomberg L.P.　2020 'How 2020 Remapped Your Worlds' https://www.bloomberg.com/features/2020-coronavirus-lockdown-neighborhood-maps/（2021年11月5日アクセス）

疋田正博　1997「生活財生態学の方法」，川添登・佐藤健二（編）『生活学の方法』，光成館

Jensen, O.B.　2021 'Pandemic disruption, extended bodies, and elastic situations-Reflections on COVID-19 and Mobilities', "Mobilities", 16(1), pp. 66-80

川添登・佐藤健二（編）1997『生活学の方法』，光成館

Kellerman, A. 2019 'Everyday Carry for Mobile Individuals', "Transfers", 9(3), pp. 61-76

今和次郎　1987『考現学入門』，筑摩書房

大橋香奈　2019「映像エスノグラフィー研究における作品の行く末―『移動する「家族」』の上映実践を事例に―」『生活學論叢』35，日本生活学会，pp. 1-14

大橋香奈　2021「人びとの日常的な〈移動〉の実践を理解する―エスノグラフィックなアプローチとその展開―」『コミュニケーション科学』54，東京経済大学コミュニケーション学会，pp. 23-40

Pase, A., Presti, P., Rossetto, T., and Peterle, G.　2021 'Pandemic cartographies: a conversation on mappings, imaginings and emotions', "Mobilities", 16:1, pp. 134-153

Pauwels, L.　2019 'An Integrated Conceptual and Methodological Framework for the Visual Study of Culture and Society', in Pauwels, L. and Mannay, D.（Eds）"The SAGE Handbook of Visual Research Methods", Sage

Pink, S.　2013 "Doing Visual Ethnography 3rd Edition", Sage

Urry, J.　2007 "Mobilities", Polity

アーリ，J. 吉原直樹，伊藤嘉高訳　2015『モビリティーズ移動の社会学』作品社

銀座商業の転換と「禍」

The Change of Commerce in Ginza and Disasters

小関孝子　OZEKI Takako*

銀座が明治以降最先端の商業が集まる繁華街であり続けてきたのは、銀座が3度のスクラップアンドビルドを経験したことによる。そして現在、銀座はCOVID-19という4度目の「禍」に直面している。訪日外国人客の消滅や緊急事態宣言により、銀座商業は壊滅的なダメージを受けた。しかし銀座商業の衰退は2000年代頃からひそかに始まっていた。COVID-19後に空き物件が並ぶようになってしまった銀座の風景は、それまで水面下で起こっていた商業の綻びが顕在化したにすぎない。2000年代以降の銀座商業の変化は、「かいもの」という来街動機の終焉を意味していた。さらにCOVID-19後は「宿泊」「飲食」「出会う」という機能も停止してしまったのである。あらゆる都市機能を奪われた銀座に唯一残された希望は、銀座商店主たちの村落共同体的なコミュニティが今なお存在していることである。

キーワード：**銀座、商業、店、都市観光**
Ginza, Commerce, Shop, Urban Tourism

はじめに

　日本の商業の中心とも言える銀座は、いくつかの「禍」のたびに街の機能が大きく変化してきた。一度目は1872(明治5)年の銀座大火、二度目は1923(大正12)年の関東大震災、三度目は1945(昭和20)年の戦争による空襲であった。銀座は常に「禍」によって新しく作り変えられ、その結果、最新の商業が集まる繁華街という地位を維持してきたのである。

　2020年に世界を襲ったCOVID-19は、銀座にとって四度目の「禍」に位置づけられるだろう。しかし四度目の銀座商業の変化は、COVID-19以前に既にはじまっていた。COVID-19という「禍」は、密かに進行していた銀座商業の変化を顕在化し加速させた。もちろん、COVID-19が飲食業や観光業に与えたダメージは計り知れない。COVID-19さえなければ上手くいっていた、という側面があったことも否定しない。だが、現在銀座でおきている様々な変化が、すべてCOVID-19のせいであるかのように記憶されてしまうことは、商業と都市機能に関する大き

* 跡見学園女子大学観光コミュニティ学部　専任講師

な時代の流れを見落としてしまうことになりかねない。そこで、本稿ではCOV-ID-19前に起こっていた銀座商業の変化を整理してみることにした。

　なお、本稿は、調査結果を報告するという類のものではない。筆者は2013年9月から2018年9月までの5年間、銀座7丁目で小さなバーを営んでいた。銀座に通う生活のなかで、店舗の入れ替わりや来街者の顔ぶれの変化を何の気なしに眺めていた。その時に見聞きした街の様子を書き留めておきたいというのが執筆の動機である。

1.　「消えていくものから，まちをみる」という視点

　COVID-19前、銀座は新しい店の開業で常に注目を集めていた。そのなかでも、複合型商業施設やホテルなど、訪日外国人客をターゲットにした施設の開業が目立っていた。ついつい新店の話題に気をとられがちだが、成熟した商業集積地に新店ができるということは、以前その場所にあった店が退店したことを意味している。つまり銀座でおきていた変化は、大なり小なり「店」の入れ替わりなのである。その入れ替わりが時代の要請を反映した構造的な変化の一例であった場合には、商業が「転換」していると捉えることができるだろう。

　あらためて考えてみると、街にどのような変化がおきているのかを教えてくれるのは、新店の開業ではなく、むしろ街から消えていくものなのではないだろうか。筆者が銀座から消えていくものを意識するようになったのは、「くのや」の閉店がきっかけであった。「くのや」とは銀座通り沿いにあった和装小物の専門店である。「くのや」の創業年は1837（天保8）年、創業地も銀座であった。銀座の商店のなかでも老舗中の老舗であったが、2012年1月末をもって長い歴史に幕を閉じた[1]。「くのや」は足袋などの和装小物を専門に扱っていたことから、着物を着る機会が多い人々を顧客にもち、知る人ぞ知る名店として銀座商業の一角を担っていた。筆者は「くのや」の閉店を銀座商業の揺らぎと受けとめた。

　「閉店」を意識しながら銀座を眺めてみると、銀座のにぎわいに欠かすことのできなかった拠点がぽつりぽつりと閉じられていくことに気がついた。2013年5月に「ホテル西洋銀座」と「銀座テアトルシネマ」が閉館、2016年12月に戦火を免れた老舗バー「ボルドー」が閉店、2018年1月に銀座に唯一残っていたグラン

174

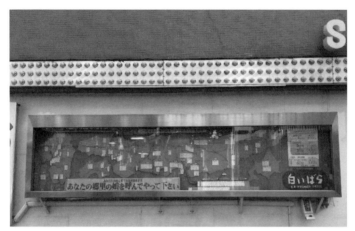

写真1　個性的な「白いばら」の看板（2018 年 1 月筆者撮影）

ドキャバレー「白いばら」（写真 1）が閉店したほか、松崎煎餅や銀座風月堂など
老舗店の縮小移転も目についた。銀座の街に根を張り愛され続けてきた店たちの
引退は、何を物語っているのだろうか。

　この疑問を明らかにするために、銀座商業の転換に着目し、銀座にいま何がお
こっているのかを考えてみたい。商業の転換とは、どのような業態が閉店し、そ
の後どのような業態が開業したのか、という商機能の入れ替わりを捉え、銀座商
業の変遷をたどるという視点である。

2.　関東大震災と銀座の商業

　銀座に煉瓦街が登場したのは、1872（明治 5）年の銀座大火という「禍」がきっ
かけであった。煉瓦街ができた当初はなかなか区画が埋まらなかったものの[2]、
その時期を除いて銀座はつねに何らかの機能で埋め尽くされてきた。ここで少し
時代をさかのぼり、銀座商業における大きな転換が起こった、関東大震災前と後
について確認しておこう。

2-1　明治以降関東大震災前までの銀座商業の特徴：舶来品を扱う物販店
　明治のはじめ、銀座は東京における西洋文化の玄関口であった。銀座がその役割

を担うことになったのは、煉瓦街やガス灯という西洋風の街並みだけが理由ではなかった。銀座に隣接する築地は東京唯一の外国人居留地であった。また、横浜と新橋停車場（現在の汐留）をつなぐ日本最初の鉄道が開通されたのは、銀座大火と同じ年の1872（明治5）年秋であった。外国人居留地というマーケットと新橋停車場という物流拠点を背景に、銀座地区には舶来品を扱う物販店が集まった。

　舶来品を扱う物販店が多いという特徴は、明治期に銀座で創業した老舗店を思い浮かべてみてもよくわかる。1872（明治5）年に洋風調剤薬局として創業した資生堂、1874（明治7）年に聖書を扱う書店としてスタートした楽器専門店の銀座十字屋、1879（明治12）年創業の宝飾店天賞堂、1881（明治14）年創業の服部時計店、1882（明治15）年創業のステッキ専門店タカゲン、1892（明治25）年創業の山野楽器、1895（明治28）年創業の岩崎眼鏡店、1904（明治37）年に和漢洋文具店として創業した伊東屋など、思いつくままに列挙してみても、欧米由来の品を扱う物販店が多い。明治30年代頃に流行していた観工場も銀座商業の特徴のひとつであったが、やはりこれも物販業態であった。

　やがて明治後期になると、ビーヤホールやカフェーなど西洋飲食店も登場しはじめるが、銀座商業の中心が物販の専門店であることに変わりはなかった。1921（大正10）年刊行の資生堂編『銀座』に掲載されている1921（大正10）年8月末現在の銀座通りをスケッチした「銀座街大観」では、銀座通り沿いにはカフェーライオンや新橋ビーヤホールなどの大きな飲食店が目立っているものの、数的にはそれほど多くはなかったことが確認できる。解説文にも「可成あるやうでも少ないのはカフエーとビヤーホール[3]」と記されている。関東大震災直前まで、銀座は時計店などの舶来品を扱う物販店のほうが飲食店よりも多く、銀座の商業特性は舶来品を扱う物販の専門店が中心だったのである。

2-2　関東大震災後の銀座商業の特徴：百貨店の登場と飲食店の急増

　1923（大正12）年9月1日、関東大震災がおき、銀座一帯も焦土と化した。震災で消えてしまった店もあれば新しく開業した店もあり、銀座の商業構造は関東大震災をきっかけに大きく変化した。

　銀座の変化を印象づけたのは、1924（大正13）年12月の松坂屋開業と、1925（大正14）年5月の松屋開業という、二大百貨店の銀座進出であった。震災後に開業

した松坂屋も松屋も、下足預り制度を採用せず土足のまま入店するスタイルを採用した[4]。百貨店開業当時は、散歩の延長線で百貨店内をブラブラと見て歩くという行為自体が新しい体験であった。商品構成の点からみても、生活に必要な日用品を扱ったことや家族向けの食堂をおいたことで、誰もがふらりとのぞきに行ける商業施設として賑わった。1930（昭和5）年には三越も銀座に進出し、百貨店は銀座の来街目的としての役割を担うようになり、銀座の客層と商圏を拡大したのであった。

　百貨店の銀座進出を脅威に感じた物販店のなかには、飲食店に転業する店や、廃業して貸店舗にする店が現れた。竜池令宜は銀座の商店主が業態転換を図った背景について次のように述べている。

　　百貨店がそち、こちに出來てからは前にも述べた通り商勢は日に衰へて盛んになるは百貨店ばかりといふ始末、こんな風ではとても商賣で一ぱしやつて行かうとするは至難極りなきことだから、寧ろそのこと買物は百貨店へ奪はれるものとして、こちらは開業しても損のない飲食店、飲食店といつても並々のことでは客を吸收することが出來ないから、名前も至つてハイカラにしたカフエーを經營し、粒よりの美人女給を抱へて赤い酒、青い酒のお酌をさせるのが人氣に叶ふこと疑ひ無しと目論見出し、没落する大商店や貸家などを探し當てゝカフエーバーを開店する人がメキゝゝと殖へて來た。[5]

　関東大震災後、銀座にカフェーが乱立した背景には、百貨店の進出があったのである。震災前の銀座商業は物販店が中心であった。しかし震災後は、百貨店はこれらの専門店から「かいもの」客を奪ってしまったのである。そのことをきっかけに、物販業態から飲食業態へ鞍替えする店が増え、飲食業態のなかでも新業態として注目されていたカフェーを経営する店が多かったのである。震災後の銀座は、百貨店の登場によって商業の特性を変化させた。百貨店という装置で広域から客を集め、銀座内を滞留かつ回遊させ、銀座内で飲食をさせるという構造ができあがった。銀座という街全体が大きなショッピングモールのような機能を持つようになっていったのである。

　関東大震災後に出版された銀座関連の史料を読むと、新銀座の特徴として「昼

の顔」と「夜の顔」の分離が強化されたことに気づく。「昼の顔」が強化されたのは、百貨店の登場によるところが大きい。そして、「夜の顔」が強調されたのはカフェーによるところが大きい。しかし昼の銀座と夜の銀座は、商業の点からみると表裏のように不可分な構造になっていたのである。

3.　2000年以降の商業の転換

　戦後になってからも、物販すなわち「かいもの」を中心とした昼の銀座と、飲食すなわち「のみくい」を中心とした夜の銀座はそれぞれに規模を拡大し発展していった。高度経済成長期、バブル期を経て、商業都市としての銀座のブランド価値はますます高まった。

　ところが、バブル崩壊による地価の下落により、1990年代後半頃から銀座ブランドに少しずつ綻びがみられるようになっていった。物販・飲食ともに高級志向、本物志向で発展し続けてきた銀座にどのような変化があったのだろうか。

3-1　銀座の商業集積地としての特徴

　もともと大地主を持たない銀座は、専門店が集まった面で広がる商店街という性質持っている。日本橋では三井不動産が、丸の内では三菱地所がまちづくりを主導していることと比較すると、銀座が個人店を集積させて成り立っていることがわかるだろう。銀座のにぎわいは、地元の商店主たちがそれぞれに商いを継続することで支えられてきたのである。

　2000年代にはいると、銀座の商店主たちは、より積極的にまちづくりに参画するようになっていった。銀座6丁目の再開発が発端となり、2004年に「銀座街づくり会議」を発足されたのである。「銀座街づくり会議」は、銀座らしさとは何かを常に問いながら地元主導でまちのルールをつくり、中央区や大手デベロッパーに要望を提案し、実現させていった[6]。

　しかし、小さな地権者の集合体という街の性質は、テナントが入居する際の業態選定が各ビルのオーナーに委ねられているということを意味する。つまり、街全体の商業構成や業態の配置を戦略的に操作する権限はだれも持っていないのである。採算度外視で店を誘致する余力を持っている地主はおらず、銀座の商業構

成は市場の原理に大きく左右されているのである。

　また、銀座の特徴として、新宿・渋谷・池袋のようなターミナル駅に支えらえ
ている街ではないという点にも言及しておきたい。「銀座」と名のつく駅は全て
地下鉄の駅である。JRで銀座に行くには、JR有楽町駅かJR新橋駅を利用するこ
とになる。このことは、銀座が「ついでに立ち寄る街」ではなく「わざわざ出掛
ける街」として商業を集積させて、その魅力を維持してきたということに他なら
ない。逆に言えば「わざわざ出掛ける」ための目的を持ち続けていなければ、人
が集まらなくなってしまうという立地なのである。

3-2　低価格商品をあつかう全国チェーンの旗艦店が進出

　1990年代頃までは、銀座に店を構えることができるのは、高い賃料に見合う
高単価商品を扱う店か、自社物件で商いをする老舗店に限られていた。高額な賃
料がおのずと銀座の商品構成をコントロールしていたと言えるだろう。しかし長
引く不況の中、銀座の地価や賃料も下がっていった。1999年5月にドラッグスト
アの「マツモトキヨシ」が土地・建物を買い取って銀座進出したことは[7]、街を
構成する業態の入れ替わりがスタートしたことを意味していた。

　以降銀座では、低価格商品をあつかうチェーン店の進出が続いた。2003年4月
に「ZARA」、2005年10月に「ユニクロ」、2008年9月に「H&M」、2011年3月に
「GAP」が開業するなど、ファストファッションの進出が注目を集めた。この傾
向は、街を構成する業態が廉価品を扱う店に入れ替わったものの、銀座に旗艦店
を出してイメージアップを図るという戦略が健在だったことを表している。2000
年代の変化は、高価格商品から低価格商品への「転換」であった。

3-3　百貨店の退店，ショッピングセンターの開業

　かつて百貨店は銀座にわざわざ出掛ける主要な目的となっていた。しかし
2000年以降は全国的にも百貨店の吸引力は弱化し、銀座も例外ではなかった。
もちろんその背景には、Eコマースの普及によるショッピングのオンライン化が
ある。「かいもの」はわざわざ街に出掛ける行為ではなくなりつつあった。

　銀座では百貨店の閉店が相次いだ。2004年に「数寄屋橋阪急」が閉店、隣接地
有楽町では2010年に「有楽町西武」が閉店、2013年に「松坂屋銀座店」が閉店、

2016年に「銀座プランタン」が閉店した。これら閉店した百貨店の後には、テナント賃料を収益とするショッピングセンター業態が出店している。百貨店が大きな一つの小売店であるのに対して、ショッピングセンター業態は店舗物件を集積させた不動産業である。したがって「銀座に出店したい」というテナントを確保し続けることができなければ、空き区画が生じるリスクを孕む。百貨店からショッピングセンターへの「転換」は、銀座の商業物件がさらに細かく刻まれたことを意味するのである。

　東京がオリンピック・パラリンピックの開催地に決定した2013年以降に開業した「東急プラザ銀座」(2016年3月開業)、「GINZA SIX」(2017年4月開業)は訪日外国人客をターゲットにしたテナントを積極的に誘致していたために、COVID-19の影響は大きかったはずである。1階路面の大通り沿いの区画には現在ラグジュアリーブランドが並んでいるが、この区画は特に景観への影響が大きい。テナントをつなぎとめることができなければ、路面の最も目立つ場所が空き区画となってしまうのである。

3-4　老朽化したビルの解体，ホテルの進出

　2011年3月11日の東日本大震災以降、銀座では耐震基準を満たさないために建替えを余儀なくされた老朽化したビルが多数あった。銀座は戦後すぐに再開発が進んだため、古い雑居ビルが多数存在していたのである。ちょうどそのようなタイミングで、2013年11月にオリンピック・パラリンピック開催地が東京に決まったのであった。オリンピック開催が決まると、それらのビルの跡地には、インバウンドを見込んでホテルが続々と進出した。筆者調べによると、2014年から2020年にかけて銀座に開業した主なホテルは次の表1の通りである。なお一覧のなかには既に閉業したホテルや名称を変更したホテルが含まれる。

　雑居ビルから小規模ホテルへの転換は、いままでにはなかった銀座商業の入れ替わりのパターンであった。「かいもの」や「のみくい」に代わり、「泊まる」という機能が入り込んだことを意味していた。しかし、COVID-19のホテル業への影響は極めて甚大であった。今後これらのホテルが事業を継続するのか、あるいは他の業態への「転換」がおきるのかについては、注視しておく必要があるだろう。

表1　2014年～2020年に銀座に開業した主なホテル

開業日	ホテル名称	客室数
2014年12月17日	ミレニアム 三井ガーデンホテル東京	329室
2015年1月6日	ホテルユニゾ銀座1丁目	306室
2015年6月6日	ホテルサンルート銀座	165室
2015年12月1日	ダイワロイヤルネットホテル銀座	270室
2016年6月20日	ホテルユニゾ銀座7丁目	224室
2016年10月1日	相鉄フレッサイン銀座七丁目	286室
2017年10月5日	ホテル ザ セレスティン銀座	104室
2017年12月1日	相鉄フレッサイン銀座三丁目	147室
2018年1月22日	ハイアットセントリック銀座 東京	164室
2018年10月19日	スーパーホテルプレミア銀座	119室
2018年11月9日	ザ・スクエアホテル銀座	182室
2019年3月20日	ザ ロイヤルパークキャンバス銀座8	125室
2019年4月4日	MUJI HOTEL GINZA	79室
2019年9月26日	三井ガーデン銀座5丁目	338室
2019年12月24日	レムプラス銀座	238室
2020年7月9日	ACホテルバイ銀座マリオット	296室
2020年10月1日	アロフト東京銀座	205室

4.「転換」の停滞

　これまで2000年以降の商業の転換を確認してきたが、実は2010年代頃からその転換自体が停滞しはじめていた。2010年代以降の銀座中央通りは、ショッピング目当ての訪日外国人客でにぎわっていた。ところが1本奥に入ると、今までにない変化が現れ始めていた。コンビニエンスストア、ドラッグストア、ディスカウントストアなど「銀座らしくない」とされる業態が増えるだけでなく、路面店が退店したあとが倉庫や事務所になるケースが目につくようになっていた。なかには、いつまでたっても次の借り手・買い手が決まらずに空き区画のままの物件も散見されるようになっていた。商業から商業へのバトンが途切れはじめたのである。

　2017年頃には大通りに面した50坪以上の物件がしばらく空いたままという風景は珍しくなくなっていた。かつては、路面の好物件は退店時には次のテナントが決まっていたため、退店と同時に工事が開始されていた。スケルトン状態が路

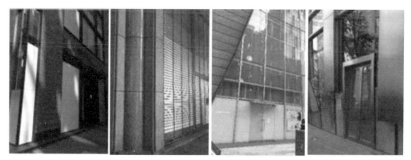

写真2　銀座で見かけた路面の大型空き物件（2018年12月筆者撮影）

面にさらされ続けるという風景を銀座で見ることはなかったのである。

　上に示す4枚の写真2は、いずれも2018年12月1日に筆者が撮影したものである。訪日外国人客でにぎわう外資系ブランドショップを尻目に、空き物件が点在する銀座の風景を記録したいと思い、カメラを持って歩いた。路面の大型空き物件は銀座のいたるところに点在していた。筆者の脳裏には「銀座は廃れている」という、いままで考えたこともなかった言葉が浮かび始めるようになっていた。COVID-19が世界を襲う約1年前のことであった。

5.　COVID-19 と銀座

　COVID-19後、銀座商業の転換はすっかり止まってしまった。訪日外国人客の消滅と度重なる緊急事態宣言により、閉店せざるを得なかった店や縮小移転せざるを得なかった店がいくつもある。それは、物販でも、飲食でも、ホテルでも同じであった。いま銀座は、訪れるたびにシャッターが増えている。ビルを取り壊し更地になったままの場所、建てたばかりのビルが売りに出されている場所なども少なくない。銀座に空き区画がならぶという現象は、明治期に煉瓦街がうまって以来はじめてのことだろう。COVID-19が収まったあと、銀座はどのようなまちになるのだろうか。

5-1　COVID-19で顕在化した「かいもの」という来街目的の終焉
　明治以降の銀座商業の転換を確認してみると、COVID-19前に起きていた銀座

の衰退は、「かいもの」が街へ出かける目的だった時代の終焉を意味していることに気づく。商品を買うでもなしにぶらぶらと店を見てまわり、歩き疲れたら喫茶店で一息つく、そんな銀座の楽しみ方は「かいもの」が来街目的として機能していたことで成立していた。

　もちろん、COVID-19直前まで銀座はわざわざ「かいもの」をするために訪れた人々でにぎわっていた。しかし2010年代以降の銀座の主たる「かいもの」客は、日本人から訪日外国人に入れ替わっていたのだ。銀座という巨大ショッピングモールの商品構成は、訪日外国人客向けのハイブランドとファストファッションの旗艦店で埋め尽くされていた。新たな街の機能として注目された「泊まる」のターゲットも訪日外国人客であった。COVID-19後に銀座で最もダメージを受けたのは、インバウンドにターゲットを絞ってしまっていた「かいもの」と「泊まる」という機能なのではないだろうか。

5-2　日本人客の来街目的であった飲食機能と出会い機能への影響

　COVID-19前、ターミナル駅ではない銀座に日本人客がわざわざ訪れる動機として残されていたのは、飲食店を目的とした「食べる」「飲む」「集う」という機能と、そして「出会う」という機能であった。「出会う」という機能は、2010年代頃から新たに銀座に登場していた新機能であった。たとえば、銀座コリドー街は週末になると出会いを目的にした若い男女が往来するという現象がおき、社会人向けのナンパストリートと化していた。また雑居ビルの中には銀座という地名を活かしたシェアオフィスの出店が相次ぎ、ビジネスマッチングのイベントも定期的に開催されていた。また、銀座という舞台は、婚活パーティーの会場にも適していた。銀座という街のブランドは、出会いの付加価値として活用されていたである。

　しかし、COVID-19後は、これらの日本人客に残された飲食機能も出会い機能もすべて感染リスクが高いとされ忌避されるようになってしまった。銀座では度重なる緊急事態宣言によって閉店を決断した飲食店が相次いだ。出会い機能については、オンライン上で会う場合は顔を出せるが、リアルで会うためにはマスクで顔覆う必要があるという逆転現象が起きてしまった。COVID-19によって銀座という商業集積地のあらゆる機能が停止した。いま、店という場所性、そして繁華街という場所性そのものの価値が問われている。

5-3　店をつなぐ銀座村の人びと

　COVID-19 以降、微力ながらも銀座を応援したいという気持ちと、銀座の変化を見届けたいという思いから、筆者は度々銀座に出かけ、ひとりで食事を楽しむことにしている。そこで気がついたことがある。それは、自分が「顔がみえる店」に行きたくなるということだった。「顔がみえる」とは、知り合いの店という意味ではない。店主自ら店頭に立っている店という意味である。銀座にはまだまだ「顔がみえる店」がいくつもある。杉山さんの「銀座寿司幸」であり、南條さんの「三亀」なのである。そしてそのような店に入ると、たいがい店主の知人が来店している。感染拡大が心配されるさなかに銀座の飲食店を訪れる客たちは、店を応援するためというよりも、店主を応援するため足を運んでいるように見えた。「店」は「人」でできているということをあらためて銀座に教えられた気がした。

　大型商業施設や全国チェーン店の影に隠れて見えなくなっていたが、銀座はもともと専門店街なのである。銀座にはいまでも店同志の村落共同体的なコミュニティが存在している。実際、銀座で商売をしている人びとは、銀座という大都会をあえて「銀座村」とよぶことがある。銀座コミュニティのつながりの濃さを表す言葉であり、どの店舗も自分の店だけで商売をしているわけではないという意味が込められている。

　研究の視点で銀座を考えるとき、研究者は得てして「人」を捨象してしまいがちである。筆者も本稿ではそのようなアプローチを試みた。銀座を舞台としてとらえ、商業店舗を機能としてとらえることで、時代の潮流を把握しやすくなるからである。しかし、銀座の「店」は店主たちが生業として引き継いできた場所なのである。COVID-19 後、銀座という都市のあらゆる機能が停止してしまった。唯一 COVID-19 後も続いている機能は、銀座という「村」における店主たちの生活の場という機能なのではないだろうか。銀座の希望は、いまでも銀座に「村」が存在していることなのである。

注・引用文献

1）　「銀座くのや」WEB サイト（https://www.ginza-kunoya.jp/ 2021 年 11 月 10 日最終閲覧）
2）　小木新造　1979「銀座煉瓦地考―開化東京の光と翳り―」林屋辰三郎編著『文明開化の研究』岩波書店，p. 299
3）　資生堂編　1992『文学地誌「東京」叢書第八巻銀座』大空社，p.346（資生堂編 1921『銀

座』非売品，p. 346）

4）　銀座六丁目町会　1983『銀座六丁目小史』非売品，p. 68
　　　株式会社松屋　1969『松屋百年史』非売品，p. 180

5）　竜池令宜　1930『虚栄殿堂大百貨店物語』国際商工聯盟會，p. 223

6）　竹沢えり子　2013『銀座にはなぜ超高層ビルがないのか』平凡社，p. 13

7）　『日経流通新聞』1999 年 5 月 27 日，p. 9

都市のアジール空間のせめぎ合い
——考現学作品を例に——
Conflict of Agil Urban Space

石川　初　ISHIKAWA Hajime*

　本稿では、日本生活学会第48回大会で発表された「考現学作品」の紹介を通じて、COVID-19のパンデミックに際して都市のアジール的空間である公園が、公園を提供していた公共の制度によって制限されたこと、一方で人々が自らのアジール空間を路上に見いだし創造していたことを概観し、これによってあぶり出された都市のアジール空間をめぐる問題を提起する。

キーワード：アジール、都市空間、考現学、公園、コロナ禍
　　　　　　Agile, Urban space, Modernology, Public Park, COVID-19 pandemic

1.　封じられたアジール，見いだされたアジール

1-1　制限された移動

　日本生活学会の第48回研究発表大会では、通常の口頭やポスターによる研究発表に加えて、COVID-19感染拡大状況で「生活」への確かな視座を問い直すという趣旨の「論考」と「考現学作品」の発表を募集した。考現学作品の募集においては、「都市のアジール空間のせめぎ合い」「〈移動〉の戦術の考現学」「「生老病死」の考現学」「パンデミックをめぐるカルトグラフィの考現学」「COVID-19の状況に関する自由テーマによる考現学」というテーマを掲げた。これらのテーマについて「作品」として募集したのは、生活学の観点において、COVID-19の流行による生活の変容はまさに進行中であり、まずは現在進行形の様子を生き生きと捉えた具体的な記録を集めることが重要だと考えたからであった。

　「都市のアジール空間のせめぎ合い」をテーマとする考現学作品の募集にあたって提示したテキストは以下の通りであった。

* 慶應義塾大学環境情報学部　教授

　COVID-19対策として行われた政策のひとつが人の移動の抑制であった。それによって都市空間には様々な変化が生じた。例えば都市部の住宅地では、普段は閑散としていた街区公園が子供や親子連れで賑わった。学校や職場が閉ざされ自宅滞在を余儀なくされた人々によって、近隣の公園がいわばアジールとして再発見されたと言える。しかしやがて公園に人が集中することが問題視され、自治体によって遊具の仕様が禁止されると、結局は公園も制度によって設けられた施設であることが露呈した。子どもたちは立入禁止のテープや近隣の人々の監視を逃れて住宅地内の道路や駐車場、河川敷や空き地などで遊ぶようになった。

　公園も含めて都市の土地は区画され、帰属や用途が定められている。*COVID-19*を契機として、人々がそこから逃れる行為のうちに見いだされる、都市のアジール空間をめぐるせめぎ合いや創造性の事例を具体的に調査し記録考察する報告を募集する。

　COVID-19感染症は、飛沫や接触によって人から人へと感染する。つまり、人々が一箇所に集合したり、直接合って面と向かって話をしたりすることが繰り返されることでCOVID-19の感染は拡大する。そのため、緊急の対策として人々の移動の抑制が目論まれた。移動しないことでお互いに接触する機会が減るからである。政府が繰り返し呼びかけたのは「不要不急の外出・移動の自粛」であった。

　都市において、私たちは日々移動しながら生活している。都市は私たちの移動を前提に計画され、建設されている。現在の都市は住居、工業、商業といった用途地域に分けられ、それらを道路や鉄道などの交通基盤網がつなぎ、人や物資が移動している。また私たちは生活に必要な行為や設備の多くを家から切り離し、都市にいわば外注している。仕事の場所、買い物の場所、教育を受ける場所、余暇を過ごす場所などは都市に分散されていて、私たちは移動してそれらの間を巡って用を足す。

　COVID-19対策はこれに大きな制限をかけた。例えば、2020年4月10日に東京都が発表した緊急事態措置の実施内容は、「都民向け：徹底した外出自粛の要請」「事業者向け：施設の使用停止及び催物の開催の停止要請」というものであった。「動くこと」と「集まること」が禁じられたわけである。全国の小中高校が臨時休

校となって春休みが前倒しされ、多くの企業が「テレワーク」を実施し、「生活の維持に必要な場合を除き、原則として外出しないこと」[1]が奨励された。

1-2　公園の賑わいと利用禁止

　多くの人々が動きを封じられた街で、実空間における変化としてまず目についたのは街区公園の賑わいであった。私の専門が造園学であるために地域の公園や空地を注視していたということでもあろうが、特に私の自宅近所、東京郊外の住宅地にある街区公園の賑わいが顕著であった。普段はほとんど利用者がなく、遊具で遊ぶ子供をたまに見かけるほどだった公園が、平日の昼間から、保育園・幼稚園から小学校低学年くらいの子どもたちとその保護者と見られる大人で溢れかえっていた。

　街区公園は都市公園法に基づいて設置される公共施設であり、「もっぱら街区に居住する者の利用に供することを目的とする公園で誘致距離250mの範囲内で1箇所当たり面積0.25haを標準として配置する」とされている。COVID-19対策の制限下で、保育園や学校が閉鎖されたために自宅以外の行き場を失った子どもたちの活動を受け入れたのだと考えるなら、街区公園はその設置思想どおりの役割を果たしたと言えるだろう。街区公園という呼称は、もともと児童公園と呼ばれていたものを、1993年の都市公園法施行令の改正の際に改めたものである。近年の街区公園では子供のための遊具が高齢者向けの健康器具に置き換えられる例が増えている。そのような時代にあって、久しぶりに目撃した「子どもたちで賑わう街区公園」の様子は印象的であった。

　公園は、「にぎわい」の創出を目指して設置されている。東京都の「都市計画公園・緑地の整備方針」には、「公園・緑地は、市街地に活力とゆとりを与えるにぎわいと潤いの場」であるという一文がある[2]。人が集まってにぎやかに過ごしていること、そのような状態が望まれて設計され設置された施設であってみれば、そこに人が集まるのは設計通りである。ここで注意したいのは、この方針のなかに公園で具体的に何をするのかが明記されていないという点である。

　公園はその根拠が法律で定められている施設である。しかし、公園を律している都市公園法には、有すべき施設や管理に関する記述はあるが、そもそも公園が何をするところなのかという具体的な記述はない。国土交通省都市局公園緑地・

景観課のウェブサイトには「都市公園の役割」と題してその意義を解説する文章が掲げられているが、そこには公園の目的として都市環境の緩和、防災、余暇や憩い、賑わいの場の確保などが挙げられている。環境の緩和や防災は公園における行為ではなく都市計画上の配置に係る問題である。余暇や憩いは、それ自体が目的となる行為ではなく、労働や活動を支える補完的なものである。賑わいは人々が何らかの楽しみのために集まった結果の状態であって、賑わいそのものが具体的な行為とはならない。

　じつはここに公園の本質のひとつがあると考えられる。小野良平は「アジール論」として都市のオープンスペースを論じ、網野善彦によって照らし出された中世日本の「無縁」や「公界」という性格を備えた、都市周辺部、境界部、街路などは現代の公的オープンスペースの対象そのものであり、「現代の公は無縁性を行政という機構が一律に管理する仕組みとなっているため、かつての性格との連続性は見えにくくなっている。しかし公園の無宿者の例が示すように、現代においてもオープンスペースの無縁性が消えたわけではない」と指摘している[3]。

　「公園は、都市における目的的行為を支える「非・目的的な場所」として構想され」、「そこでなにをするかをあらかじめ決めないことで、都市で許されていない行為を引き受けている」と言える[4]。

　そして、移動が制限され地元に縛り付けられた人々の特定の目的のためではない「余暇や憩い」を受け入れる場として街区公園はその役割を果たし、「賑わい」の風景を呈した。

　ところが、程なくしてこの公園の賑わいは公園を管理する自治体によって消されることになった。たとえば、以下は私の在住する市のウェブサイトに掲げられた告知文である[5]。

　　緊急事態宣言が発令され、市民のみなさまには不要不急の外出、3密（密閉、密集、密接）を避けることなどが求められているところですが、市立の公遊園等においては、心身の健康維持のための散歩などで利用いただくことを想定して、一部を除き通常とおり開園しているところです。
　　しかしながら、公遊園等の遊具では、緊急事態宣言の発令後においても「多数が集まる密集場所」、「間近で会話や発声をする密接場面」となっている状

況が見られます。このため、新型コロナウイルス対策として市立の公遊園等
の遊具の使用を禁止します。

　地域をまたぐ移動を自粛したために人々は地域内の街区公園に出かけたのだ
が、公園が「賑わい」を呈してしまったために、行政によって利用が「禁止」され
てしまったのである。このような状況のなかで、人々はどのようにこれに対峙し、
行政の「禁止」から逃れてアジール的空間を見出したであろうか。「都市のアジー
ル空間のせめぎ合い」と題した問題提起は、これらの経緯を踏まえて書かれたも
のであった。

2.　考現学作品

2-1　道端のアジール

　前述の問題提起に対して発表された考現学作品のうち、本項では3つを取り上
げる。

1.　考現学作品：アジールの現場（水谷玲央那、中村駿紀、黒石いずみ）
2.　考現学作品：Covid-19禍における都市部のカフェや高齢者・子育て支援ネッ
　　トワークの持続性（小野瀬莉子・今泉結衣・黒石いずみ）
3.　考現学作品：借りぐらしの公共空間─渋谷公園の汎用的空間性を面白さと読
　　みかえるための戦略（増田真由、石川初）

　作品1「アジールの現場」は、COVID-19感染症対策として多くの公共施設が閉鎖
され、公園などの公開空地に集合することもできなくなった状況のなかで、人々が
道路の交差点や道端などにアジール的空間を見出していた様子を捉えたものであ
る。水谷、中村、黒石らによれば、近所の人々が気軽に立ち止まってお喋りをす
る外部空間として住宅地の道路の交差点が見いだされていたが、そのように使わ
れていた交差点には、住宅や店舗などからのアクセスの良さ、通り抜けや見通し
が可能な開放的空間、車両の通行の少なさや歩道が明確に区別されていることな
どによる歩行者の安全、といった条件が共通して見られたという（図1）。

　道路は公園とは異なり、本来は明確に用途が定められた施設であるが、住宅地内の道路などは常に監視されているわけでもなく、公道であっても管理が緩い。住宅の前の道路で子どもたちが遊ぶ光景はよく目にするものである。住宅地内の道路が、公共施設でも私有地でもないある種の解放区として近隣住民に見いだされ、コミュニティの形成に寄与することがあることについて、以前に私も生活学会の研究発表大会で報告したことがあった。そこでは、道路に近隣の住民が集まってバーベキューなどのアクティビティが発生

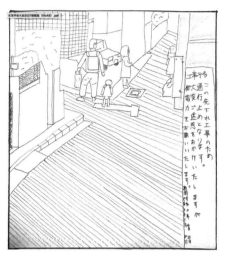

図1　「人々が立ち話をする様子」
（水谷怜央那、中村駿紀、黒石いずみ）

する条件として、行き止まりのために通過交通がないことを挙げていた。

　また、この作品では明確には示されていないが、井戸端会議のようなおしゃべりが道端で発生する場所の条件としてその道路に面した住宅や私有地の住民との関係もあるだろう。近年、住宅地の道路で遊ぶ子どもたちやその家族の振る舞いが迷惑なものとされ、道路に面した住宅の住民との軋轢がニュースに取り上げられて「道路族」などという造語が生まれてもいる。道路はアジール的な場所を見出しうる、相対的に意味の弱い空間である一方で、それゆえに隣接する人々の異なる思惑が交錯して摩擦を生むこともある。作品の中で述べられている「外部で複数の人々が屯することに対して、批判的な視点もある」とはそのことを指しているように思われる。

2-2　港区のアジール，栃木のアジール

　作品2「Covid-19禍における都市部のカフェや高齢者・子育て支援ネットワークの持続性」は、自治体などによって用意された公的な施設に集うことが禁じられた状況にあって、人々がその代替としてどのような場所を見出したかを東京の

都心部と地方都市を調査し、それぞれの事例を比較考察したものである。

　作品では、東京都港区の「クレヨンハウス」と、栃木県栃木市で見られたいくつかのコミュニティの場とが対比的に描かれている。

　「クレヨンハウス」は東京都港区北青山にある環境・健康志向の店であるが、小野瀬、今泉、黒石らはクレヨンハウスを「コミュニティ施設」と見なす。1976年に子供の本の専門店としてオープンし、現在では子供の本、おもちゃ、オーガニック食品や化粧品、生活雑貨なども扱うほか、多世代向けの地域イベントやサービスも提供している。店には地元地域の住民のほか、遠方から来訪する「通いの住民」、さらにネット販売などを通じたオンラインのメンバーがいる。また、子供の本の作家や有機栽培の野菜を仕入れるための日本各地の栽培農家とのつながりがある。クレヨンハウスはこれらをつなぐ核として機能している。もともと地域的なつながりよりも共通の関心によってつながるネットワークであったこのコミュニティをクレヨンハウスは積極的に維持し、COVID-19禍にあっても地元以外の人の訪問やオンライン交流がむしろ盛んになったという。

　一方で、地方都市である栃木では、公園や公共の集会施設などが閉鎖された状況で、公園のベンチや道端ばかりでなく、スーパーマーケットの売り場の前、八百屋の店先、また地元向けと見られる喫茶店やカフェ、居酒屋などといった場所が小さなコミュニティの場として利用されている様子が観察された。この作品のスケッチは人々や周囲の環境を簡潔に巧みに捉えていて、その場の空気が伝わってくる（図2）。ここには、人々がその取り巻く状況に合わせてアジール的な場所を見いだす様子が描かれている。栃木にはクレヨンハウスのような様々なメディアやネットワークをもったコミュニティ施設はないの

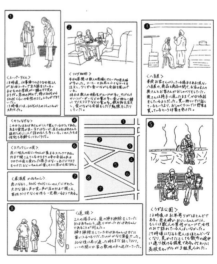

図2　「栃木市の日常的な集いの場所」
（小野瀬莉子、今泉結衣、黒石いずみ）

かもしれないが、普段から地元の住民が利用する店や空間が生きており、公共施設の代替として機能するようである。

　作品ではこれらの事例を対比して、「同地域間での個々が形成する小規模なコミュニティ」と「共通の目的を持つ物が四方八方から集まり形成する広範にひろがるコミュニティ」に二極化していると述べられているが、おそらくクレヨンハウス的なコミュニティと栃木的なコミュニティの間にも様々に見いだされたアジール的な場所があるだろう。

2-3　「みんなのための空間」の居心地の悪さ

　作品3「借りぐらしの公共空間─渋谷公園の汎用的空間性を面白さと読みかえるための戦略」は、渋谷区の街区公園を対象に、作者の増田の個人的な「居づらさ」を手がかりにして、公園における標準的な施設や装置の不便さや居心地の悪さを指摘した実践的な作品である。公園に長時間滞在することで、公園の設計方針である「想定された多数の利用者」に向けた標準設計によるベンチやテーブル、フェンスなどの居心地の悪さを取り出し、それらを緩和するための仮設の改造、（作者によれば「ハック」）をして見せている（図3）。

　公園が多様な人や活動を受け入れるために、そこで何が行われるかが決められていない施設であるということは先に述べた。無個性な標準仕様の装置ばかりの街区公園はそのような公園の本質に由来していると考えることもできるだろう。加えて、公園には、ベンチ

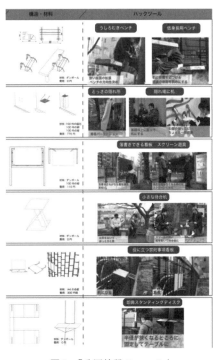

図3　「公園施設のハック」
（増田真由、石川初）

に仕切りや段差が設けられるなど、しばしば人が長居できない仕様が施されている。これは、2000年代以降に都市部の公園で広く進行した野宿者の排除のための「居住しづらい環境整備」の結果である[6]。本作品の実践は、このような公園の現状へのささやかな抵抗であると捉えることができるだろう。

3.　せめぎ合うアジールのために

　考現学作品の1と2が捉えたのは、COVID-19禍のなかで人々がしたたかにアジール的な場所を見いだし、作っている様子であった。また作品3が顕在化したのは、アジールとして用意されているはずの公園に及んでいる制御の仕様であった。そもそも、作品1と2が捉えたような人々の振る舞いが、公園に集まることが禁止される政策を契機としていた。

　だが、たとえ人々が路上や店先にアジールを見出す力を持っているのだとしても、公園はやはり「都市のアジール空間」として存在するべきではないだろうか。近年、都市の公園は新しい様相を呈している。たとえば作品3の対象地となった渋谷区では、立体公園制度と定期借地権を利用して、宿泊施設と商業施設を併設した「ミヤシタパーク」や、Park-PFI（公募設置管理制度）事業を利用してカフェの前庭のように作られた北谷公園が開園している。これらの公園は華やかに「賑わい」を見せているが、公園が実態として持っていたアジール的な空間はここにはなく、窪田亜矢が指摘するように、公園での過ごし方が「合法的に位置づけられた許可によって選別され」ている[7]。私たちはアジールをめぐる人々の創造性を称賛しつつも、公園をはじめとする都市のオープンスペースを注視し続けなければならない。

図版出典
（図1）水谷怜央那、中村駿紀、黒石いずみ　2021「アジールの現場—渋谷区東町の町歩きから—」日本生活学会『生活学会大会2021梗概集』、pp. 121-122
（図2）小野瀬莉子、今泉結衣、黒石いずみ　2021「COVID-19で見直されるコミュニティの場の形」日本生活学会『生活学会大会2021梗概集』、pp. 123-124
（図3）増田真由、石川初　2021「借りぐらしの公共空間—渋谷区公園の汎用的空間性を面白さと読み替えるための戦略—」日本生活学会『生活学会大会2021梗概集』、pp. 125-126

参考・引用文献

1)　東京都「新型コロナウイルス感染拡大防止のための東京都における緊急事態措置等　令和2年4月10日」
　　https://www.bousai.metro.tokyo.lg.jp/_res/projects/default_project/_page_/001/007/661/2020041000.pdf（2021年11月10日アクセス）

2)　東京都都市整備局「都市計画公園・緑地の整備方針」（令和2年7月改定）
　　https://www.toshiseibi.metro.tokyo.lg.jp/seisaku/kaitei_koen_ryokuti/pdf/2020/kaitei_1.pdf（2021年11月10日アクセス）

3)　小野良平　2020『ビルディングタイプ学　公園・広場』誠文堂新光社

4)　石川初　2018『思考としてのランドスケープ　―地上学への誘い』INAX出版

5)　調布市環境部緑と公園課「（4月22日発表）調布市の公遊園における新型コロナウイルス対策（遊具の使用禁止）」
　　https://www.city.chofu.tokyo.jp/www/contents/1587516605107/index_k.html（2021年11月10日アクセス）

6)　山﨑貴史　2013「公園のスポーツ空間化と野宿者の排除―名古屋市若宮大通公園を事例に」『スポーツ社会学研究』21（1）

7)　窪田亜矢　2021「都市における『公園』」の再考　事例研究：繁華街・渋谷における宮下公園の変容」『日本建築学会計画系論文集』86（781），pp. 1001-1011

都市と地方の関係
——需給関係を背景とした
　都市と漁業・漁村の関係の変化について——

About the Change of a City and the Relations of Fishery, the Fishing Village that
Assumed the Supply and Demand Relations a Background

富田　宏　TOMITA Hiroshi*

　COVID-19下の都市と地方の関係の変化を、水産物需給の視点から、生産・操業、流通・加工、交流・観光及び行政支援の現場の断片を拾い上げた。そこから見えてくるのは、漁業・漁村が本来持つ、変化への柔軟性と多様性であり、改めて、都市と漁業・漁村の関係について互いが認識し合うと同時に、相互補完的関係性の再構築の重要性が認識される。

キーワード：水産需給関係、生産・操業、流通・加工、交流・観光、行政支援、
コロナ禍
**Supply-demand relationship, Fishery production operation,
Fisheries distribution, Rocessing, Interchange sightseeing,
Administrative support, COVID-19 pandemic**

1.　はじめに

　都市と対義的に、漁業や漁村の立地特性を一言で表すならば、何より資源への依存性にある。つまり、漁業や水産業が地域産業として機能しなければ、漁業・漁村は成立し得ない。従って、必要十分な漁業資源の再生産力、つまり持続的に利用可能な漁場や漁獲資源の存在によりその立地が規定される。その特性ゆえに、一部の水産都市を除く中小漁村は、飛び地的で不連続な立地形態を見ると同時に、地理的周縁性が強い。空間的には、中小漁村の多くが、山がちで急峻な地形に高密度な集住形態の集落を形成し、暮らしと生業（漁業）と自然環境（海域・漁場）が相互補完的かつ一体的に形成される。

　また、自給物資ではあり得ない水産物は、常に市場との結びつきを前提として

* 株式会社漁村計画　代表取締役

生産され、同時に一定の流通形態を必要とし、漁業・漁村は交換経済的性格を持つ。つまり、漁業や漁村を支える水産物は明らかに都市消費地向けの市場商品であり、相互の水産物を介した密接な需給構造が、都市と漁業・漁村の最大の関係性ということができるだろう。更に、近年、美しい自然と優れた食文化を始めとした漁村の生活文化は、都市住民の体験交流観光などの対象として新たな関係も生み出している。つまり、水産物の需給関係と同様、漁村にとって近年の都市住民の漁村体験交流観光を始めとする6次産業部門は、既にもうひとつの漁村における就業所得機会として無くてはならぬ都市との共発的地域発展[1]の萌芽として位置付けられるようになりつつある。

　COVID-19がわが国で本格的に認識され始めたのは、2020年初頭のことで、その後の感染拡大と都市部を中心とした生活様式の変化は、市場経済で強い結びつきを有する都市と漁村の関係を大きく変えた。

　本稿は、とりわけ都市と地方の関係のなかでも特に食の需給や観光面で都市と密接な関係を持つ漁業・漁村を題材に、COVID-19により何がどのように変化したのかについて、主に現場の実態を中心に、できるだけ事例を収集・記録することを目的としている。

2.　COVID-19下の都市と漁業地域の関係の変化

2-1　マクロ的変化

　2020年のわが国の漁業・養殖業生産量は417.5万tで、前年比2.2万t（0.5％）の減少を見ている。海面漁業漁獲量は315.65万tで、まいわし、ほたてがい等で増加したものの、さば類、さんま等で減少したことから、前年に比べて7.19万t（2.2％）減少している。一方、海面養殖収獲量は96.7万tで、海藻類、ほたてがいが増加したことから、前年に比べて5.18万t（5.7％）増加している[2]。ただし、2020年の漁業・養殖業生産金額や単価データが、本稿執筆時点で出揃っていないことから明確な分析はできないが、COVID-19の影響で、全国的に外食需要が規制された影響は、寿司店や高級料理店等に向けた高級魚介類の生産や単価に影響を与えたとみられる。しかし、漁業生産量自体の動向要因は、むしろ近年の一定魚種の資源減少や温暖化による影響の延長線上にあるものとみられる。従っ

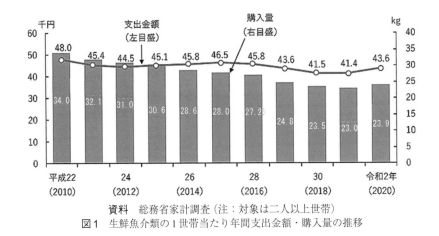

資料　総務省家計調査（注：対象は二人以上世帯）
図1　生鮮魚介類の1世帯当たり年間支出金額・購入量の推移

て、現時点で漁業・養殖業生産とCOVID-19の関係を軽々にマクロ的に論じることは控えたい。

　むしろ、注目すべきは、都市と地方、特に漁業生産地との関係の根幹に当たる需給状況、つまり、外食関連需要の縮小と内食需要の高まりに応じたそれぞれの用途ごとの対象魚介類の需給量や単価、あるいは小売ルートの変化であろう。COVID-19感染拡大以前から、わが国の漁業・漁村振興上の最も重要な課題のひとつが、国内消費量の長期減少傾向にあった。家計調査（総務省）（図1）によれば、生鮮魚介類の1世帯当たり年間購入量は2019年まで一貫して減少してきたが、まさにCOVID-19が猛威をふるった2020年には、年間購入量が前年比4％増の23.9 kgとなっている。前年比で増加するのは、2002年以来のことであり、COVID-19感染拡大の影響から同年3月以降、外食利用が大きく減少する一方で、巣ごもり需要、すなわち家庭での食事（内食）機会が増えたことにより、外食の代替としてスーパー等量販店での購入が増えた結果ということができる。一方、同じく近年の1世帯当たりの生鮮魚介類年間支出金額は概ね横ばいで推移してきたが、2020年には購入量の増加に伴い、前年比5％増の4.36万円となっている[3]。

　2020年の1世帯当たりの月別家計支出金額（図2）を見てみると、外食支出額の前年同月比は、営業時間の短縮を始めとした外食や外出自体の自粛要請等により利用者が大きく減少したため、4月に前年比66％減と最大の減少を見ており、

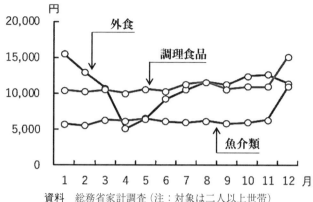

資料　総務省家計調査（注：対象は二人以上世帯）
図2　外食・魚介類・調理食品の1世帯当たり月別支出金額推移（2020年）

3～12月にかけても平均で33％減となっている。一方、家計の魚介類購入額の前年同月比は、前述のとおり内食機会が増加したことにより、6月に最大の増加となる10％増となり、3～12月にかけて平均で6％増となっている[3]。

　私たちが実感する外食向けの水産物需給の減少と、家庭向け内食需給の拡大が、データ上も明らかに見てとれる。同時に、近年縮小傾向で推移していた生鮮魚介類の1世帯当たり購入量と支出金額がCOVID-19を契機に増加に転じた点も大きな変化と言える[3]。

2-2　事例的漁業地域現場の変化

　都市と漁業・漁村は、食料商材としての水産物の需給関係を中心に、近年の体験型交流や観光面でのつながりや関係性も強くなっている。一方、第5波と言われたCOVID-19感染急拡大を乗り越え、2021年9月30日に全ての都道府県の緊急事態措置及びまん延防止等重点措置が解除されて以降、ワクチン接種が進んだこともあり、本稿執筆時点では徐々に新規感染者数は減ってはいるが、地球規模の感染状況等から未だ予断を許さない状況にある。むしろ、私たちは生活様式の変容を前提に、本格的なwithコロナのフェーズに入ったと言えよう。

　重要なことは、先に述べた数値情報等マクロ的変化以上に、100年に一度と言われる感染症パンデミックの時代に、それが都市と漁業・漁村の関係にどのよう

な変化をもたらしたかという点について、現場の生産や流通、生活に関わる人々の具体的な思いや活動の変化に関する具体的事象を丹念に収集、記録することであろう。つまり、これら都市と漁業・漁村の関係性や産地の人々の活動は、時代の環境や社会経済的なしくみを前提に成立するが、それらの条件は常に変化している。COVID-19という急激な状況変化の世界も、私たちが日常と考える世界のかたちのひとつと考えれば、そこで人々やシステムがどう対応したのかという事実は、長い都市と漁業・漁村の関係の大きな流れの一断面として、今、記録しておかなければならない。

　このような観点から、いくつかのCOVID-19下の変化の実相を整理する。なお、以下に記すいくつかの事例は、筆者の知り合いの漁業関係者にアトランダムにインタビューした内容をまとめたものである。

(1) 生産・操業の視点 [4]

　2019年は、全国的に主要漁業が不漁だった。一方、COVID-19の感染拡大が本格化した2020年には、漁獲量自体はやや回復傾向にあるが、単価の低迷で、産地生産者は獲っても収入につながらない状況が続いている。2021年以降もこの状況が継続したら、もたないという現場の不安の声が大きい。

1) 大型定置＋沿岸漁船漁業＋わかめ養殖等（岩手県岩泉町小本地区）

　岩手県沿岸北部の岩泉町小本地区の太宗魚種である大型定置網による鮭の漁獲量は、2019年に底をうった後徐々に回復し、2021年は回復基調にある。従来、出荷先である地域拠点市場である宮古市場の評価が高い当地の定置鮭については、現在のところCOVID-19の影響は見られず、極端な価格の低落もない。一方、漁協に所属する組合員の多くが着業する採貝藻漁業の漁獲主対象であるうにについては、2020年には開口日（操業日）を若干制限したが、2021年には資源量も維持されていることが確認され、自家消費や直販等の需要もあり、通常通り操業・出荷している。鮭と同様、単価の極端な低下はみられない。

　しかし、高級魚であるあいなめ、ひらめ、まます（さくらます）の単価は、基本的に低落傾向にある。これがCOVID-19の影響なのかどうかは明確ではないが、何らかの作用を及ぼしていることは容易に想像できる。また、養殖わかめは、極端ではないがやや単価が安めな一方、あなごは高単価を維持している。

　魚介類の単価は、養殖（かき、ほたて等）なのか漁船漁業なのか、魚種や需要によってもその変化は一様ではなく、COVID-19の影響が全ての魚介類単価に影響しているとは言いにくい。

　小本浜漁協では、COVID-19を契機とした操業規制などは特にやっていないし、漁業所得へのマイナス影響は、今のところはない。

2）ほや種苗採捕＋刺網等沿岸漁船漁業者（宮城県石巻市牡鹿半島）

　やはり、全体的に安値になっているのは事実である。仙台や豊洲など消費地中央卸売市場に送る魚種は、仲買もなかなか値段をつけられない状況にある。宮城県央の拠点的産地市場である塩釜市場では、まぐろの買い付け業者自体が来なくなり、「操業しないで欲しい」と、まき網船業者に休業要請したとの話もある。

　魚が獲れる獲れないという問題以前に、操業すれば獲れるのであるが、取引単価が安くなっているため、単価が低下した分、獲る量を多くして何とか漁業経営を維持している状況にあるという。ただし、漁に出れば赤字にならざるを得ないが、お金を回すために出る漁業者と漁に出ずに経費を削って耐える漁業者に二分化されている感がある。

　魚種によって商売になるかならないかの違いがあるので、一概に支援と言っても難しいところはあるとは思うが、何らかのかたちで漁業経営の維持に効果のある国や県、市町村の支援を期待しているのが、小規模漁業者としての本音である。

　インタビュー対象者自身、2020年は魚価の低迷状況から、出漁しても経営的には、ほぼトントンの状況だったので、この機会に資源保護も考えながら操業を控えたが、2021年にはさすがにその体力はなく、お金を回すために出漁している。従って、数字で言えば、2020年同時期と比べれば水揚げはあるという結果になっている。

　資源保護の観点と、水産物の流通量調整による魚価の回復の同時進行のために、全国のブロック毎の休漁（補償付き）実施といった取り組みが出来たら良いのだがと思いを語っている。かなり、漁師の立場に偏った意見になってしまったと本人は言っているが、小規模経営漁業者の本音と言えよう。

3）小型底曳中心の都市型多品種少量生産漁業（神奈川県横浜市漁協柴支所）

　価格がつかないこと（特に都市型漁業の横浜の場合、豊洲市場の単価低落が大きい）が、産地漁業生産や経営を直撃しているのは事実である。当地の漁業は東

京湾西岸沖を漁場とした小型底曳網を中心としたものであるが、操業に週4日出るところを3日に制限したり、操業時間自体を短縮したりするなど自粛対応をしている。COVID-19感染拡大の下、本来当地の漁獲物全体の平均単価が概ね1,000円/kg程だったものが600円/kg程になったという感覚があると言う。

　なお、漁業者の所得減少分は、港湾工事関連の臨時収入や遊漁案内業収入等で補完しているのが実情である。

4）大型定置＋近海捕鯨＋いせえび刺網＋採貝藻等（和歌山県太地町）

　紀伊半島突端の沿岸捕鯨で有名な小規模辺地漁村である和歌山県太地町の場合、COVID-19の影響と思われる単価の低下傾向は、鯨肉に表れていると言う。赤身肉で通常3,000円/kg程のものが2,000円/kg程になっている感覚である。2020年の春（第1回緊急事態宣言時）に単価が下がり、秋ごろには持ち直したものの、その後は低迷傾向にある。

　一方、大型定置漁獲物やいせえび（刺網）、あわび（採貝漁業）については、COVID-19の影響以前に、長期トレンドとして漁獲量自体が減少傾向にあったため、極端な単価の低下は見られない。ただし、通常は単価が上がる時期、いわゆる旬の時期に単価が上がらないといった状況はあるようである。

　また、紀伊水道や南紀海域で近年漁獲が減少傾向にあったかつおについては、一旦漁獲量が底をついた後、最近、三重県や紀伊水道で豊漁が続いているため極端に値が下がっているが、COVID-19の影響というよりも、いわゆる"大漁貧乏"の性格が大きい。

　太地町では、対象魚種の漁獲量自体が長期減少傾向にあることから、COVID-19を契機にした操業規制等は行っていない。

5）きんめだい特化型産地（静岡県下田市伊豆漁協本所及び稲取支所）

　伊豆漁協下田本所の場合、2020年には操業を自粛するきんめだいねらいの漁船も見られたが、2021年現在は出漁をひかえている漁船はない。しかし、高級魚であるきんめだい（下田市場取扱魚は主に豊洲市場出荷）の単価は、明らかにCOVID-19感染拡大の影響で低落している。特に、伊豆漁協下田本所市場で20段階ほどにランク分別して出荷しているきんめだいのうち、ランクの下位のものが極端に安くなっており、経費倒れの状況にある。

　つまり、COVID-19に係る緊急事態宣言の発出など感染状況と、当地のきんめ

だい単価の増減は確実にリンクしている。

　基本的には、全体で経費トントンの境界ラインで操業・生産・出荷しているのが実情で、今後も低単価状態が続くと、経費倒れで、きんめだい漁ができなくなる恐れが大きいと認識され、関係者の間には強い危機感が共有されている。現在は、売れ残りそうな低ランクのものについては、低価格であっても、仲買人に頭を下げて買ってもらっている状況である。

　漁業者の立場としては、収支ギリギリでも資金を回すためには操業せざるを得ない状況にある。消費者にとっては、現在は高級魚を量販店等で安く買えるチャンスかもしれないが、産地側としては、今後も低価格状態が続くと、低価格が当たり前のように定着してしまうことが怖いというのが率直な意見である。

　一方、同じく伊豆漁協稲取支所のきんめだい漁歴48年のベテラン漁業者個人へのインタビューによれば、稲取支所でもやはり人幅に価格が下がっているという。稲取ではCOVID-19感染拡大以前に漁協直営の直販施設ができ、そこでも地元産のきんめだいを扱っているが、きんめだいが直販施設に流れる量が増えていること、全体的に相場が下がっているということが販売面の特徴として挙げられる。地元住民にとっては、地場のきんめだいが割安で購入できるということで喜ばれるというやや複雑な状況にある。地元住民が、直販所で買ったきんめだいを都市部の親戚や友人などに送るという新しい流通の形も垣間見えるようになっている。つまり、基本的に漁獲物は単価の高い大消費地市場に出荷することが当たり前で、これまで地元向けのPRや販売が手薄だったが、地元消費者へのアプローチがCOVID-19の下で増えてきたという実感があり、これは一つの販売・流通面での変化として、今後それをうまく利用できるかという点が課題として認識されている。

　稲取のきんめだい生産量は非常に厳しい部分もあるが、2021年3月くらいからやや上向いていると言う。量が獲れれば、若干市場価格が低めに抑えられても、漁業経営上は何とかなるというのが生産者個人の見解である。一方、漁獲量自体が減少に転じた場合、今の低値価格が定着してしまうと、経費割れする公算が大きいので、生産現場は獲れる量と相場を見くらべながら操業するという判断を常に強いられている状況にある。

6) 遠洋漁業 (静岡県焼津漁港)

　静岡県央に位置する焼津漁港 (焼津市) は、大型の遠洋漁業 (海外まき網、遠洋まぐろはえ縄、遠洋かつお一本釣り) の全国随一の水揚拠点漁港である。

　近年、遠洋漁船の乗組員は、東南アジアや中東系の外国人労働者に依存している部分が大きい。彼らは、大型の漁船内に完備された居室に寝起きしながら、数十日単位の航海に出ることになる。一旦航海に出れば、閉鎖的な船内で共同生活することになるため、COVID-19感染拡大以降、出航前に全員がPCR検査を実施して乗船することになっている。更に、乗船後は、毎日検温が義務付けられ、船に簡易検査キットを持ち込み、定期的に検査しながら操業している。

　万一、乗組員に1人でもCOVID-19発症者が出た場合は、基本的にその時点で操業を停止し、それぞれの漁船が所属する日本国内の基地港に帰港することが各遠洋漁業経営者間のルールとなっている模様である。つまり、乗組員のCOVID-19発症が操業現場で確認されたとしても、例え操業海域が日本から遠く離れた洋上であっても、漁場近くの外国に寄港し、上陸することはない。

　焼津漁港に水揚げされる遠洋漁業関連の漁獲物は、冷凍かつお、冷凍まぐろが主体であり、刺身やたたき商材を含めた加工原魚向けに使用されるため、価格動向によっては一定量の冷凍保管 (出荷調整) が可能である。従って、一般の沿岸・近海漁業で漁獲される鮮魚価格程の下落は、今のところ見られない。

7) しらす漁 (静岡県静岡市駿河区用宗漁港)

　静岡県静岡市に立地する比較的規模の大きい用宗漁港は、しらすの水揚げが水揚げ量全体の9割以上を占めるしらす依存度の高い漁港である。しらす漁業者へのインタビューによれば、しらすはスーパー等量販店で販売されるのが一般的であり、今回のCOVID-19の影響はそれほど大きくはないという。

　つまり、巣ごもり需要で家食 (内食) 需要が増え、その需要に対応しているスーパー等量販店の売り上げは全般に伸びていることから、COVID-19による需要低下や単価の下落といった影響は見られないという認識である。

　一方で全国に目を向けると、魚種等によっては大きく影響を受けている場合もあることから、漁業種類や魚種によってその影響に差があるのは事実と思われる。

8）たこ漁＋遊漁案内業兼業漁業者（山口県柳井市）

　山口県柳井市、つまり瀬戸内海西域漁場で、たこ漁と遊漁案内業を組み合わせて操業する小規模漁業者の場合、「ほとんど影響ない」という認識である。2020年の第1回目の緊急事態宣言の時点では、主に、まだこを獲っていたが、まだこに限らず仲間の漁業者が漁獲する魚介類全般の価格が下がったと言う。しかし、4週間もしたら元に戻り、その後はCOVID-19に起因するとみられる単価低下は見られなくなったと言う。

　インタビュー対象者である瀬戸内の小型漁船漁業者は、「人の口は変わらないから」と言う。つまり、外食はもちろん減るかもしれないが、その分、家で食べる量が増える訳で、全体需要は変わらないという認識を持っている。

　ただし、家食（内食）と外食で求められる水産物の種類は異なってくるので、そのあたりの影響の大小が生産現場に直結してくるものと思われる。

（2）流通・加工

1）豊洲中央卸売市場の状況変化を概観する[5]

　流通面の変化について、わが国最大の消費地中央卸売市場である豊洲市場の実態について概観する。先ずは需要の変化であるが、もともと都内の中央卸売市場の流通量、取扱金額は年々減っていた。これは全国的な傾向で、水産物全体に占める市場流通割合は年々縮小傾向にある。

　豊洲市場では、COVID-19感染拡大以後、寿司店・割烹・レストラン等の業務筋系の高級食材の需要が確実に低下した。時期的には、COVID-19感染拡大に伴い、最初の緊急事態宣言が出た2020年の4月に極端に需要が低下している。鮮魚の取り扱いに関しては前年度比20％以上の減少を見ている。最初の緊急事態宣言が明けたのが2020年5月の後半であったが、その時点までは20％〜10％の減少を見ており、2回目の宣言の際にも同じく10％程取引量が落ちている。ただし、2回目の場合、そこから回復し、緊急事態宣言が明ける3月ぐらいには取扱量は、通常レベルに戻っている。

　そして、本原稿執筆時点の2021年の中間段階では、前年比で見て若干上向き傾向にある。つまり、前述したように、業務筋向けの高級食材が1回目の緊急事態宣言下で大きく低下したが、これは当然、飲食店の営業自粛や三密回避という

対COVID-19ルールにより、人々が飲食店に行かなくなり、レストランや居酒屋等の業務筋用に多く出回っていた高級魚介類や養殖まだい、ぶり、まぐろ、ほたて等の鮮魚、刺身用の冷凍魚の動きの鈍化につながることになる。

　一方、業務筋以外のスーパー等量販店や小売向けの需要は、かなり伸びた。この増えた部分の需要に対して魚介類が供給された訳であるが、スーパー等量販店で取り扱われるいわゆる定番魚種である、さんま、あじ、さば、いわし、ぶり、たい、といった魚種の引き合いはかなり増加傾向を示すことになる。

　生産現場では、荷主としては、高級食材は売れないので引っ張りたくないという事情があり、豊洲市場への出荷が控えられることになる。すると、生産現場の生産者、つまり漁業者は、獲っても極端に単価が低かったり、場合によっては買ってもらえなかったりという状況が見られるようになったため、高級食材である伊勢海老やあわび、くるまえび等は需要が大幅に減り、必然的に出荷も減るということになったと考えられる。

　このような状況を踏まえ、豊洲市場も相当量の水産物の動きが落ち込んだことに対し、何か支援事業を活用できないかということで、水産庁の事業を活用して卸値や出荷数が前年度に対し2割以上落ちた水産物を対象に、水産物販売促進緊急対策事業[6]を導入した業者がいた。豊洲市場の東京魚市場買参協同組合という買参権を持つ仲買人組合が補助金の受け入れ対象となり、ネット販売送料を無料にしたり、店舗で仕入れた魚に対して一般客に無料提供したりという対策に取り組むことになる。

　そのような状況の中、消費者にとっては確実にお得感があって非常に喜ばれたが、一方で卸売業者は、買参組合傘下の組合員は補助金で仕入れてお金を充てることができたが、その他の流通業者は補助金を活用できないため、同じ料金で仕入れても自分の持ち出しになってしまい、市場内で不公平感が生まれていたということが市場関係者へのインタビューで確認されている。

　その後も、事業対象魚である養殖まだいやぶり等について、補助金を活用して買った業者と全額自己負担で買った業者が分かれてしまったため、どうしても不公平感が生まれ、それ以降対象魚種の取引単価はかなり下がることになる。当該補助金終了後も、単価はそのままで戻ることはなかった。

　そういった状況を経て現在に至り、単価は上向きとなり、ことなきを得たが、

そのような経緯の結果、流通面では、やや市場価格の混乱が起きたのかもしれない。

2）全国の産地漁村における女性加工活動事例 [1]

　全国の漁村女性が取り組んでいるさまざまな小規模水産加工の実態について事例的に整理する。彼女たちの中には、従来から自分たちの商品を道の駅に代表される既存の直販施設から注文をとり、買い取ってもらうという形態の販売・流通方法が多かった。一方、観光施設的性格の強い道の駅のような施設は、COVID-19の影響で休業あるいは、極端な利用客の減少を見たため、必然的に注文が減少したという。

　また、セレクトショップ的なものが、COVID-19の影響で閉店してしまい、売上が減ったケースや大手量販店が生産者を助けようという企画に取り組む例もある。このような大手量販店による企画で、商品が取り上げられ、テレビ等マスコミで紹介されたことから、COVID-19感染拡大以降、もともと漁村女性が小規模に取り組んできた経緯から、商品製造が需要に追いつかないという場面も一方では見られた。

　例えば、地場水産物を使い加工品を開発しているある漁村の若い女性グループの場合、生産者、つまり漁業者の漁獲物販売に協力しようということで、冷凍惣菜等を企画、販売している。この事例では、冷凍惣菜が、いわゆる巣ごもり需要にマッチして大いに売れたという思わぬ効果につながっている。しかし、もともと生産者の魚を少しでも買い支えしたいと言うことから始まった小規模な活動だったため、大量需要に対応可能な体制が整っている筈もなく、せっかくの試みが消滅しそうな状況にあることも事実である。

(3) 都市と漁業地域の交流・観光

1）直販・海鮮レストランの状況（神奈川県横浜市漁協柴支所）

　主に周辺住民に人気のあった新鮮な地場水産物を取り扱っていた横浜市金沢区の柴漁港内に立地する漁協自営の直販施設や、どんぶり屋（地元産あなご等を原材料とした海鮮レストラン）は、COVID-19感染以降、休業状態が続いている。首都圏に立地する横浜市でさえこのような状況が続いており、県境をまたぐ移動自粛が叫ばれたことから、地方漁村の体験交流観光や直販・海鮮レストラン等の

多くが閉鎖しているのが実態である。ただし、2021年9月末の全国的な緊急事態措置及びまん延防止等重点措置の解除以降、徐々に活動が再開し始めている。しかし、次の感染の波を見据えながらの恐る恐るの再開といった面は否めない。

2）遊漁案内業の状況

　遊漁案内業は、その多くが漁業者の兼業機会、つまり漁業と組み合わせた副業収入機会という役割を持ち、漁家収入補完面での貢献度が大きい。

　山口県柳井市でタコ漁と遊漁案内業を兼業経営する小規模沿岸漁業者によれば、遊漁案内業の方は、客足は全く減っていないという。三密回避がCOVID-19感染予防指針として示される中、町中で遊ぶより、アウトドアで開放的な船の上での釣りに利用客の安心感や人気が集中した面があったためと思われる。このような状況は、首都圏の船釣りのメッカである横浜市金沢漁港（横浜市漁協金沢支所）所属の遊漁案内も全く同様であり、COVID-19による利用客の減少は殆ど見られなかったという。

（4）マイナス変化に対する行政の対応
1）水産庁の対応の概要[8]

　2020年の1月以降、国内でCOVID-19が本格的に認識され始めた頃、水産庁を含めて政府全体でさまざまな議論が交わされた。同年3月以降は、COVID-19感染拡大に、国としてどう対応していくかという予算確保も含めた本格的対応に着手している。

　水産庁のCOVID-19対策あるいは支援の骨子は、大きくは3つの柱で構成されている。1つは「漁業者の事業継続と雇用の維持に関する支援」、2つ目が「販売促進」、3つ目が「輸出力の維持・強化」である。

　1つ目の柱である「漁業者の事業継続・雇用」については、経営の維持・再建のための資金の無利子化や無担保化といった面を支援する対策、あるいは漁業者の収入が減った場合の補填支援等が並んでいる。更に、国内外の人の往来が制限される中、わが国の漁業や水産業の現場では外国人労働者に多くを依存していた部分があり、不足する人材確保のための支援等が主な内容となっている。

　2つ目の「販売促進」については、市場で売れないもの、例えば、あじ、さば、まぐろ等の魚は冷凍保管がきくため、これらの魚種については一時、市場から冷

資料　COVID-19関連令和2年度第2次補正予算（水産関係）の概要

1　漁業収入安定対策の拡充
○　積立ぷらすの基金の充実　　　　　　　　　　　　　　　　　　予備費で対応
・積立ぷらすの基金の執行状況に応じて、不足があれば予備費による積み増しを行う
2　漁業者等の資金繰り対策の強化
○　経営維持・再建のための資金繰り対策の強化　　　　　　　　　128億円
・漁業者等の資金繰りに支障が生じないよう、農林漁業セーフティネット資金等
　の実質無利子化・無担保化等での融資枠を拡大
・農林漁業セーフティネット資金として、更に融資を受けやすくするための漁業
　者向けの劣後ローンを措置
　　融資枠 農林漁業セーフティネット資金：135億円→1,335億円（1,200億円拡充）
　　漁業近代化資金：100億円→135億円（35億円拡充）
　　保証枠（実質無担保化等）：509億円→575億円（66億円拡充
3　休漁中の漁業者対策
○　資源・漁場保全緊急支援事業（基金）　　　　　　　　　（所要額）17億円
休漁を余儀なくされている漁業者が行う漁場の保全活動や資源調査を支援
・漁船による漁場の耕うん・清掃（例：6万円／隻・日）
・藻場におけるウニ駆除等（例：1万円／人・日）
・海水温の観測等の資源調査（例：6万円／隻・日）　等
4　農林漁業の経営継続のための支援措置
○　経営継続補助金　　　　　　　　　　　　　　　　　　　　200億円の内数
・新型コロナウイルス感染症の影響を克服するため、漁業者の経営の継続に向け
　た取組や感染拡大防止対策を行う場合の経費を支援
　(1)省力化機械の導入など生産・販売方式の転換に必要な経費（補助率3/4(上限100万円)）
　(2)(1)の取組に加え、業種別ガイドライン等に即した消毒、換気設備等の感染防止対策
　　　　　　　　　　　　　　　　　　　　　　　　　（定額（上限50万円））
5　1次補正予算の運用改善等
①　特定水産物供給平準化事業
・保管期間の長期化による漁業者団体等の負担を軽減するため、保管料、運搬料等の経費
　に対する補助率を引上げ（1／2→2／3）
②　水産業労働力確保緊急支援事業
・作業経験者を雇用する場合の掛かり増し賃金等の支援水準を拡充（1／2→定額（上
　限500円／人））するとともに、支援期間を12月まで延長
・遠洋漁業への支援については、外国人船員を現地の港において配乗する際の経費を追加
③　水産金融総合対策事業
・農林漁業セーフティネット資金等の利子助成上限額の引上げ（1千万円→3千万円・4千
　万円）
・基金協会等の求償権償却経費の助成水準を拡充（2／5→4／5）
④　国産農林水産物等販売促進緊急対策
・インバウンド需要の減少や輸出の滞留だけでなく、外食需要の減少を要件に追加すること
　で、対象品目の拡大を可能とする
以上のほか、平準化事業、労働力確保等、1次補正で措置された事業は、執行状況に応
じて予備費を手当てする

資料　水産庁HPより
（https://www.jfa.maff.go.jp/j/attach/pdf/coronavirus-5.pdf）

凍保管に移し、需要が高まった段階で出せるようなしくみをつくり、一時保管後
に、供給の安定化、需要に見合った供給量にしていくという考え方の支援スキー
ムとなっている。また、販売面では、COVID-19との関連で外食が縮小した分、
例えばネット販売の強化や学校給食へ水産物を出す際の支援・補填・補助等が主

な支援内容である。

　更に3つ目の「輸出力の維持・強化」については、例えば輸出のために必要な衛生管理施設の整備や販売・商談する際の支援といったものが主な支援内容である。

2）漁協の感触

　全国の漁協系統が参加する組織である全国漁業協同組合連合会へのインタビューによれば、2020年12月決算の全国の漁協の前年（2019年）比較では、利益は23％減となっており、特に事業利益の激減が著しいと言う。漁獲・生産数量は増加しているものの、単価の低迷により金額が減少していることが要因と分析されている。まさに、全国津々浦々の漁業運営のリーダー的立場にある漁協経営に、少なからずCOVID-19感染拡大が影響していることが分かる。ちなみに12月決算の前年比は、不漁がひびき10％減の状況にある。いわば、長期的トレンドである漁獲不振にCOVID-19が追い打ちをかけた格好である。

　なお、2020年12月決算漁協は地域的には北海道が多く、必ずしも全国実態を表してはいないが、基本的には、養殖、多品種少量生産の沿岸漁業、単一魚種大量生産（遠洋漁業等）といった漁業形態で状況は異なるとみられる。

　全国の漁協では、2021年度も厳しい経営状況が継続するのではないかという予想から、それぞれの漁協の機能や役割の低下につながるのではないかという不安が大きい。

　つまり、全国の漁協の足腰が弱り、本来の役割が果たせなくなったら、地域の漁業・水産業も打撃を受けるという危機感である。このような中、国等のCOVID-19支援施策対象は、漁業者個人等に限定され、系統の漁協に対する支援について積極的制度設計の要望が聞かれた。

3.　まとめ

　COVID-19を契機とした都市と地方の関係の変化を、主に都市と漁業・漁村の関係に焦点を絞りつつ、現場の実態と変化を中心に見てきた。

　COVID-19感染症自体は、現在進行形の問題であると同時に、考察・検証すべき関連データ自体が未だ出揃っていないというジレンマもある。一方、例えば、

　100 年に 1 度の地球規模の感染症が現在進行形の今、抽出的かつ事例的ではあるものの、都市の対概念としての地方（漁業・漁村の現場）における生産・操業、流通・加工、都市と漁村地域の交流・観光の現場の変化の風景に加え、大きな災厄に対し国レベルの支援施策がどのような観点で考察・実行されているのかという点についても今回、整理することができた。

　俯瞰的に見れば、COVID-19 を契機とした生活様式の変容を前提に、大消費地である都市需要が大きく変化したことから、外食需要の落ち込みが高級魚介類を中心に全般的な魚価の低迷を招いた一方、巣ごもり需要、つまり家食（内食）需要は伸びている。このような大きな変化が、それぞれの地方すなわち漁業・漁村の現場に何をもたらしたのかを個々に見ていくと、COVID-19 の漁業・漁村への影響と変化は、それぞれの生産現場の条件により多様であり、漁業や漁村が本来持つ漁獲変動や燃油価格の変動などの変化に対する柔軟性の再発見につながる。

　つまり、限られた事例からではあるが、現場の対応や変化の内容、規模・範囲は、生産する魚種や漁業種類や漁船漁業と養殖業の別、あるいは経営規模、関わる人等により差異が見られる。COVID-19 下における魚介類需給量や金額自体は全般に停滞し、多くの生産者や流通業者に単価の低下という経営に直接関わるマイナス影響を与えたことは事実である。特に、生活様式の変容の中でも外食制限は、高級魚や刺身商材、養殖生産物の需給を縮小させた反面、巣ごもり需要に対応したスーパー等量販店需給量は増加し、高級魚がスーパーの店頭に並ぶ光景も見られた。転じて、遠洋冷凍太もの商材については、相場に応じた出荷調整を冷凍保管というかたちで乗り切ろうとしている例もある。一方、個々の小規模漁業者の操業や経営面では、漁獲を制限せざるを得なかった漁業種類の場合、遊漁案内や漁港・港湾工事等による補完的収入源の重要性が改めて認識された地域も多い。小規模な特産型加工に携わる全国の女性活動が見直され、主にスーパー等量販店の企画に基づく大規模需要が生じたが、もともと経営・製造規模が小さかったため、チャンスを活かしきれなかった例も見られるが、特に出荷調整に餌代等多大の経費が必要となる養殖魚介類を中心に、都市消費者が求めやすい加工開発が進んだり、ネット等を活用した直接販売方法をとる生産者も増えたように見える。

　津々浦々の危機への対処を概観すると、もちろん国等による支援策が力を発揮した部分もあるが、もともと決して安定的ではなかった漁獲増減や漁業所得変動

にしなやかに対峙してきた漁業・漁村の産業や地域としての所得構造の柔軟性が改めて表出したとみることもできるだろう。特に、漁業＋アルファの兼業機会の確保や、経費割れしないで魚介類をどう売るかということに多くの生産現場や市場流通段階でさまざまな工夫が施されたであろうことは、読み取れるのではないだろうか。

　東日本大震災の時も感じたことであるが、重要なのは、その時現場で何が起こっていたのかという正確な基礎情報の収集と、復興に向けての活用であろう。その点では、現在もその災厄の只中にある今、必要十分とは言えないまでも、当事者へのインタビューを通して、漁業の生産・操業、流通・加工、人々の生活及び、国家的危機認識の下での政府の支援の実態を総合的に見ることができた点は意義あることと感じている。

　漁業の現場では、COVID-19 以前から資源枯渇と漁獲減少に加え、継続的な需要低下トレンドの中、漁業所得の縮小と過疎高齢化など地域活力の低下が継続的課題となってきた。このような長期的課題を背景に、漁業と生活と環境が一体となってかたちづくられる漁村の好ましいコミュニティと景観を含めた独自の空間形成等変わって欲しくない面と、必要十分な所得を担保する信頼性の高い産業としての漁業・水産業の再構築のために変わらなければならない面の双方が、長い間、議論されてきた。つまり、生活文化としての生業（なりわい）型漁業と産業としての漁業・水産業の効率的振興のせめぎ合いである。誤解を恐れず言うならば、COVID-19 下で見られた全国津々浦々の漁業生産現場での対応や努力は、これを機会に、漁業や漁村がその機能と役割を持続的に発揮し続けていくため、変動の大きな漁業生産だけに依存しない多様な"海業[9]"を担う"海村[10]"への転換や、都市消費者との距離を近づけることで売れる商材を提供する生産地の流通構造再構築に向けたヒントを内在しているように思える。その場合、都市と漁業・漁村の関係は、単なる食料需給関係にとどまることなく、相互理解の関係に育っていくことが不可欠であろう。

　近い将来のCOVID-19パンデミック状況の一定の収束を見据えれば、渦中での現場の学びと実践が、今後のwith コロナ時代に、都市と漁業・漁村の関係の再認識を通じた漁業・漁村の持続的維持・発展のための知恵や相互補完的関係性の再構築に昇華することを祈りたい。

参考・引用文献

1) 地域振興の議論の中で、外発的発展論から内発的発展論による域内経済循環による地域振興理論が盛んに議論されたが、小田切徳美 (2013) は、内発的発展論を地域再生戦略のグランドセオリーと言える位置にあるとしながらも、具体策に乏しく、「総論賛成各論不在」という状況とみている。小田切徳美　2013「地域づくりと地域サポート人材」『農村計画学会誌』32 (3)、p. 384
   このような観点から"修正型の内発的発展"について、小田切徳美 (2013) は、そのような状況を「共発的発展」と整理している。

2) 2020年漁業・養殖業生産統計年報 (農林水産省統計情報部)

3) 2020年家計調査 (総務省)

4) 2-2 事例的漁業地域現場の変化の (1) 生産・操業の視点に関する生産現場インタビュー調査は、富田及び関 (東海大学) による。

5) 2-2 事例的漁業地域現場の変化の (2) 流通・加工に関するインンタビュー調査は阿高麦穂 (OAFIC 株式会社) 及び関による。

6) 水産物販売促進緊急対策事業とは、水産庁により実施された事業であり、COVID-19の影響で売上げの減少等が生じている水産物について、将来の需要に対応できる生産・供給体制を維持することを目的に、ECサイト等を活用した販売における送料の補助や、新商品開発・PR事業等に対する水産物等の提供といった支援が行われた。

7) 2-2 事例的漁業地域現場の変化の (2) 流通・加工の2) 全国の産地漁村における女性加工活動事例インタビューは、関 (東海大学) による。

8) 2-2 事例的漁業地域現場の変化の (3) マイナス変化に対する行政の対応 (水産庁の対応の概要) は、山本竜太郎 (元水産庁漁港漁場整備部長) へのインタビューによる。

9) 「海業」とは、海と関わる「業 (なりわい)」を指す。それを「新しい業態」として提起したのは、神奈川県三浦市で、1985年当時、政策提案として「海辺に立地する産業」という文言で広く掲げられた。90年代以降は、神奈川県が漁村地域産業に限定して海業を地域活性化策として打ち出していく。漁業の「6次産業化」ともイメージが重なる。2013年に楼小波 (当時東京海洋大学教授) が、「海業の時代〜漁村活性化に向けた地域の挑戦〜」(シリーズ地域の再生19　社団法人農山漁村文化協会) の中で漁村振興に係るコミュニティビジネスの視点でまとめている。

10) 海辺に立地する村は、史料上は、浦や浜と表記され、一般に漁村と呼ばれることが多いが、この表現は漁業を生業とする村には合致するが、塩業・廻船業・農業・林業など混在した生業を営んでいた海辺の村落は海村と称する方がふさわしい。
   筆者は、このような歴史的定義とは別に、現代の漁村において、縮減局面にある漁業だけでなく、漁業を核としながらも多様な地域資源を活用した産業文化が多層的に併存する海辺のコミュニティを「海村」と想定して使用している。

Ⅲ

リスク社会とポリティクス

リスク社会
──COVID-19パンデミックで顕在化した内実──

Risk Society: What the COVID-19 Pandemic has Brought Us

三好恵真子　MIYOSHI Emako*

　冷戦崩壊後に突入したリスク社会では、リスク分配を巡る葛藤が支配的となり、これまで非政治的な領域とされてきたものも「非知」の問題と交錯しあうようになり、次々と政治化されてゆく。つまり、政治と非政治の概念の境界が曖昧になる一方で、科学がリスクの知識を独占することは許されずリスクの知識分配がコンフリクトの一つの争点ともなり得るのである。COVID-19パンデミックを巡る対処も、まさにこのリスク社会に置かれていると考えられる。さらに現代社会は「科学的な知見の不確実性」と「主観的意思決定に起因する不確実性」という重層していることにも目を向けなくてはならない。それゆえに科学的に未解明の部分への見解に差異が生じ、科学的内実を超えて社会的・政治的文脈を巡る論争へと発展する可能性がある。

　本稿では、未曾有の事態であるCOVID-19パンデミックに対し、監視型テクノロジーにより国家と個人が直接的に技術により結びつき、そのマクロな「効用」がクローズアップされる一方で、これらの実態をミクロなフェーズである「生活者の視点」や「経験」から捉え直す必要性を、新たな問いとして掲げ、議論を深めた。さらには、COVID-19パンデミックを乗り越え、未来を切り拓いていくために、世界中で多くの命を奪った悲痛な現実の「経験」から熟慮すべき普遍的パースペクティブを描き出していく。

キーワード：リスク社会、不確実性、COVID-19パンデミック、
　　　　　　国家と個人、生活者
　　　　　　Risk Society, Uncertainty, COVID-19 pandemic,
　　　　　　Nation and individual, Ordinary people

1. 複雑化するリスク社会に到来したCOVID-19パンデミック

　社会のあり方が激変したことへの象徴性となる1989年の「ベルリンの壁の崩壊」以降、戦後の世界を捉える枠組であった冷戦構造の終焉とともに、世界の諸地域は、単一の市場経済の中に組み込まれつつあり、国際的な相互依存関係が緊密化する一方で、痛ましい様々な紛争や対立が拡大してきている。

　こうした今日のリスク社会への注目の高まりは、学問的には1980年代後半以降に社会学分野にてリスクに関する議論が新たな角度から興起したことの貢献が

*　大阪大学大学院人間科学研究科　教授

大きい。ドイツの社会学者ウルリッヒ・ベックは、近代化を二つの転移位相として捉えており、とりわけ冷戦崩壊後のリスク社会への突入を「ポスト近代」として特徴づけた[1]。すなわち、近代初期では、前近代に比べ個人の自由は大幅に伸張し、国民国家は福祉国家をめざす努力をしていたが、こうした単線的な近代化に対して、再帰的近代への突入を示す新たなリスク社会では、マクロレベルでのグローバル化の拡大とミクロレベルでの個人化が進行する中で、我々の抱える課題はより複雑になったと指摘している。加えてベックによれば、特にチェルノブイリ以降、富の分配とリスクの分配にずれが生じた結果、リスクの分配を巡る葛藤が支配的となり、これまで非政治的な領域とされてきたものも、未来は知り得ないという「非知」の問題と交錯しあうようになり、次々と政治化されてゆく。つまり、企業活動、科学的研究、司法、メディア等といったこれまで非政治的領域にあると考えられてきたものが政治的な意味合いを帯び、政治と非政治の概念の境界が曖昧になる一方で、科学がリスクの知識を独占することは許されず、リスクの知識分配がコンフリクトの一つの争点ともなり得るのである。そして、この度のCOVID-19パンデミックを巡る世界中での諸対処も、まさにこの渦中に置かれていると言えよう。

　しかしながら、ベックのリスク社会論は、あくまでも西洋における近代化を範型としている点に留意が必要である[2]。韓国の人口社会学者チャン・キョンスプは、1961年の韓国の軍事政権成立から1997年の国際金融危機までの韓国社会における社会変容に着目しながら、「圧縮された近代」という概念を初めて提唱した[3]。圧縮された近代とは、文明化の過程における一つの状況にあり、ここでは経済的、政治的、社会的、文化的な変動が、時間、空間の双方に沿って著しく圧縮された方式で起こっており、相互にかけ離れた歴史的、社会的諸要素が動的に共存していることで、高度に複雑で流動的な社会システムの構築と再構築が起こっている状況を指している。同様に、現代の中国社会は、リスク社会に突入したことが指摘されているものの、中国の法学者梁红秀によれば、その社会転換は、前産業社会から産業社会へ変容する単線型図式ではなく、時間軸が高度に圧縮されたリープフロッグ型の発展であり、前産業社会、産業社会、さらにはポスト産業社会の特徴が共存した状態にあると言及している[4]。このように、西洋諸国が数百年をかけて築き上げた産業化プロセスを、アジアの新興諸国が極めて短期間

で実現しようとしても、各地域の経済力や技術力が相違するために、産業化社会そしてリスク社会へ移行するプロセスが全土で統一されにくくなっていることを押さえておきたい。

　他方で、リスクをどのように捉えていくかという方法論に関しては、リスクを概して数値の計算を通して客観的に捉える「客観的リスク」と、リスクが置かれる文脈に応じて解釈していく「構成主義的リスク」あるいは「リスク認知」に大別される[5]。従来の化学物質、食品、環境汚染物質、労働環境などに対処する「リスク分析」は、「リスク評価」、「リスク管理」、「リスクコミュニケーション」にて構成され、そのうち「リスク評価」は、有害物資等に関する定性的な判定を踏まえた上での被害の大きさの数量的な把握を行うため、「科学ベース」と称され、客観性を帯びたものである。他方、それらをコントロールして被害を防ぐための施策を決定する「リスク管理」の場合、「政策ベース」と称され、行政等の「意志決定のプロセス」に依拠するものである。よって、このようなリスク分析にてリスクに含まれる不確実性の在り処が限定されることにより、施策決定においてリスクが取り扱いやすい形に処理されることが可能になっていた。

　しかしながら、COVID-19のように、それに対する定性的な科学的知見を十分に得ることが難しい対象については、リスク評価プロセスで定量化を求めることが困難となり、施策決定の根拠に対して合理性をあたえるというリスク評価が十分に発揮できない状況に陥ってしまう。すなわち、こうした不可視のリスクが直面する新たな課題として、「科学における定性的不確実性」と「行政の主観的意志決定に起因する不確実性」という二側面が重層的に介在するという問題に阻まれることを再確認しておきたい。それゆえに、COVID-19パンデミックへの対処に関しても、科学的に未解明の部分への見解に差異が生じ、科学的内実を超えて社会的・政治的文脈を巡る論争へと発展しかねない状況を生み出してしまったのである。

　したがって、本稿では、未曾有の事態であるCOVID-19パンデミックに対し、中国、韓国、台湾、シンガポール、オーストラリア等がいち早く着手した監視型テクノロジーのように国家と個人が直接的に技術により結実し、さらには職場・教育・医療現場において情報技術（ICT）が積極的に導入されるなど、そのマクロな「効用」がクローズアップされる一方で、これらの実態をミクロなフェーズ

である「生活者の視点」や人々が心身で受け止めた「経験」から捉え直す必要性を、新たな問いとして掲げたい。具体的には、まず2章において、中国をはじめ東アジアの国々が採用してきた「監視と隔離」を基盤とした公衆衛生政策が、専門家を含む統治者による「最善の結果」に対する評価を優先させた決定として行われ、被統治者側がそれに納得して従うという、「統治功利主義」のモデルに則った感染対策であることに対し、先見的な論考[6,7]を参照しつつ、さらにはその内省的解釈から、我々が根底で引き継ぐべき内実について議論していく。同時に、続く3章では、時に語られにくい心意にも配慮しつつ、国境を相対化し、COVID-19に立ち向かいながら生き抜く一人ひとりの生への有り様にまなざし、社会的・文化的複合性を織りなしたライフストーリーから検討を深めていく。最後に4章の結論として、COVID-19パンデミックを乗り越え、未来を切り拓いていくために、世界中で500万人を越える命を奪った悲痛な現実の「経験」から熟慮すべき普遍的パースペクティブを描き出していきたい。

2. 「功利主義」に従った意思決定による 「監視と隔離」への内省的解釈

　2020年1月に武漢市が最初の流行地となった中国では、武漢市の封鎖、隔離病院の建設、全国からの医療スタッフの動員、マスク生産の強化、さらにはこれまでの技術の延長線上に開発された「健康コード」が活用され、個人情報を記録し、感染者の特定化・隔離の対策を徹底した。開発経済学・中国経済学を専門とする梶谷懐は、コロナ禍によって顕在化した、個人情報を利用した感染対策の徹底化とプライバシー保護との相克という問題を、「功利主義と監視社会」という切り口から明快に論じている[6,7]。なにゆえに、世界のCOVID-19への対応に鑑みると、人々や社会が益々功利主義的な考え方へ傾倒を強めていると示唆されるからである。概して、功利主義は、「幸福主義（倫理的判断の基準として、人々の幸福や満足度が増えたかどうかを第一に考える）」、「帰結主義（結果として幸福が増大したかどうかを重視し、そのための手段は問わない）」並びに「総和主義（「最大多数の最大幸福」を重視するという考え方）」という3つの構成要素からなるとされる。よって、COVID-19の感染拡大に際し、人々の自由や権利を国家が制限す

ることが、感染拡大を防ぎ、死者を最小にするために正当化され得るのであれば、それは典型的な功利主義的思考であると梶谷は指摘する。中国、台湾、ベトナムなどの「ウィルスの封じ込め」に成功したといわれる東アジアの諸国では、「国家による個人の監視と隔離」をベースとした公衆衛生政策を徹底的に実施している現状が見られる。

　以上のように、いままさに「監視と隔離」を徹底する中国式の公衆衛生政策が、普遍的で先進的であるのではないかという、これまでの価値観を揺るがすような事態に直面する中で、梶谷はさらに踏み込んだ議論を展開している。一連のコロナ対策において、「間接功利主義」の一つである、社会の統治者のみが功利主義に基づいた様々な評価者となることが適切な社会の条件とする「統治功利主義」の立場が望ましい帰結とされるのは、中国のような権威主義国家に限った現象[8]ではなく、監視テクノロジーの利用によって、政府が功利主義的な原則を採用し、市民がそれを受け入れるならば、避けられない現象となるからであると言及している。しかしながら、梶谷は、アメリカ社会の民主主義の背景となってきた「プラグマティズム」の思想の重要性を指摘しつつ、こうしたコロナ禍の状況について、アルゴリズムにより「最適な行動」が決められ、人々がそれに従うようになった監視社会では、試行錯誤の末の「経験」を積むことが困難になり、より長期的な視野に立った場合、社会にある種の「弱さ」をもたらすのではないかと警戒している[6]。すなわち、COVID-19 パンデミックにより世界中で監視社会化に傾倒しかけている昨今、我々にとってのかけがえのない「経験」を見つめ直し、それを守り抜いていくことが何よりも必要になるのではないかという重要な問いかけがなされている。

　その一方で、中国の社会学者王磊と王青芸による、COVID-19 のリスクガバナンスにおけるトップダウン式の初期対策の問題点についての指摘[9]は、中国内部における状況を理解する上で示唆深い。具体的には、中国では、行政への期待が大きいがゆえに、企業や社会組織が自主的かつ即時に対応できない状況になっており、地方政府が中央政府の政策や規定に対応しきれない問題が顕在化し、それゆえに対策の遅れや、市民のパニック・不信感が生じ、リスク対策のコストも高くなったとしている。その一方で、多元的な主体による「ボトムアップ式とトップダウン式の統合」という、COVID-19 への後期の対策による相乗効果の有効性

にも触れている。こうした後期の対策では、明確な目標を立てることができ、また資源も有効に調達できたため、効率性が担保されるのと同時に、柔軟にリスクに対応できたことが評価されている。すなわち、従来の単一のトップダウン式は、中国社会にもたらされている不確実で複合的なリスクに対しては、もはや対処することが困難となっており、リスクの特徴に応じてガバナンスの方向性を調整しながら、トップダウン式とボトムアップ式を柔軟に統合しつつ、社会がリスクに対応しうる強靭さを養うことが要求されるようになったことが読み取れる。したがって、中国において複雑化するリスクへ対処していくためには、各主体が共同しながら多元的にリスクの意味を解釈し、政府や企業、専門家、個人などのそれぞれの利害関係者の連動性をシステマティックに把握することが不可欠となると言えるのではないだろうか。言い換えれば、いまだ強い政府、弱い市場、弱い社会として特徴づけられる「政府主導型環境ガバナンス」が形成されている中国においても、「生活の現場における多様な視点とその対話」を一層重視する方向性が、COVID-19の経験により「内側から」芽生え始めていることは特筆すべきである。

　翻って、中国の社会学・人類学を牽引してきた費孝通は、中華人民共和国建国前に自ら行った農村調査から導き、中国社会の本質を「差序」[10] の構造と呼んだ[11]。すなわち中国では、個人を中心として、状況に応じて伸縮自在な社会関係が取り結ばれ、かつその内部に血縁関係になぞらえる「差別」と「序列」（すなわち「差序」）に基づく支配―被支配関係が形成されている[12] とみなしていた。ここで掘り下げるべき内実は、「差序」の構造が集団からの個の自立を阻害する一方で、中国の「民間社会」においては、普遍的な価値（「天」）に基づいて、既存の権力の悪政を否定・拒否し、その打倒（「革命」）を合法化する「民本思想」が社会階層を問わずに共有されていたとし、前近代中国における自治的な力強さを、民主化の前提[12] と位置づけていた点である。すなわち費の関心は、中国社会構造の特長の理解と人々の価値観念の内省的な解釈を通して、混迷する中国社会の独自な発展の方向性を掴もうとするものであり[13]、費をはじめ1940年代当時のリベラルな思想傾向を持つ知識人たちが、それぞれに異なる立場[14] であれ、中国の現実社会の変革の問題と関連させながら、社会認識を鍛錬させる視角[12] を兼ね備えていたのである。現在、中国ではまだ希少ではあるものの、事例を活用

した人類学的・民俗学的な視座からのリスク研究では、リスクの予防や管理を中国の伝統文化のコンテクストに位置づけながら中国なりの方策を議論する論考[15]も見られ、ここでは歴史的な環境倫理思想の発祥に立脚しつつ、中国の伝統文化における「人対人」という人間関係の関わりが強調されている。また中国皖南農村での我々の調査[16]やその継続によって、流動化が進む中国の農業における施肥行為への深層的意味解釈から、農民の主体性とその不抜の姿勢[17]の中に費の見いだした思想が潜むことを掴んでいる。よって、これら費が論じた中国社会の本質は、現代においても汲み込める視座であり、目下のCOVID-19パンデミックに対処する上で、思想的根底で引き継がれるべき普遍的内実が秘められている可能性が示唆される。

　また上述の梶谷は、別稿[7]において、プラグマティズムとも深い関連性を持つ思想として、ゲオルク・ヴィルヘルム・フリードリヒ・ヘーゲルの「承認論」を挙げながら、それが功利主義を乗り越える上で重要になるのは、人々の相互承認によって形作られる社会的な「制度」によって大きな影響を受けているという立場にあるゆえであると言及している。すなわち、現実のCOVID-19への対策が、医学的な「正しさ」や功利主義的な「最大多数の最大幸福」のみによって決定されるのではなく、それが社会的に承認されるかが重要であると強調しており、こうした人々のインタラクションと相互承認によって絶えず変化しうるものの中に普遍性を位置づけることへの意義を、本稿の結論にて、再度掘り下げて論じていきたい。

3. COVID-19パンデミック下で生き抜く人々の経験：
   境界人のライフストーリーから読み解く

　本章では、上述のように監視型テクノロジーによる国家と個人の結びつきが強化されつつある中で、COVID-19のリスクに向き合う人々の生活実践、時に不安や葛藤を含めた心の内面をも理解するために、日本と中国という二つの国家の狭間に生きる「境界人」のライフストーリーから読み解いていく。ただしここでは、国家や制度という権力的な構造の中での存在、あるいはそれらに対峙する個人という二項対立的な視点に立つのではなく、社会的制度など現存する関係性を引き

受けながらも、同時にその関係性を再調整しつつ働き掛けながら生きる人々の生への有り様やその重層性に着目していきたい。具体的には、COVID-19 パンデミックの渦中、日本と中国に関わりを持つ二人の中国人留学生のライフストーリーを描き出しつつ、そこから見えてくる内実を考察していく。ここでは、語られにくく言語化されにくい心意にも配慮しながら、調査者と被調査者の間で構築されていく対話的インタビューを重んじた。さらには、語られ―聞き取られるというプロセスから、境界に生きる彼らのアイデンティティの確保にもつながること[18]を意識しつつ、調査に臨んだ。

　なお、ライフストーリーを記述するにあたり、日本と中国における感染拡大の経緯に関する時間差を客観的に把握する材料として、2019 年 12 月から 2021 年 9 月末までの比較を表 1 に整理した[19]。

3-1　心身で受け止めるリスク認知：
中国から日本への留学に際するライフストーリー[20]

　W さんは、2019 年 10 月頃、日本の大学に進学するための留学を申請し、志望した研究室の研究生としての受け入れの内諾を得ていた。2019 年末の学部 4 年生の時に、大学のある北京から成都の実家に帰った直後、COVID-19 が勃発し、北京に戻ることができず、そのまま卒業になってしまったという。2 月 23 日からの武漢都市封鎖により心が引き締まり、そんなに巨大な事態になるとは……と驚いたそうだ。ただし、2002 年から 2003 年に発生した SARS のことを再び思い浮かべ、SARS のように高い致死率という未知への不安と無力感を感じずにはいられなくなった。W さんは、こうした混乱した状況を以下のように語った。

　　「あのとき（コロナ発生直後）、みんなは政府に絶望していた。2002 年の SARS から、もうすぐ 20 年が経とうとしているけれど、経済的には生活に著しい変化が見えてきたものの、公衆衛生面では、とりわけこうした呼吸器感染症の対応では、ほとんど変わっていないように思える。受けた無力感も変わっていない。医療技術はもちろん進展しているけれど、でも何らかの理由でうまく対応できなかった。特にその時に武漢の李文亮先生[21]の事件が起こって……その日はみんな辛かっただろう。わたしも泣いていた。政府に対

表1　コロナ感染状況や対策の変化に関する日中の時間差

	中国	時間	日本	
第1波	武漢市で原因不明の肺炎患者が最初に報告	2019.12.8		
	局地的流行の中心地とされる、華南海鮮卸売市場を閉鎖	2020.1.1		
		1.6	中国武漢で原因不明の肺炎 厚労省が注意喚起	
	春節にかけて大型連休が始まり、延べ30億人の大移動が始まった	1.10		
		1.14 WHO新型コロナウイルスを確認		
		1.16	日本国内で初めて感染確認 武漢に渡航した中国籍の男性	
	武漢の集合住宅地で4万以上の世帯が集まり、伝統行事が実施され、この催事で感染拡大に拍車がかかったとみられる	1.18		
	武漢市が感染拡大を防ぐための都市封鎖を宣言し、政府は海外旅行禁止を決めた（27日から）	1.23		
	国務院は春節を3日延長、各種学校の開校も延長。広東省政府は公共の場でのマスク着用を義務付け、違反者に対する罰則を導入	1.26		
		1.30 WHO「国際的な緊急事態」を宣言		
	受け入れる施設の容量が不足していたため、武漢市は臨時医療施設（方舱医院）の設置を決定	2.3	乗客の感染が確認されたクルーズ船は横浜港に入港、2.5から14日間の船上隔離開始	
		2.11 WHOが新型コロナウイルスの感染による疾患を「COVID-19」と命名		
		2.13	日本国内で初めて感染者死亡	
		2.27	安倍首相は全国の小中高校に臨時休校要請の考え公表、大規模イベント自粛を要請	
		3.9	専門家会議が「3条件重なり避けて」と呼びかけ	

武漢市の臨時医療施設（方舱医院）全てが休止	3.10		
衛生当局は「中国は感染のピークを超えた」と宣言	3.12 WHOが世界の流行状況を「パンデミック」認定		
	3.16 中国本土以外での感染者数が中国本土での感染者数を超える		
	3.24	東京五輪・パラリンピックは1年程度延期に	
武漢市に在留していた北京市の住民が北京に戻り、路線バスが一部再開、正常な日常生活を徐々に取り戻しつつある	3.25		
	4.7	7都府県に緊急事態宣言	第1波
武漢市に対する封鎖が解除	4.8		
	4.11	日本国内の感染者1日人数としてはこれまでで最多の700人超	
	4.16	「緊急事態宣言」全国に拡大	
	4.18	日本国内の感染者1万人超える	
	5.4	政府「緊急事態宣言」5月31日まで延長	
	5.14	政府 緊急事態宣言39県で解除、8都道府県は継続	
	5.21	緊急事態宣言、関西は解除、首都圏と北海道は継続	
	5.25	緊急事態は全国で解除宣言	
北京市の食品卸売市場で50人以上のクラスターが発生	6.13		
	6.19	都道府県またぐ移動の自粛要請、全国で緩和	
	6.28 世界の感染者は1000万人超える		
	7.20	東京都107人の感染確認、100人超は約3か月ぶり	第2波
遼寧省大連市の水産加工会社で集団感染が発生	7.22		
	7.23	東京都366人感染確認、過去最多	
	8.11 世界の感染者2000万人を超える		
	8.20	対策分科会「流行はピークに達したとみられる」	

	9.5 WHO「新型 コロナのワク チン分配開始 は来年中頃の 見通し」		
湖北省全体の観光市場が急速に回復	10.1		
	11.5	1週間にクラスターが100件超 前週の1.6倍　9月以降最多	
	11.10	政府分科会が緊急提言 「急速な感染拡大の可能性も」	第3波
	11.18	国内感染者数が過去最多の2201人に 東京も過去最多の493人で感染状況を 最高レベルに引き上げへ	
中国3地域で相次いで新型コロナウイルスの症例が確認され、「人とモノを介した流入絶対阻止が重要」	11.24		
	12.3	大阪府が「医療非常事態宣言」 重症患者の急増で 不要不急の外出自粛も要請	
	12.17	都の医療提供体制 最も高い警戒レベルに 初の引き上げ	
	12.25	コロナ変異ウイルス 空港に到着の5人感染 検疫で初確認	
	12.31	新型コロナ 東京都で1337人　全国で4520人の感染確認 ともに過去最多	
	2021.1.6	日本医師会 中川会長 「現実はすでに『医療崩壊』だ」	
	1.7	菅首相 1都3県に緊急事態宣言	
	1.13	7府県にも緊急事態宣言 合わせて11都府県に 外国人の入国を全面停止	
	2.3	新型コロナ 国内の死者6000人を超える	
	2.12	「基本的対処方針」変更 「まん延防止等重点措置」などに対応	
	2.17	新型コロナ ワクチン先行接種始まる 医療従事者 約4万人対象	
外交部、新型コロナの起源解明問題について米側に3つの問い	2.20		
	3.5	首都圏1都3県の緊急事態宣言 2週間の延長決定 菅首相	
	3.10	政府分科会 尾身会長 「変異株が主流に 監視体制強化を」	
	3.18	1都3県 緊急事態宣言解除後も外出自粛や時短要請を継続へ	
	4.5	「まん延防止等重点措置」 大阪、兵庫、宮城に適用開始	

	日付	内容	
	4.16	「まん延防止措置」 埼玉 千葉 神奈川 愛知への適用 政府が決定	
	4.20	大阪府 緊急事態宣言の発出 国に要請	第4波
	4.25	新型コロナ きょうから3回目の"緊急事態宣言" 4都府県が対象	
	4.28	変異ウイルス"急速な広がり" 大阪 兵庫 京都8割超 東京5割超	
	5.7	大阪 重症患者用の「病床運用率」 2日続けて100%超	
31省と新疆生産建設兵団で新たに確認された新型コロナウイルス感染者は14人で、うち輸入症例が9人、国内症例が5人	5.15		
	5.17	ワクチン大規模接種の予約 東京と大阪で始まる	
	5.23	沖縄 「緊急事態宣言」開始 飲食店は休業対応に追われる	
	5.28	9都道府県の緊急事態宣言 来月20日まで延長を決定 政府	
	6.14	ワクチン接種 高齢者 33%が1回目終了	
	6.18	尾身会長ら提言 五輪無観客望ましい 入れるなら厳しい基準で	
	7.8	東京に4回目の緊急事態宣言 政府決定 沖縄は延長 8月22日まで	
	7.11	新型コロナ 感染再拡大の東京都 重症患者数40〜50代で増加	
	7.22	五輪 東京で感染急拡大に歯止めかからない状況であす開幕	
	7.23	「全国で第5波に入ってきている」 新型コロナ 感染急拡大	
南京の感染拡大は「デルタ株」、同市で確認された感染者は累計で106人、無症状感染者は6人	7.27		
	8.1	緊急事態宣言 きょうから6都府県に拡大 5道府県に重点措置	第5波
	8.4	救急患者「搬送困難」なケース 4週連続で増加 コロナ疑いも増	
	8.11	第5波 基礎疾患ない40〜50代重症化 症状進行速いケース相次ぐ	
	8.14	「抗体カクテル療法」 東京都が宿泊療養施設でも開始	
	8.20	新型コロナ 自宅療養で救急要請も63%は搬送されず	
	8.27	緊急事態宣言 きょうから対象拡大 学校での対策強化へ 政府	
	9.17	コロナワクチン 3回目の接種行う方針固める 厚生労働省	
	9.30	緊急事態宣言が30日の期限をもって解除	

して、この国家に対して、絶望感を感じていた。……最初の頃、わたしが知っている限り、みんなが「人禍」だと感じていた。SARSという前例はあるから、感染率が高くて恐ろしいものだとみんな分かっていただろう。（コロナの初期には）呼吸器感染のリスクを最大限に排除しないといけないと思っていただろう。でも、最初の対応は残念ながら「隠蔽」だった。それがウィルス感染を拡大させたと思う。……最初にマスクが品薄であった時、官職としての便宜を図り、医療者用のマスクを入手した者もいた。それには絶望してしまった。友人には、移民を考え始めた人もいたほど（苦笑）。」

Wさんは、2020年8月にオンライン面接を受けて、日本の大学の研究生となったが、政策上新規入国が禁止されていて、来日予定が延長し、オンラインでの新学期が始まった。2020年10月1日から12月28日の間は、水際対策により、新規入国が一時開放されたものの、12月13日から翌年1月11日までは、年末年始の休み期間であり、新規入国に対し、大学からの対応が一時停止してしまう。彼女はこの時点までのCOVID-19発生からの1年間を振り返り、こう語った。

「2020年という、その一年間、良いことは一つも無かった。性格も変わってしまった。もし留学を申請する前にコロナが発生したとしたら、恐らく留学していなかったと思う。……何かをやろうという勇気が失われてしまった。どう言葉に表していいのだろう……振り返って考えてみたら、コロナ禍になってから、たくさんのことが間違えているように思えてきた。何を選択しようとしても、巨大な不確実性が伴っている。やる気もなくなってしまった。例えば、以前は留学のために積極的に準備していて、日本語も習っていたのだけれど、コロナになったら、2020年から、いきなり日本語に抵抗感を感じてきた。訳が分からないけど。……そんなふうになってしまったのは、多分、うちの家庭状況にも関わっていると思う。父は不動産開発関連の仕事をしているけれど、コロナになったら、当時武漢側と交渉中のプロジェクトが全て停止されてしまい、仕事がなくなってしまった。その時、留学をやめろ！　と父が言った。一度だけ。悔しくて泣いてしまった。そこまでは色々準備できていたのに。ただ、留学以外の進路、国内の大学院に進学するとか、

就職するとか、いっさい準備していなかった。今さら何をしようとしても、もう遅かった。……その一度だけ、父は言ったけど、もう二度と言わなかった。でも、父はずっとそう考えているだろうなぁ……と日本に来ても思い起こすことが度々ある。」

　Wさんは、来日を迎えるにあたり、大学院入試の準備、ビザの申請、航空会社への確認・連絡など、しばらくの間は色々なことで精一杯になった。特に、彼女が予約した航空チケットは、中国成都出発-韓国仁川経由-日本大阪到着の路線で、3つの国における変容しつつある防疫政策に左右されるため、キャンセルさせるリスクが高かったという。ようやく2021年1月15日に日本到着することができ、15日間の隔離が開始され、2月初旬の大学院入試に備えた。飛行機にて中国-韓国-日本の3カ国を経由する際に彼女が身体で感じ取った以下のような印象は示唆深い。

　　「空港では、途中で防護服を着ている人もいた。私は着なかったけど、N95微粒子用マスクをつけて、随時に消毒していた。このように中国の空港では、安全検査のスタッフも頭からくるぶしまで防護服をかぶっていたのに、日本の空港に着いたら、スタッフはマスクやフェイスシールドだけだった。途中に経由した韓国の防疫は、中間ぐらいで、中国のように厳密ではなく、また日本のような緩めな感じでもなかった。でも韓国に滞在するのは何時間かしかなかったけれど。それは普段テレビニュースで見ているから先入観にも影響されているかもしれない。中国にいる時は、毎日僅か何人かの感染者数としても、みんな緊張してしっかり防疫している。感染者の人数に関わらず、全体的に緊張感のある防疫の雰囲気を体感していた。しかし、日本に来てから、毎日の感染者の人数は多かったものの、全体的に雰囲気はゆるくて、そこまでの緊張感はなかった。私自身もそれに影響されて、だんだん気持ちが緩まってしまった。」

　以上のような奇異な経験を踏まえ、Wさんに日中政府の防疫対策について改めて尋ねてみると、次のような答えが返ってきた。

　「結果に鑑みれば、中国式の方が確実に良いと感じている。短時間にコントロールして、感染者人数も少なかった。でも、手段や過程から見れば、『一刀切（中国語で個々人の状況を考慮せずに画一的な方式でばっさりと処理するという意味）』など、強制的な中国式の対応の場合、問題が後から出てくるのも確かかもしれない。でも私自身は、特にそうした中国式の対応に嫌な経験はなかったと思う。……日本式は西洋の理念に近いと感じていて、『自由』を重要視していると思う。でも、その土台にある、市民が自分を拘束することを忘れてはならない。こうしてコロナ禍の色々な状況を見聞すると、おそらく市民の『自分を拘束する』という意識は、まだ足りないなぁと感じてしまった。」

　以上、COVID-19 パンデミックの渦中に日本への留学や中国からの移動を経験したWさんのライフストーリーから、様々な要因が重なり、何に対しても不確実性が伴う中で、それ以前には経験し得ない状況である、留学への意欲に揺らぎが生じていたことが見えてきた。やがて留学に踏みきり、その移動に際しては、各国の対応の差異に戸惑いながらも、身体で受け止めた経験、さらにはそれらを相対化する過程で認知を深めながら、リスクに対処している状況が伺えた。

　梶谷は、ギャラップ・インターナショナルが2020年3月に世界30カ国・地域を対象に実施した国際世論調査を引用しつつ、「ウィルスが拡散防止に役立つならば、自分の人権をある程度犠牲にしてもかまわない」という考えに欧米諸国が9割から7割以上であるのに比べて、日本は30カ国中最下位だったことに触れながら、この結果は「日本人の人権意識が高い」ことを示しているのではなく、むしろ「人権」というものの捉え方が日本と欧米社会では異なるからではないかと説明している[6]。すなわち、欧米で「人権をある程度犠牲にする」という際に想像されるのは、まず「行動の自由の制限」であり、「感染を防ぐために選択の幅を狭めるのは仕方がない」という意味で捉られるのに対し、日本では「人権が制限される」と言うと、究極的に言論が厳しく制限された社会をイメージしてしまい、「忌避」を反射的に回答してしまったのではないかと推察している。こうした状況は、本調査にてWさんが、日本にて肌身で感じた感覚として、西洋の理念に近く「自由」を重要視していると感じているものの、しかしその土台にある市民

が「自分を拘束する」という意識は、コロナ禍の色々な状況を見ながら、不足していると感じたことと、概ね重なり合う側面があるのではないだろうか。すなわち、上述の梶谷の論考[7]でも述べられている、人間の自然な欲望や欲求を実現するといった行為も、実は人々の相互承認や、そこから作り上げられている社会的な制度の中でこそ実現しうるという「承認論」、さらには、個別に結ばれる関係性が人々を拘束する一方で、個人は個人の利害の充足のために様々な場面で個別な関係が取り結ばれるという先出の費の思想にも通底するものがあり、日常における内省的経験の中に普遍的価値への示唆が含まれていることが、Wさんのライフストーリーから見えてくる。

3-2　アイデンティティのインボリューション：
　　武漢出身者のライフストーリー[22]

　Lさんは、コロナの最初の流行地である中国武漢市出身である。彼女は2016年に来日し、1年間日本語専門学校に通ってから、東京の大学院に進学し、2020年3月に修了して4月から京都のある会社に就職する予定であった。2020年1月に一時的に武漢に帰省した時は、修士論文公聴会の準備をしている最中で、2月初旬に日本に戻る予定であった。しかし、2月23日からの武漢都市封鎖により、一連の計画が崩れてしまったという。Lさんは武漢封鎖について次のように語った。

　　「大学を卒業すると、しばらく帰国する時間がないと思ったので、今時間があるうちに短期間でもいいから武漢に帰ろうとした。その時はコロナって多分大丈夫……と思ったけれど、結局都市封鎖になるとは想像もしていなかった。その時、死ぬほど大変だった。1週間ぐらいの帰国を予定していたので、パソコンもiPadも一切持参していなかった。実家に帰っていたけれど、家にはWi-Fiが接続していなかった。それでも、修士論文公聴会の準備をしようと思って、友人からパソコンを借りたのだけれど、当時は警戒がとても厳しくて、通常の近距離移動も難しかった。警備員に何度も頼んだ末に、例外的措置としてパソコンを渡して貰えた。すべてのやりとりはメールにより進めることができ、公聴会もオンラインで行い、大学の先生も結構協力して

くださったので、無事に大学院を修了することができた。その一方で、日本での賃貸部屋の解約もしなければならなかったので、日本にいる友達に頼んだ。荷物の片付けは、部屋の鍵がないと中に入れないので、その鍵を国際郵便で送った。でも、鍵が金属製品だから関税機関は通らないかもしれないということを仄聞したので、鍵を入れた箱にメモをつけて、自分のいまの状況を伝えた。最後に『大変な時期で、ご家族のご健康とともに祈っています。』と書き添えた。この時はちょうど大学院修了の時点で、様々なことや手続きをやらなければならなかったけれど、結局、家に閉じこもってどこでも行けなかった。その時は本当に絶望してしまった。」

「でも、それらのことが一旦落ち着いたら、ずっと家にいたままで、ニュースを見ながら外にも出ていけなくて、3月の下旬になったときにはもう崩れちゃうくらいに感じてしまった。ちょうどその頃から封鎖が解除された。ほっとしたものの、外にはまだリスクが存在するなと思って、再び怖くなってしまった。」

このようなLさんの語りから、故郷の武漢への一時帰国以降、COVID-19により、彼女を取り巻く日常生活の全てが変容してしまったことが見えてくる。武漢都市封鎖で自宅に閉じこもっていたものの、そうした状況の中でも絶え間なく、日本での学業生活に配慮しながら、出来る限り努力している姿が見えてきた。ただし、ここではCOVID-19自体がもたらしている感染リスクというよりも、それにより国境を越えることができず、重要な時期においても計画通りに展開できないことへの絶望の様子が伺えた。

続いて、武漢封鎖解除後においても、国際間の移動制限が、益々強まっている状況において、Lさんはいつ日本に戻れるか分からない状態なので、待っているより何かやろうという思いで、武漢のある国営企業でバイトを始めたという。インタビューをはじめた2020年の5月の時点では、Lさんは既に1ヶ月間、ここでバイトを続けており、この経験から武漢で就職しようと考えはじめていた。
「日本の会社側からは、『在留を延長しますよ』との連絡をくれたが、実は今日本に戻るかどうかを悩んでいる。コロナのことと関係なく、（中国）国内の変化が

あまりにも激しくて。今みんな普段何のアプリを使って暮らしているのか全然分からなくなっちゃう。みんなのペースも速いし、もう追いつかない気がする。最初は日本社会で何年間働いて、海外の仕事の経験を持ってから中国に帰ろうと思ったのだけれど、今の状況を見て、何年間後、私が国内発展の速度に追い付けるかなと心配になる。この間、家で過ごしていて、家っていいなと思う瞬間が結構あった。もう『根』を付けないところに居たくない。家が恋しくなる。両親も私がそばにいて欲しいって……。」

　Lさんは、日本での就職から心が遠ざかっているようだが、中国の大都市の北京、上海での就職は考えてないかどうかを尋ねると、以下のような答えが返ってきた。

　　　「考えたことないね。この前、友達の友達が北京でクビされたらしい。出身が武漢だからって。うまく言葉にできないけれど、これが『湖北省の痛み』だな（苦笑）。湖北は『重災』、ほかのところはむしろ『浄土』だ。目に見えない差別ということが、やっぱりあるんじゃないかな。実際にはわかんないけど。」

　8月に再びLさんへのインタビューをした際、以前のバイトをやめ、7月から武漢にある大学で仕事を始めていたという。

　　　「（中国）国内の就職準備も大変で、この間疲れていた。日本の会社も正式にやめた。メールで連絡した。むこうも私からやめますって言ってほしかったかもしれない。ルール上はクビできない状態で、実際にずっと日本に戻らない社員になってしまうよね。最近、みんな武漢に帰ってくるらしい。海外の人も、北京や上海にいる人も。多分コロナで変わったよね。北京、上海の私営企業ってリスクが高いみたい。不景気になったらすぐにリストラする。やはり故郷の国営企業が安定だと、みんなそう言っていたけど…。」

　以上、武漢出身者であるLさんのライフストーリーから、COVID-19を通じた「アイデンティティのインボリューション」について、改めて考えてみたい。インボリューションとは、外向けの発展が限られた中で内的に独自の複雑化を遂げ

る状況を指す学術用語である。彼女のライフストーリーから、日本、そして武漢
以外の中国の他地域からの境界という「二重の境界性」が存在すること、またそ
の内実も、心の内での葛藤も含めて非常に複雑であることが見えてきた。つまり、
日本人とは異なるアイデンティティ以外にも、母国の中国において他の人々と区
別されるアイデンティティが、主として「外側から」構築されていく[23]、という
社会的苦悩（ソーシャル・サファリング）の問題に我々はもっと目を向けていく
必要があるのではないだろうか。こうした境界性は、いずれコロナが終息してい
くことで、人々の集合的記憶の中に埋没してしまう可能性も否定できない。しか
しながら、ひとりの人間としての人生の選択への変更を余儀なくされるという大
きな転換にも繋がり、当事者たちが、これからを生き抜く上での一人ひとりの「経
験」という重みを感じずにはいられなかった。言い換えれば、自分ではない他者
からの集団への帰属の欲求、あるいはそれへの排斥が、時として他者に対する恐
怖や絶望にもつながり、概して、差別や偏見といった言葉では括られないとして
も、生活という日常性の中にこそ、グローバル社会に生きる我々にとって真摯に
向き合うべき事柄が潜んでいることを諭しているのではないだろうか。特に、目
には見えにくく語られにくい繊細な心の揺れ動きは、客観的に数値化しえず、同
時に心の奥に閉じ込められたままで、概して見過ごされがちであるからこそ、な
おさら配慮していく必要があると言えよう。

4．COVID-19パンデミックを超えるために：
　未来を切り拓くための生活者の思想の営為の継承

　以上、複雑化するリスク社会にて勃発したCOVID-19パンデミックにより顕在
化した内実を議論してきたが、こうしたリスク社会への変容について、ポーラン
ド生まれの社会学者ジグムント・バウマンは、時代は重い近代から軽い近代へ、
また固体的な近代から液状化した近代へと移り変わっていくと描写した[24]。た
だし、グローバル化と個人化という二つの趨勢に直面する現代社会において、バ
ウマンが着目したのは、それへのクリティカルなまなざしであり、社会像だけで
なく自己像も揺らいでしまう液状化社会において、もはやアイデンティティは拠
り所にはなり得ず、つねに取り組むべき課題になると強調した。すなわち、バウ

マンは、異文化間の自由闊達な対話を可能にする多文化主義の理念を賞揚する一方で、相互の寛容という名のもとに、相互の無関心や対立が顕在化するその現実への痛烈な批判を示している[25]。それゆえに、本稿において、境界に生きる人々のライフストーリーから見えてきた、社会的に構築された当事者の苦しみに向き合うことへの重要性にも結実していくと思われる。

　他方で、コロナ禍の日本にて監視社会化がなかなか進まない背景について、上述の梶谷の論考[6]によれば、古い共同体的な内実が残っていること、また個人情報を管理するシステムの導入の遅れ等も考えられるが、より根源的な背景として、日本では国家に情報を渡すのが恐い、という感覚が共有されている側面が大きく、戦後民主主義を代表とする藤田省三の思想に着目しながら、その源泉にはなにゆえに「戦争・敗戦の経験」があるという重要な指摘もなされている。すなわち藤田は、昭和期の戦争の経験を通じて、社会の激動に揉まれる中で、希望を失わず、新しいものを作り上げる人々の姿にその思想の原点を置いており、そこにはアメリカのプラグマティズムと極めて近い発想があると言及している。その一方で、今後、もはや戦争体験に頼ることができなくなりつつあるとすれば、監視社会化に抵抗するために守るべき価値や「経験」を見出していく必要性についても触れられている。また、社会学者の友枝敏雄は、「社会的なるもの」の形態である、ドイツの社会学者マックス・ウェーバーの「エートス」、フランスの社会学者デュルケームの「集合意識」、ドイツの社会心理学者エーリヒ・フロムの「社会的性格」を詳述しながら、これらを客観的に測定できるのだろうかという問いに答えるために、高校生対象の計量分析を行っており、その結果、2001年から2013年までの12年間に、高校生の「保守化・右傾化傾向」が顕著になることを明らかにしている[26]。その上で、友枝は、このような高校生における保守化・右傾化の趨勢は、「エートス」、「集合意識」、「社会的性格」の変化を示していることは明らかであり、そうであるからこそ、このような趨勢が、社会構造全体の変動を惹起する可能性[27]もあり、やむなく、混乱や混沌へと向かう変動になることを危惧しつつ、人々を不安や絶望へと至らしめないように考えていくことが研究者に要請されていることを示唆している。

　こうした「社会的なるもの」の傾向をより良い方向へと転換させていくために、さらには世界中を震撼させ甚大な人々の命を奪ってしまったCOVID-19の痛まし

い経験を乗り越えていくために、我々は何をなすべきであろうか。上述してきた
「プラグマティズム」、「承認論」、「民本思想」、「エートス」28)など、様々な優れ
た思想を踏まえつつ、いまここで少なくとも言葉にできることは、我々が生活の
中で実感し、身体に刻み込まれた様々な「経験」を元に、文化的背景の異なる人々
も含めた他者と「共にある」という生活者の思想的営為を継承していくこと他なら
ない。すなわち、既報29,30)で取り上げたように、敗戦を転換点とし、それま
で「日陰」に置かれてきた、生命を含めた暮らしへの関心が大きく高まったのは、
戦争と敗戦という未曾有の歴史的経験に対し「真正面から、根源的に」向き合う
担い手としての、思索を専門としない、日常を生きる一人ひとりの民衆の営為に
こそ目が注がれた点30)を、今一度思い起こしてみたい。しかし同時に、生き抜
くための面従腹背のしたたかな二面性と共に、時として状況を無批判に受け入れ
もする「弱い個人」であったということ、またこうした「ひとびとの哲学」は、各々
が日常を生きる中で「具体的な行動として表現され、たえず変化していくもの」
としての有り様30)についても見据える必要がある。

　加えて、このCOVID-19パンデミックの渦中において、『なぜ戦争体験を継承す
るのか―ポスト体験時代の歴史実践』31)や『公害スタディーズ―悶え、哀しみ、
闘い、語りつぐ』32)というように、戦後復興の背後にある痛ましい経験や教訓に
ついて、未来世代に語り継いでいくことを試みる、優れた教養書が刊行されてい
ることは、単なる偶然の遭遇ではないであろう。また、「写真実践」という新たな
方法論33)を創造した若い研究者の挑戦は、写真家たちが捉えた戦後社会の起点に
あった「敗戦」の重みについて問い直すものであり34)、さらにはこうした試みに
は、過ぎ去った過去への記憶を再配置するのみならず、再びまなざされる「未来」
に向けられた連続性が見いだされていることに、一筋の希望を託していきたい。

　翻って、戦後の社会科学における行動科学や機能主義の隆盛に伴う科学化・計
量化の潮流の中で、個人的生活記録の事例を収集する質的調査が衰退していく傾
向が見られた18)。しかしそれらに対峙しつつ登場した中鉢正美の生活構造論に
よる広島調査や石田忠らの被爆者生活史調査をその典型とし18)、それぞれの時
代社会に生きる個々の人間の生き方を見つめながら、そこに通底する普遍的本質
を見極めていく視座を我々は再び思い起こす必要がある。すなわち、今まさに
人々の生活やその在り方を変えようとしているCOVID-19パンデミックがもたら

す人々の経験に向き合い、それぞれの地に生きる生活者の視点から問い直すことが、「人間のいるところ、かならず生活がある」という意味を俎上に載せる日本生活学会の責務として求められていることは間違いない。それゆえに、ここに集う様々な専門性の一人ひとりの研究者が、何をなし得るかについて脳裏に巡らせつつ、改めて襟を正す思いとともに、本稿を締めくくりたい。

謝辞

　本稿をまとめるにあたり、大阪大学人間科学研究科環境行動学博士後期課程の許俊卿さんに中文解読、また同課程王石諾さんにライフストーリー調査に助力頂きましたこと、心より感謝申し上げる。また、本研究は、日本生活学会2020年度生活学プロジェクト助成に採択された「コロナウィルス禍において境界に生きる在日中国人の生活とそのまなざし」からの発展的展開でもある。本助成にご支援頂きましたこと、厚く御礼申し上げる。

注・参考・引用文献

1）　Beck, U. 1986 *Risikogesellschaft*, Suhrkamp
2）　中国における社会・文化的に構築されるリスクに関する研究の変容とその固有の背景については、既報で詳しく論じているので、参照されたい。（許俊卿・胡毓瑜・三好恵真子　2022「中国における社会・文化的に構築されるリスクに関する研究の変容と今後の展望」『Co ＊Design』11, pp. 59-75）
3）　Chang, K. 1999 Compressed Modernity and its Discontents: South Korean Society in Transition, *Economy and Society*, 28, pp. 30-50
4）　梁红秀・毛睿　2012「中国进入风险社会：现实困境与策略回应」『理论月刊』2012（2），pp. 166-169
5）　社会学者のオートウィン・レンは、主要なリスク研究を、技術的（さらに保険数理的、毒物・疫学的、工学的に分けられる）、経済学的、心理学的、社会学的、文化論的と分類している。さらにレンは、技術的研究と経済学的研究の場合、一元的にリスクを測定していること（客観的リスク）に対して、心理学的研究と社会学的研究、さらには文化論的研究の場合は、多元的にリスクをフレーミングしていること（「構成主義的リスク」「リスク認知」）を指摘している。（Ortwin R., 1992 Concepts of risk: A classification in Krimsky, Sheldon（Hrsg.）, *Social Theories of Risk*, Westport, Conn: Praeger, pp. 53-79）
6）　梶谷懐　2020「コロナウィルス感染症COVID-19と監視社会」『サービソロジー』7（1），pp. 15-21
7）　梶谷懐　2021「コロナ禍への監視国家中国と国民の対応：功利主義を超えて（特集1

変化する中国社会）」『研究中国』12, pp. 21-28

8) 中国社会が功利主義になじみが深い理由として、梶谷の論考（注7）では、「庶民とエリート」の分裂が明確であり、後者がパターナリズムに基づいて前者を「善導する」タイプの統治が行われやすいという点が挙げられており、さらにはルールが事前の行動指針として働きがたく、むしろ行為を事後承認する形でルールが形成されがちになる中国社会の特質を挙げている。

9) 王磊・王青芸　2021「靭性治理—后疫情时代重大公共卫生事件的常态化治理路径」『河海大学学报哲学社会科学版』22, pp. 75-82

10) 費は、ここで理念型としての「郷土社会」を提示した。彼は、人類学者マリノフスキーの弟子であるが、いわゆる未開の領域に目を向けているのではなく、「差序」は彼が留学を通じて見てきた西欧社会との中国の異質性を前提するものと位置づけられた（注13 より）。

11) 費孝通　1947『郷土中国』上海観察社

12) 水羽信男　2011「近代中国「民間社会」史再考—日本との比較—」『アジア社会文化研究』12, pp. 107-117

13) 佐々木衛　2003『（シリーズ世界の社会学・日本の社会学）費孝通—民族自省の社会学』東信堂

14) 同時代の知識人である張東蓀は、中国の民主化を求めながらも、文化を移植する上では、「土壌」＝伝統的な社会との相性が問題となるものもあり、木に竹は接げないと考えていたものの、張も、費とは異なる立場から、前近代中国における自治的な力の強さを、民主化の前提と考えていた（注12 より）。

15) 張广利・王伯承　2017「西方脉络与中国图景：风险文化理论及其本土调适」『湖北民族学院学报（哲学社会科学版）』35, pp. 135-141

16) 張曼青・胡毓瑜・三好恵真子　2022「中国皖南都市公共スペースでの「アウトロー」農業—「県城」で生活する離土離郷人々がなぜ農業から離れないのか—」『アジア太平洋論叢』24, pp. 25-43

17) 生業構造の変化や非農業戸籍への転換などにより都市へ移住した元農民らが、空き地などの共有地にて、「アウトロー」農業を実践している。既報（注16）で論じているように、元農民は、これまでの経験知を活かしつつ農家肥利用の行為主体性を発揮するのみならず、これまでに農的暮らしで築かれた農村での人間関係や同じ経験を持つ農村出身者との共感による「農的つながり」のコミュニティが形成されていた。本論文では、こうした事象を「離土離郷不離農」と位置づけている。

18) 有末賢　2012『生活史宣言—ライフヒストリーの社会学』慶應義塾大学出版会

19) 人民網：日本語版（http://j.people.com.cn/）と NHK 公開情報（https://www.nhk.or.jp/）から筆者作成。

20) 2021 年 10 月にインタビューを実施し、対話は中国語で行った。

21) 李文亮医師は、武漢中心医院の眼科医で、重症急性呼吸器症候群（SARS）に似た病気

が市内で広がっていると警告し、SNSにて同僚の複数医師に対し、アウトブレイクが起きていると警告するメッセージを送信しながら防護服を着用して感染を防ぐようアドバイスした。しかしその後、警察から「虚偽の発言」をやめるよう指導され、「うわさを広めている」とされて捜査対象になってしまった。2020年1月には自身も新型コロナウィルスに感染してしまい、同年2月7日に亡くなった。

22) 2020年5月、8月にインタビューを実施し、対話は中国語で行った。本調査結果は、既報で公表したものの一部を整理して紹介している。（王石諾・胡毓瑜・三好恵真子 2020「コロナ禍において「境界」に生きる在日中国人―生活実践とライフストーリーからの考察―」『大阪大学人間科学紀要』47, pp. 43-73）

23) 境界人のアイデンティティを論じた他の既報も参照されたい。（Wang, S., Hu, Y. and Miyoshi, E. 2021 The identity variation of Chinese residents in Japan due to the COVID-19 epidemic, (International Joint Conference on Information, *Media and Engineering*, 3, in press)

24) ジグムントバウマン（森田典正（訳）） 2021『リキッド・モダニティ―液状化する社会』大月書店

25) 山田真茂留 2017「液状化」（友枝敏雄・浜日出夫・山田真茂留 編）『社会学の力―最重要概念・命題集』有斐閣, pp. 262-265

26) 友枝敏雄 2016「モダニティと社会学―「社会的なるもの」の把握をめざして」（遠藤薫・佐藤嘉倫・今田高俊編）『社会理論の再興―社会システム論と再帰的自己組織性を超えて』ミネルヴァ書房, pp. 55-75

27) 高校生の「保守化・右傾化傾向」について、友枝は、脱政治的色彩を帯びた社会観であるならば問題ないが、保守意識がナショナリズムと結びつき、右傾化し、政治的色彩を帯びた社会観として登場しているのであれば注意を要すると指摘している（注26）。なぜなら、近年の尖閣諸島、竹島をめぐる日中関係、日韓関係の緊張、さらには2008年以降のリーマンショックによる経済の停滞、年金財政の深刻化といった状況は、若者に政治的色彩を帯びた社会観を醸成していると言及する。

28) 友枝は、ウェーバーの卓抜な説明において、社会の多くの人が同じエートスを保持していることが重要なのではなく、同じエートスをもつ人びとが同じ行為をし、その結果、新たな集団・組織が出現して社会が変化していくことこそが重要であると述べている（注26）。また、日本におけるウェーバー研究の第一人者である大塚久雄は、「『エートス』とは、単なる規範としての倫理ではない。宗教的倫理であれ、あるいは世俗的な伝統主義の倫理であれ、そうした倫理的綱領とか倫理的徳目とかいう倫理規範ではなくて、そういうものが歴史の流れのなかで、いつしか人間の血となり、肉となってしまった、いわば倫理的雰囲気というべきもの」と述べていることを付け加えている。

29) 吉成哲平・三好恵真子 2021「戦争の影」を抱え展開し続ける「写真実践」―東松照明が生活の現場から証した、長崎の被爆者の生と死―」『生活学論叢』39, pp. 15-30

30) 吉成哲平・三好恵真子 2022「インターフェイス」から捉え続けたひとびとの暮らし

—写真家 東松照明の眼に映り込んだアメリカニゼーション—」『大阪大学人間科学紀要』48, pp. 147-180

31) 蘭信三・小倉康嗣・今野日出晴（編）　2021『なぜ戦争体験を継承するのか—ポスト体験時代の歴史実践』みずき書林

32) 安藤聡彦・林美帆・丹野春香・北川直実（編集）　2021『公害スタディーズ—悶え、哀しみ、闘い、語りつぐ』ころから株式会社

33) 吉成哲平　2021　（三好恵真子（監修））『写真家星野道夫が問い続けた「人間と自然の関わり」』大阪大学出版会

34) 吉成哲平　2021　「写真実践」から描き出してゆく、戦後の生活者の営みとその思想」（饗庭伸、土居浩（編集）『日本生活学会の100人』19, Web掲載

COVID-19の地図を（ちょっと）描き直す

Re-draw（a bit）the COVID-19 Maps of the Contemporary Japan

土居　浩　DOI Hiroshi*

現在COVID-19の地図（コロナマップ）として汎く見られるのは、都道府県別に色が塗り分けられた地図である。新規感染者数・死者数などの情報そのものが都道府県別に集計され、地図上における色の塗り分けを含め都道府県別に（再）発信されることは、「東京がヤバイ」に象徴される都道府県別の認識枠組を強化していると考えられる。そのような認識枠組を問い直すためにも、公式に流通する地図表現への批評的検討が不可欠である。小稿では具体的に、埼玉県の市町村別コロナマップを取り上げ、描き直しを試みた。

キーワード：地図（地図化）、コロナマップ、地理（学）的想像力、カラム地図、
　　　　　　階層区分図／コロプレスマップ
　　　　　　Map（Mapping）, COVID-19 Maps, Geographical Imagination,
　　　　　　Tabular Map, Choropleth Map,

1.　はじめに：県外ナンバー騒動にみる地理（学）的想像力

　各地で次々と緊急事態宣言が出された2021年8月末、群馬県前橋市での「県外ナンバーに張り紙」騒動が、少しだけ話題になった。Twitter発信のこの騒動、まずは時系列に沿って簡潔に概観しておこう。なお小稿の関心である地理（学）的想像力にとって重要な地名は基本的にそのまま表記し、投稿者名は匿名「甲」「乙」に変換しておく。

イ）8月28日16:58：甲（群馬県在住者）が画像とともに「僕、群馬県に住んでる
　　長野ナンバーなんですが攻撃されてて草」とツイート。画像には、自動車の
　　ワイパーに挟まれたチラシに「コロナウイルスを都会から一生群馬県に持ち
　　込むな！二度と群馬県に来るな！！」等々の文字。チラシ末尾に「城東町三
　　丁目自治会」の記載[1]。

ロ）8月29日09:35：乙（城東町三丁目自治会長を名乗る）が「ご迷惑をおかけし
　　て申し訳ございません／身に覚えのない張り紙がされて画像が拡散されて

＊ものつくり大学教養教育センター　教授

困っています／城東町三丁目自治会はこのような張り紙をしていません／法的処置に訴えたいと思います」とツイート[2]。

ハ）8月29日16:56：甲が、乙と直接に会ったことを示す画像と一緒に「結局犯人はわからず、どちらも被害者であり、自作自演でも無いことをお互い認識できました。／ツイートは残しますが、貼り紙は当該自治会からの正式文書ではありません。／自治体等を批判するようなことはおやめください。」とツイート[3]。

ニ）8月30日06:04：Yahoo!ニュースで上毛新聞社（群馬県紙）の記事「「二度と群馬に来るな！」県外ナンバーに張り紙「自治会の名前使われた」地元住民らも困惑…」が配信[4]。

　類似の県外ナンバー騒動と異なるのは、登場する地名「群馬」と「長野」いずれが「都会」なのか（どちらも「都会」とは）判断し難い点であった。嘲笑含みの引用リツイートが、それを物語る。

　　・長野ナンバーなのに「都会」からという点で貼り主は冷静でないですね[5]。
　　・長野は群馬より都会なんや！！！[6]
　　・長野が都会って草生えるはw[7]

もちろん類似の県外ナンバー騒動と同様に、基本的には「○○に来るな！」と呼びかける「○○」の地に対するコメントの方も、同様に並んでいる。

　　・さすが田舎の群馬ですね[8]
　　・群馬県は怖いから2度と行かない!![9]
　　・群馬県民として恥ずかしいです[10]
　　・全ての群馬県人がそう思ってない事は言い訳させて下さい[11]

　非難・嘲笑の対象とするにせよ、反省を表明するにせよ、いずれも県単位での物言いが圧倒的多数派を占める中で、ごくごく稀に、そのような物言いの枠組そのものを揺さぶるコメントが、ある。今回の騒動で該当するのは、張り紙された現場である前橋リリカ駐車場の所在地・前橋市国領町と、件の城東町との位置関係を「かろうじて上下に入れることができた」グーグルマップのスクリーンショットをツイート（2021年8月30日09:48）[12]して、直後（同日09:50）に次のコメントを連続ツイートしたものである。

　　・地元民の感覚では城東町3丁目の人が国領町のリリカで貼り紙って、すっごく違和感。嫌がらせにさえ思える[13]。

　生活学が注目し評価すべきは、このような「地元民の感覚」に根ざすコメンタリであろう。もちろん都道府県や市町村の単位よりもさらに小さな範囲での距離感は、そこで暮らす「地元民」でなければ共有されにくい。それでも共有を試みる創意工夫に注目すると、先のツイートはグーグルマップ（のスクリーンショット）で示した。このツイートを参考に、筆者が国土地理院地図を利用して描き直した地図を示しておく〔図1〕。なお前橋リリカ（環状）と城東町三丁目（☆状）に加えて、群馬県庁（球状）と市内商店街（太線網状）を加筆した[14]。

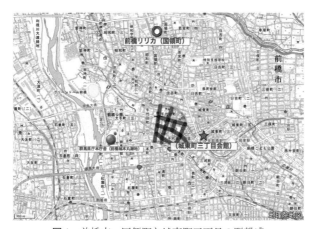

図1　前橋市・国領町と城東町三丁目の距離感

　一方で、現実空間における「地元民の感覚」と同様に生活学が関心を寄せるべきは、情報空間における距離感または地理（学）的想像力であろう。たとえば情報空間では、先ほどの「地元民の感覚」ツイートがほぼ埋没している[15]のに対し、過敏とも思える「県外ナンバー」への反応（そして騒動）や、また「県民として恥ずかしい」のような応答がなされる。これは、都道府県をまたぐ移動の自粛が呼びかけられ続ける[16]ことで、現実空間を超えた情報空間ならではの地理（学）的想像力が発揮されている、とみなしうるだろう。

　このように現実空間と情報空間がせめぎ合う様相は、COVID-19の地図表現（以下、コロナマップ）から、うかがうことができる。後述するように、現在、コロナマップとして汎く共有されているのは、都道府県単位で色が塗り分けられた地

図である。このような都道府県別の認識枠組は、県外ナンバー騒動の前提であり、また「東京がヤバイことになっている」「大阪はもっとヤバイらしい」と交わされる日常会話の前提となっている。現実空間における日常会話の話題とされるのが、情報空間で流通している都道府県別の新規感染者数や死者数であり、また現実空間における行動に影響が生じる。現実空間・情報空間が相互に影響を与えているといえる。

　小稿では、日本語環境で流通しているコロナマップを手がかりに、われわれが取り巻かれているCOVID-19をめぐる情報空間の諸前提について、検討を試みる。まずは現実空間と情報空間との接地面である、スマホの画面越しにみるコロナマップに注目したい。

2.　都道府県別コロナマップの諸前提

2-1　都道府県別の情報流通：感染者数その他

　COVID-19をめぐり、専門家のみならず生活者もまた、都道府県別の新規（つまり報道される前日に報告された）感染者数と死者数を、生活情報のひとつとして扱うようになって、二年近くが経過した。たとえば筆者のスマホには「LINE新型コロナ情報」[17]としてデイリーレポートが届けられる。具体的にはまず数値が、つまり前日の「新型コロナウイルスによる感染状況」と、これまでの「国内感染者数の推移」、そして前日までの「都道府県別感染状況」が、提示される。詳細は、データ提供元であるJX通信社の情報発信サイト「NewsDigest」[18]へのリンクをたどり、確認できるようになっている。

　日々情報提供される感染者数・死者数は、その発信元により、微妙に数値が異なる。たとえば前掲「NewsDigest」のコンテンツ「新型コロナウイルス日本国内の最新感染状況マップ・感染者数」では、「よくある質問」の問1として「国内での累計感染者数や死亡者数が厚生労働省の集計より多いのはなぜですか？」を掲げる。「NewsDigest」では、各自治体の公式発表が確認でき次第、リアルタイムに更新するので、「自治体からの報告が数日遅れになる場合もある」厚労省の数値とは差がでてしまう、という。そもそも「感染者＝PCR検査や抗原検査で陽性となった方（無症状の方も含みます）」と感染状況マップに添書されており、厚生

労働省や各自治体などが公表する「陽性者」等々の用語を、ニュースとして発信する際に「感染者」として意訳していることが分かる。この意訳は、ウェブメディアに限らず新聞やテレビなどのマスメディアも同様であり、冒頭で想起した日常会話にも見事に浸透していることから、報道の用語（感染者）が公共団体・公的機関のそれ（陽性者）を駆逐した、とみることもできるだろう。

　報道される「東京では」「大阪では」等々の「感染者数」は、基本的に都道府県単位である。法律[19]には「感染症に関する情報の収集及び公表」として、定められた感染症の患者を診断した医師から（保健所長を経由して）都道府県知事そして厚生労働大臣へと情報が集約され（同法律第十二条）、収集した情報は「積極的に公表しなければならない」（同法律第十六条）、とある。なので「官民」の構図で言えば、「官」からへ「民」へと情報が流れている。だからこそ「官」の情報流通が滞ることは、隠蔽工作を勘繰られてしまう。2021 年 10 月 29 日にも東京都が、過去半年間に 4 千人を超える計上ミスがあったことを公表した[20]。公表資料および各種報道[21]によれば、厚生労働省が開発・運用している新型コロナウイルス感染者等情報把握・管理システム（HER-SYS）への、保健所からの入力ミス（保健所確認ボタンの未押下）が原因の大半であったとされる。同様に、HER-SYSへの入力ミスが原因とされる修正（838 名の追加）が、同年 2 月 15 日にも公表されている[22]。このようなデータの不備について報道されること事態は、データの可視化が進んでいる証左だが、一方で HER-SYS への入力が現場の手間を増やしたとの報道[23]もあり、データ入力現場の不可視化も並行して進んでいるともいえるだろう。

2-2　都道府県別の情報発信：コロナマップ

　コロナマップは、データが都道府県単位で集積されることを反映してか、しばしば都道府県別に色塗りされた日本地図で表現される。地図で表現された COVID-19（以下、コロナマップ）は、LINE のように単独の地図（図2）[24]、JX 通信社のように数値と組み合わせた地図（図3）[25]、そして東洋経済オンラインのようにグラフと組み合わせた地図（図4）[26]等々、色調こそ異なるが、都道府県別である点は、共通している。

　都道府県別に色塗りして表現するコロナマップの問題点については、地図表現

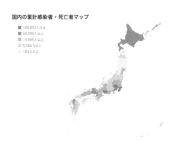

図2　LINEのコロナマップ

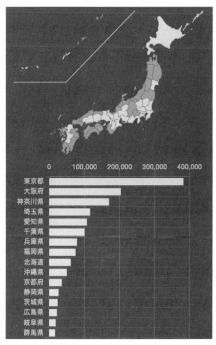

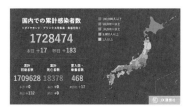

図3　JX通信社のコロナマップ

図4　東洋経済オンラインのコロナマップおよびグラフ（部分／実際のグラフは全都道府県分）

に関わる複数の立場からの指摘がある。たとえば、ジャッグジャパン株式会社のコロナマップ（図5）27) 作成に携わった当事者は、そのブログ記事（2020年2月）で以下のように指摘している。

　　地図を使った統計情報の可視化で、日本人は、特に「都道府県別の色塗り」が好きなのではと感じます。〔中略〕ほかの集計マップでは確かに都道府県単位で色塗りをしている場合もあります。ではなぜ、我々は〔引用者注：都道府県単位の色塗りを〕ボツにしてしまうのでしょうか。
　　まず、都道府県の面積は一定ではありません。日本地図で表現すると、北海道はより目立ちますし、沖縄県はより埋もれやすいです。色の濃さによっ

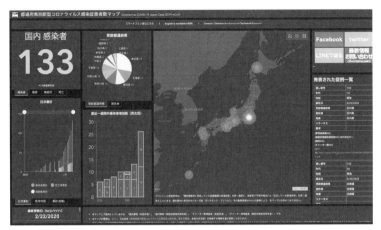

図5　都道府県別に色塗りされていないコロナマップの一例
（ジャッグジャパン株式会社）

ては、相対的に必要以上のインパクトを与えることがあります。また、都道府県の境界はあくまで行政上の区分であって、空間がそこで切れるわけではありません。今回に関しては、県境を一歩超えたから感染のリスクが上下するということはあり得ず、視覚化する際に行政界を区分に用いるのは、肌感覚に対して不適当だなと考えています[28]。

　実際、ジャッグジャパン株式会社が公開していたコロナマップは、都道府県別に色が塗り分けられていない（図5）。

　しばしば目にする都道府県別に色塗りされたコロナマップは、その大半が階級区分図に酷似した地図表現である。階級区分図とは、数値を複数の階級に区分し、設定された区域単位に、階級ごとに色分け（または明暗や濃淡で区別）する地図表現のことである。この階級区分図は、割合・比率など相対値を示すのに適切な地図表現とされる。これに対比されるのが図形表現図で、地図の上に書き入れた図形（棒・円・多辺形など）の長短や大小で、数値の大小と位置関係を一目瞭然とさせる地図表現である。こちらの図形表現図は、実数つまり絶対値を示すのに適切とされる。たとえば、人口など実数を示すなら図形表現図が、人口密度など比率を示すなら階級区分図が、それぞれ適切なのである。ここまで述べれば、こ

の段落冒頭で「酷似」と記した理由も、首肯されるだろう。感染者数という実数に基づいて都道府県別に色塗りされた地図は、階級区分図としては不適切なのである。地理教育［井上 2021］や地図制作［羽田 2021］などの、地図を取り扱う複数の立場からも、やはりコロナマップの一部が、不適切な階級区分図の例として槍玉に挙げられている。先の引用で指摘される「北海道はより目立ち」「沖縄県はより埋もれやすい」ことは、地図用語でいう階級区分図（コロプレス・マップ choropleth map）を作成する際、配慮すべき具体例として挙げられる典型であった。

　不適切なコロナマップが蔓延する日常において、以下では具体的対抗表現として、色を塗り替える試みに取り組みたい。提供されるコロナマップをそのまま受け容れるのではなく、コロナマップを批評的に扱う姿勢を示すのであり、いわば「地図リテラシー」の向上［羽田 2021］に寄与しうる試みである。とはいえ GIS（地図情報システム／科学）の修得を目指す方向というよりも、その前提を問い直す方向である。ヒントは、カラム地図である。

3.　コロナマップを（ちょっと）描き直す

3-1　整える：カラム地図

　あらためて、新規感染者数（実数）に基づき都道府県別に色塗りされたコロナマップが、階級区分図として不適切な理由は、区域単位（ここでは都道府県別）面積の大小に影響され、必要以上のインパクトを与えてしまうことが懸念されるからである。この指摘を裏返せば、都道府県すべて同等の印象を与える表現ならば、絶対値か相対値かは不問とされる理屈である。つまり区域単位が同一になれば、実数か比率かを問わず用いても、不適切にはならない。カラム地図を用いた「新型コロナウイルス対策ダッシュボード」[29]は、その理屈を実現している（図6）。

　カラム地図は、日本語表記でこそ「地図」を名乗るが、英語表記だと tabular maps つまりは表形式表示の応用である。同ダッシュボードでは、都道府県別の現在患者数／対策病床数（＝病床使用率）が一覧できるトップページから、さらにワンクリックで都道府県それぞれの詳細が確認でき、そのうち東京都については、参考として都内の区市町村別患者数（都内発生分）が、区市町村別カラム地図で表現されている。もちろんカラム地図で表現される区市町村の位置関係は、

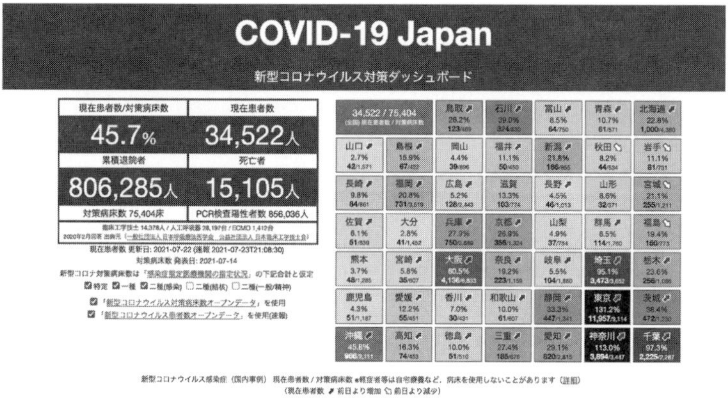

図6　新型コロナウイルス対策ダッシュボード
（右側がカラム地図を用いた都道府県別状況）

【参考】区市町村別患者数（都内発生分）　更新: 2021/12/17 17:45

奥多摩町 55	青梅市 1668	武蔵村山市 1059	東村山市 2119	清瀬市 1042	板橋区 14501	北区 9457	足立区 17798
日の出町 167	瑞穂町 412	立川市 3249	東大和市 1204	東久留米市 1840	練馬区 17637	文京区 5324	荒川区 5724
あきる野市 1138	羽村市 842	国分寺市 2093	小平市 2940	西東京市 4086	中野区 12068	千代田区 1852	台東区 6557
檜原村 12	福生市 1141	国立市 1105	小金井市 2176	武蔵野市 3165	豊島区 10713	中央区 5675	墨田区 7248
-	昭島市 1856	府中市 4370	三鷹市 3729	杉並区 15576	新宿区 18482	港区 10011	葛飾区 12394
-	日野市 2836	多摩市 2111	調布市 4608	世田谷区 27831	渋谷区 9893	品川区 12047	江戸川区 18256
新島村 14	八王子市 9838	町田市 7129	稲城市 1502	狛江市 1466	目黒区 10234	大田区 19384	江東区 13205
利島村 1	大島町 72	神津島村 2	御蔵島村 2	三宅村 13	青ヶ島村 0	八丈町 16	小笠原村 12

（都外:29329、調査中:186、小計:382472）

図7　カラム地図で示す都内COVID-19マップ

かなり大雑把な／別言すれば無理やりな配置なので、あくまで目安でしかない。
けれどもそのことで却って、東京都であれば、多摩地方の面積が圧倒的に大きい
などの、いわゆる地図表現だと陥りかねない不要なインパクトを回避可能として
いる（図7）[30]。

3-2　塗り替える：首都圏市町村別コロナマップへのコメンタリ

　区域単位面積の大小に加え、階級区分図で配慮すべき点は、色を塗り分ける階級の適切さである。たとえばNHK「新型コロナ生活情報首都圏特設サイト」で公表されている「地図で見る市区町村別コロナ感染状況1都3県直近1週間データ」[31] は、比率（直近1週間の人口10万人あたりの新規感染者数）に基づいて色が塗り分けられたコロナマップで、まさに階級区分図そのものである。しかし、新規感染者数が爆発的に増えた一時期、不適切な表現であったことが、Twitterで確認できる。たとえば2021年8月19日から25日にかけてのツイートでは、アカウント@Penseur_Saitamaが、NHKのコロナマップ（図8）にダメ出ししている。ステージ4相当をすべて同色で塗り潰している（＝さらなる階級区分がされていない）ので、（元の図は）ほぼ「真っ赤」なのだ。「のっぺりしていて情報量が少ない。蕨市・戸田市、川崎市、浦安市・市川市が都心の深刻さの影響をそのまま受けているかの様子が見て取れない」[32] と（その読み取りが適切かどうかはともかく）せっかく市町村別にした意味がないことさえ、示唆している。さらに8月19日までの情報に基づく配色については「埼玉県鳩山町・神奈川県清川村・千葉県勝浦市以外真っ赤では情報量も少なく希望も無い。NHKは配色方法の変更してくれないだろうか」[33] と、さすがに階級区分図として不適切な、意味のない地図であることを、端的に指摘している[34]。@Penseur_Saitamaが塗り替える前の、「のっぺりしていて」ほぼ「真っ赤」な地図では、いわば「ほぼ全域的にダメ」である、とのメッセージを伝えるのみとなってしまう。

　ここまでの検討を踏まえ、次項では、埼玉県COVID-19発生状況図（埼玉県内の市町村別コロナマップ）を描き直すことで、批評的検討を試みたい。

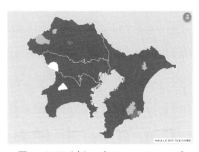

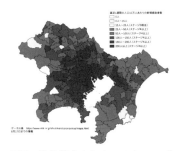

図8　ほぼ（赤）一色のコロナマップ　　　図9　塗り替えられたコロナマップ

3-3　埼玉県コロナマップへのコメンタリ

　首都圏1都3県の中で、埼玉県は長期にわたり、市町村別の新規陽性者数ほかを、グラフや表に加えて独自のコロナマップ「埼玉県COVID-19発生状況図」（以下、埼玉県コロナマップ）の形で、公式に発信し続けてきた。この埼玉県コロナマップが掲載されたサイトURLは、先述したNHK「地図で見る市区町村別コロナ感染状況1都3県直近1週間データ」と異なり、国立国会図書館インターネット資料収集保存事業（WARP）[35]で過去のサイトも複数アーカイブされているため、変遷の経緯がある程度は追跡できる。

　埼玉県の公式サイト上に、「新型コロナウイルス感染症陽性者数」によって市町村別に塗り分けされた地図が掲載された当初[36]から、基本的に埼玉県コロナマップは、実数に基づく色分け地図で表現されてきた。地図が直近2週間と累計との合計2枚になっても、新規陽性者数（実数）に基づく地図であることは、同様だった[37]。その後、地図には「人口10万人当たりの新規陽性者数」と「人口10万人当たりの新規陽性者数（高齢者施設・病院によるものを除く）」が加わり合計4枚となり、ようやく実数のみならず比率に基づく埼玉県コロナマップが掲載された[38]。実例として、第5波の只中にあった2021年8月1日時点の情報に基づく埼玉県コロナマップを、筆者がカラム地図[39]で描き直した地図と並べ、列挙しておこう（図10・11・12）。

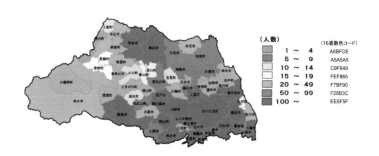

図10　埼玉県内新規陽性者数（直近2週間／2021年8月1日時点）

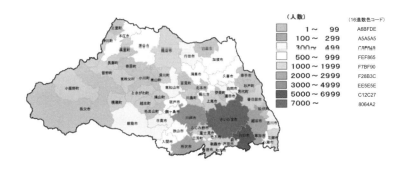

until210801sum	上里町	本庄市	深谷市	熊谷市	行田市	羽生市	加須市	久喜市	幸手市	杉戸町	春日部市
神川町	美里町	寄居町	嵐山町	滑川町	吉見町	鴻巣市	北本市	桶川市	伊奈町	白岡市	宮代町	松伏町
皆野町	長瀞町	小川町	鳩山町	東松山市	坂戸市	川島町	川越市	上尾市	さいたま市	蓮田市	越谷市	吉川市
小鹿野町	東秩父村	ときがわ町	越生町	毛呂山町	日高市	鶴ヶ島市	ふじみ野市	朝霞市	志木市	蕨市	草加市	三郷市
秩父市	横瀬町	飯能市	入間市	狭山市	所沢市	三芳町	富士見市	新座市	和光市	戸田市	川口市	八潮市

図 11　埼玉県内新規陽性者数（累積／2021 年 8 月 1 日時点）

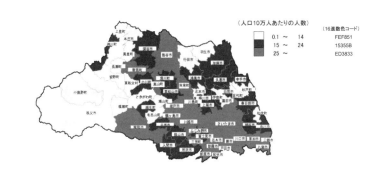

210801_pop/100,000	上里市	本庄市	深谷市	熊谷市	行田市	羽生市	加須市	久喜市	幸手市	杉戸町	春日部市
神川町	美里町	寄居町	嵐山町	滑川町	吉見町	鴻巣市	北本市	桶川市	伊奈町	白岡市	宮代町	松伏町
皆野町	長瀞町	小川町	鳩山町	東松山市	坂戸市	川島町	川越市	上尾市	さいたま市	蓮田市	越谷市	吉川市
小鹿野町	東秩父村	ときがわ町	越生町	毛呂山町	日高市	鶴ヶ島市	ふじみ野市	朝霞市	志木市	蕨市	草加市	三郷市
秩父市	横瀬町	飯能市	入間市	狭山市	所沢市	三芳町	富士見市	新座市	和光市	戸田市	川口市	八潮市

図 12　埼玉県内 10 万人あたり新規陽性者数（2021 年 7 月 15〜22 日）

　実数に基づく埼玉県コロナマップを、カラム地図で描き直すと、どう変わるのか。一見して明白なのが、秩父市（埼玉県の西南端／カラム地図では最も左下）の印象である。県内最大面積（県全体の 15％強）が与える印象は周辺の（市）町村を圧倒するが、カラム地図ではむしろ外れ値の印象すらある（図 10）。都道府

県でいえば北海道に相当するだろう。同様に、さいたま市（面積は県全体の6％弱）も相当な印象を与えるが、これまたカラム地図とくに累積のそれは（秩父市と同様に）外れ値に見える（図11）[40]。

　一方、比率に基づく埼玉県コロナマップについて、すぐに気がつくのは、実数に基づく地図表現と同じセンスとは思えない色使いである（図12）。先に見た、実数に基づく地図の色使いは、直近2週間にせよ累積にせよ、徐々に色相（色味）が変化する階級区分であった。それに対し、比率に基づく地図の色使いは、むしろ対照色相や補色関係に近いもの（いわば色が飛び飛びの配色）で、隣接する区分の違いを明瞭にする効果をもたらしている。白黒化したことで、その奇妙さがより浮きぼりとなった。なおこの区分は、いわゆる「5つの指標」のひとつである、10万人あたりの新規報告数に基づく区分で、ステージ3（15人以上）とステージ4（25人以上）に相当する。先にNHK首都圏市町村別コロナマップついて瞥見したように、ステージ4に突入した地域が局所的であれば意味があるが、ほぼ全域がステージ4相当では意味をなさない表現になってしまう。

　埼玉県コロナマップの、特に色使いの奇妙さについては、現在さらに拍車がかかっている。2021年9月末で緊急事態宣言が解除された後、埼玉県は同年11月1日から「警戒区域アラート」等情報の提供を開始した[41]。県は市町村と連携し、国が定めるステージ2相当の市町村には「注意報」を、ステージ3相当の市町村には「警戒区域アラート」を、発信している。具体的には、該当する市町村を、区分の色で塗り潰し、注意喚起している。現在、公式サイトが掲示する地図である「市町村別の発生状況図（直近1週間）」「人口10万人当たりの新規陽性者数」「市町村別特別警戒区域アラートの前提となる新規陽性者の増加状況」の3枚（累計は表敬式のみ）は、実数にせよ比率にせよ、色使いは統一された。しかし、奇妙な方向に統一されているように、みえる。先に図10・11・12でみたように、新規陽性者数（実数）に基づく埼玉県コロナマップでは、徐々に色相が変化する色使いで、階級区分されていた。しかし現行では、数値の小→大にかけて灰・黄・青・赤・緑・紫・黒と区分され、この色使いが、比率（人口10万人当たりの新規陽性者数）の地図にせよ、独自の基準に基づく数値（直近7日間のうち前週の同一曜日と比較して新規陽性者の増加した日数）にせよ、踏襲されている（図13）[42]。隣接する区分こそ明瞭になる色使いだか、実数・比率いずれを問わず、

表1　埼玉県コロナマップでの新規陽性者数階級区分（2021年11月〜）

直近1週間	人口10万人当たり	直近7日間のうち前週の同一曜日と比較して新規陽性者の増加した日数	16進数色コード	（およその色名）
1〜9	（区分なし）	1日	D0D0D0	灰
10〜49	0.1〜14	2日	F6F14F	黄
50〜99	15〜24	3日	42AFEF	青
100〜199	25〜49	4日	ED3833	赤
200〜499	50〜99	5日	51B052	緑
500〜900	100〜199	6日	7030A0	紫
1000〜	200〜	7日	000000	黒

数値が大きくなるほどに危険が迫ることを十全に伝える色使いとは、言い難い。

　現行の埼玉県コロナマップにおける色使いへの違和感は、気象庁が用いる配色と比べると、より明瞭である。気象庁では「注意・警戒の喚起効果を高め、気象情報の適切な利用を推進することを目的」に、注意報から警報へと警戒度が大きくなるにつれ黄→橙→赤→紫→黒と配色するように、また気温では白を挟んで高温は黄から赤へ／低音は水色から青へと配色するように、指針を設定している[43]。つまり程度が段々と上がる／下がることが一見してわかるように配色しているのである。

　現行の埼玉県コロナマップに表出される地図表現は、たとえば階級区分図とは何かを知っているとか、あるいは気象庁の配色の指針を知っているとか、ある程度のスキルを持つ者にとって、むしろ違和感を生じる色使いとなっている。先述のとおり、以前の地図表現（図10・11）における階級区分では、それこそ気象庁のような黄→橙→赤→紫に類する色使いであった。つまり現行の色使いは、意図的だと推察される。敢えて見苦しく表現することで、警戒・注意喚起が結果的に高まる効果を狙っているのだとしたら、階級区分図のような地図表現技法が知らず識らずに陥っていた問題点を、逆説的に露見させたことになるだろう。今後の展開あるいは顚末が、注目される。

4.　おわりに：インフォデミック渦の地図表現

　小稿で検討してきた情報空間の諸前提に関連し、COVID-19と「インフォデミック infodemic」について、最後に取り上げておかねばならない。WHO（世界保健機関）は、新型コロナウイルス感染症を「COVID-19」と命名し（2020年2月11日）、それをパンデミックと宣言する（同年3月11日）に先駆け、「インフォデミック」を伴うと注意喚起した。これを「世界的なインフォデミックの危険性が指摘」されたと紹介した『情報通信白書』は、令和2年版・令和3年版ともに、情報を発信する側の対策と並んで、情報を受信する個々人の「情報リテラシーの向上も重要」と特筆した[44]。以前から『情報通信白書』では、たとえば東日本大震災に関連したチェーンメール等について「メディアリテラシーの向上」が重要と指摘し（平成23年版）、熊本地震における「Twitter等を活用し、被災者自身が自ら情報発信を行っていたこと」を特徴として挙げ（平成29年版）、あるいはネット炎上やフェイクニュース（令和元年版）等々、情報環境の変化に注目してきており、いずれも「リテラシー」の必要性・重要性が指摘されてきた。現在、情報を発信する側から「リテラシー」の重要性が強調される事例としてもう一つ、厚生労働省の特設サイト「新型コロナワクチンQ＆A」で、やはりインフォデミックに言及したコラムのタイトルに「情報リテラシーの重要性」が含まれる[45]ことも、付け加えておきたい。

　インフォデミックは通常、インフォメーション＋パンデミックと説明されるが、これをインフォメーションのエンデミック（＝流行の常態化）として捉えるべき、とする近藤誠司の指摘は、示唆に富む［近藤2020a, 2020b］。近藤の見立てによれば、インフォデミックという「再帰性の渦のなかに、われわれは好むと好まざるとにかかわらず、すでに常に、投げ込まれていると考えられる」のであり、この構造はリスク社会と同様だと説く。つまり「"われ関せず"という態度表明さえも—すなわち、何らかの情報を発出する行為をおこなわなくても—、それがひとつの情報となってインフォデミックという現状を維持することに加担してしまう」ことを意味する［近藤2020a］。このような逃げ場のない閉塞状況に対して近藤は、「スキルアップすればいずれ情報を読み解く力が持てると過信させる古典的な楽観主義」としての「メディアリテラシー」（への過剰な期待）を退け、「ある

程度の夾雑物があることを前提に、能動的に情報を受容して、"情報のワクチン"を打ち、社会の構成員が互いに情報のリスク耐性を高める方略」を提案し、これを「情報のワクチノロジー」と呼ぶ［近藤2020a］。

　小稿でみたように（コロナマップを成立させる大前提となる）情報流通がまだまだ不安定な状況で、一方的に「リテラシー」を期待することは、却って陰謀論を蔓延させることにも、なりかねない。情報流通のさらなる可視化・透明化を求めつつ、一方で「（引用者注：情報の）送り手にも伝え手にも、タフな情報空間を協働して構築していくようなねばり強い取り組み」こそが「模索されるべきではないだろうか」［近藤2020b］とする近藤の提案は、インフォデミック渦に巻き込まれた生活者の道標として、期待できるものである。

　小稿が取り組んだのは、緩やかに「情報空間を協働して構築していく」［近藤2020b］試みとして、都道府県別コロナマップの諸前提を問い直し（第2節）、埼玉県が公式に発信するコロナマップの色を塗り替えること（第3節）であった。この文脈において、小稿冒頭で取り上げた「地元民の感覚」のマッピング（第1節）は、現実空間の距離感を、情報空間へと転写することになる。この小稿が、活字メディアを含めた情報空間へと転写されることで、ささやかでも「情報空間を協同して構築していく」ことに寄与することを、期待するものである[46]。

参考・引用文献

井上明日香　2021「新型コロナ感染症の地図から地図表現を考える」『地理月報』560, p. 9

近藤誠司　2020a「COVID-19インフォデミックの諸相」『関西大学社会安全学研究』11, pp. 3-13

近藤誠司　2020b「コロナ禍の情報空間に関する基礎的考察」『関西大学社会安全学研究』11, pp. 85-95

羽田康祐　2021『地図リテラシー入門：地図の正しい読み方・描き方がわかる』ベレ出版

注

1)　https://twitter.com/makishi5286/status/1431526524470005763（2022-03-11最終確認）

2)　https://twitter.com/danbeeseijin/status/1431777467316850689（2022-03-11最終確認）

3)　https://twitter.com/makishi5286/status/1431888528191864842（2022-03-11最終確認）

4)　https://news.yahoo.co.jp/articles/ddb79f126c554819b8b4c7d58e764edd85500b99　ただし校正時2022-03-11には記事が削除されている。https://archive.ph/IQAEE参照（2022-03-11最終確認）。

5)　https://twitter.com/mtky55/status/1431574194295226374（2022-03-11最終確認）

6) https://twitter.com/t_a315/status/1431742901164273673（2022-03-11 最終確認）

7) https://twitter.com/q3BUNtucCDjwLhX/status/1431596724259196938（2022-03-11 最終確認）

8) https://twitter.com/veplusrun96/status/1431807808576450567（2022-03-11 最終確認）

9) https://twitter.com/2021marinos/status/1431715137031835648（2022-03-11 最終確認）

10) https://twitter.com/IMBfNc9YPtsm22u/status/1431833665638526978（2022-03-11 最終確認）

11) https://twitter.com/CRF1100 L_AS_ESs/status/1431565592717246470（2022-03-11 最終確認）

12) https://twitter.com/from20131017/status/1432143117721825283（2022-03-11 最終確認）

13) https://twitter.com/from20131017/status/1432143747999883266（2022-03-11 最終確認）

14) ちなみに前橋リリカと城東町三丁目の両地点間を各種マップアプリで徒歩ルート検索すると、およそ 2 km 強と出る。これは、博多駅から西鉄福岡（天神）駅の徒歩ルート検索結果と、ほぼ同じである。「博多天神」が一括で表記される違和感を共有できるならば、ここでいう距離感について、さらに解像度を高めて共有されるだろう。

15) 前掲 12) のリツイートは 2 件（うち 1 件は本人）、13) のリツイートは皆無（2022-03-11 最終確認）。

16) 都道府県をまたぐ移動の自粛は当初から呼びかけられている。

17) https://page.line.me/oa-lncovid19 「LINE 新型コロナ情報」（2022-03-11 最終確認）。なお初校段階で地図のモノクロ化を指示されたため、小稿の地図はすべてモノクロだが、もとはすべてカラーである。

18) https://newsdigest.jp/pages/coronavirus/ 「新型コロナウイルス日本国内の最新感染状況マップ・感染者数」NewsDigest（2022-03-11 最終確認）

19) 感染症の予防及び感染症の患者に対する医療に関する法律。https://elaws.e-gov.go.jp/document?lawid=410AC0000000114（2022-03-11 最終確認）

20) https://www.metro.tokyo.lg.jp/tosei/hodohappyo/press/2021/10/29/27.html 「新型コロナウイルス感染症患者の算定数の修正について（第 2630 報）」東京都（2022-03-11 最終確認）

21) https://www.tokyo-np.co.jp/article/139731 「東京都、コロナ感染者 4065 人集計ミス 過去最多は 5908 人に更新」東京新聞 TOKYO Web 2021 年 10 月 29 日。（2022-03-11 最終確認）

22) https://www.metro.tokyo.lg.jp/tosei/hodohappyo/press/2021/02/15/16.html 「新型コロナウイルス感染症患者公表数の修正について（第 1638 報）」東京都（2022-03-11 最終確認）

23) https://www.buzzfeed.com/jp/naokoiwanaga/covid-19-system 「同じ情報を 6 種類のシステムに入力、山積みのデータ…コロナ禍で忙殺される保健所。東大のチームが救世主に」BuzzFeed News（2022-03-11 最終確認）

24) https://covid2019.fa.xwire.jp/ 「新型コロナウイルス最新状況推移・グラフ」LINE News（2022-03-11 最終確認）

25) https://newsdigest.jp/pages/coronavirus/ 「新型コロナウイルス日本国内の最新感染状況マップ・感染者数」NewsDigest（2022-03-11 最終確認）

26) https://toyokeizai.net/sp/visual/tko/covid19/ 東洋経済オンライン「新型コロナウイルス

国内感染の状況」（2022-03-11最終確認）。なおこのサイトは、一般社団法人インターネットメディア協会の第1回 Internet Media Awards 選考委員特別賞を受賞した。https://jima.media/ima-vol1-special-award-winner-2/ （2022-03-11最終確認）

27）　ジャッグジャパン株式会社「都道府県別新型コロナウイルス感染者数マップ」https://gis.jag-japan.com/covid19jp/ （2022-03-11最終確認）。ただし2020年11月末で更新停止している。

28）　https://aimerci.hatenadiary.jp/entry/20200223/1582395168 「COVID-19国内症例マップ（ダッシュボード）を作成して考えたこと」（2022-03-11最終確認）。

29）　https://www.stopcovid19.jp/ （2022-03-11最終確認）。ただし図6は、https://fukuno.jig.jp/3285（福野泰介の一日一創「運用500日目！COVID-19 Japan 新型コロナウイルス対策ダッシュボードの使い方」2021-07-23）から引用（2022-03-11最終確認）。なお同サイトは2020年度グッドデザイン金賞を受賞。

30）　前掲29）

31）　https://www.nhk.or.jp/shutoken/coronavirus/maps.html（2022-03-11最終確認）。以下、同サイト上での説明を引用しておく。「新型コロナウイルスの国内の感染者は東京・神奈川・埼玉・千葉の1都3県に集中しています。その市区町村ごとの感染状況を確認できる地図です」「都道府県の感染状況のステージを決める国の指標のひとつ、『直近1週間の人口10万人あたりの新規感染者数』を市区町村ごとに算出しました。自治体ごとにクリックすると（スマートホンの場合はタップすると）データが表示されます。地図は拡大することもできます。」

32）　https://twitter.com/Penseur_Saitama/status/1428295902884614146（2022-03-11最終確認）

33）　https://twitter.com/Penseur_Saitama/status/1429041649879973888（2022-03-11最終確認）

34）　なお https://twitter.com/Penseur_Saitama/status/1430372236423176199 では、最終的に NHK のページでも「ステージ4以上の詳細な色分けを開始」したことで「NHK も気づいてくれたようで感謝」を伝える。（2022-03-11最終確認）

35）　WARP。Web Archiving Project。https://warp.da.ndl.go.jp/（2022-03-11最終確認）

36）　https://warp.da.ndl.go.jp/collections/content/info:ndljp/pid/11482632/www.pref.saitama.lg.jp/a0701/covid19/jokyo.html（掲載日：2020年4月3日）（2022-03-11最終確認）

37）　https://warp.da.ndl.go.jp/collections/content/info:ndljp/pid/11628928/www.pref.saitama.lg.jp/a0701/covid19/jokyo.html（掲載日：2021年1月8日）（2022-03-11最終確認）

38）　https://warp.da.ndl.go.jp/info:ndljp/pid/11669894/www.pref.saitama.lg.jp/a0701/covid19/jokyo.html（掲載日：2021年4月19日）（2022-03-11最終確認）

39）　カラム地図には複数のバリエーションがある。ここでは市町村相互の位置関係につき一番無理が少ないと思われる5行13列を用いた。

40）　とはいえ現実空間だと隣接する市町村が、カラム地図ではむしろ離れてしまう（さいたま市と川口市、さいたま市と川越市など）ことで、注意が向かないことにも注意すべきである。

41）https://ameblo.jp/oonomotohiro/entry-12707454940.html　「警戒区域アラート等について」大野もとひろオフィシャルブログ（埼玉県知事）／（2022-03-11 最終確認）

42）https://www.pref.saitama.lg.jp/a0701/covid19/jokyo.html（2022-03-11 最終確認）

43）https://www.jma.go.jp/jma/kishou/info/colorguide/HPColorGuide_202007.pdf　「気象庁ホームページにおける気象情報の配色に関する設定指針」平成 24 年 5 月／令和 2 年 7 月一部改訂（2022-03-11 最終確認）

44）https://www.soumu.go.jp/johotsusintokei/whitepaper/ja/r02/html/nd123320.html　『令和 2 年版情報通信白書』第 2 章第 3 節 3（2）「リテラシー向上の必要性」。https://www.soumu.go.jp/johotsusintokei/whitepaper/ja/r03/html/nd124200.html　『令和 3 年版情報通信白書』第 2 章第 4 節 2「リテラシー向上の必要性」。（2022-03-11 最終確認）

45）https://www.cov19-vaccine.mhlw.go.jp/qa/column/0003.html　「誤情報に惑わされないために。情報リテラシーの重要性と正確な情報の受け止め方」新型コロナワクチンQ&A｜厚生労働省。（2022-03-11 最終確認）

46）試行の一環として、小稿が参照したウェブページへのリンク集を、土居のリサーチマップからたどれるよう用意する予定である。https://researchmap.jp/qulaxics

IV

祭りと観光の変化

COVID-19下における祭礼・民俗行事の現状をどう分析するか
——長浜曳山祭の縮小開催を事例として——

Perspectives of Analyzing Folk Festivals and Events During the COVID-19 Epidemic:
The Case of Small-scale Holding of Nagahama Hikiyama Festival in Shiga Prefecture

武田俊輔　TAKEDA Shunsuke*

　　本稿はCOVID-19の広がりの中で伝統的な生活共同を基盤とした祭礼や民俗行事がいかなる影響を受け、またその担い手がそれにどのように対応しようとしているのかについて、災害人類学・災害社会学におけるレジリエンス論の観点から明らかにする。具体的な事例としては2021年4月に「縮小開催」という形で祭礼の再開にこぎつけた、滋賀県長浜市の長浜曳山祭という都市祭礼をとりあげる。

　　本稿ではこの祭礼の縮小開催について、以下の3つに焦点を当てて分析を行う。①対面での活動に大きな制約がある状況で担い手たちはいかに祭礼におけるお互いの関係性を維持し、また再開に向けてのとりくみを行っているのか。②何らかの形で再開された祭礼において、感染リスクを避けるべく神事や行事はどのように変容したのか。またそうした変容は担い手によっていかに受けいれられたのか。③パンデミックの渦中における祭礼の実施について、その影響を受ける地域社会における他のアクターからいかに同意を取りつけることが可能となったのか。こうした分析を通して、祭礼を支えるローカルな担い手が歴史的に培ってきた、またそうした担い手の地域社会のさまざまなアクターとの関係での連結型・橋渡し型ソーシャルキャピタルを通じたレジリエンスが、縮小開催に向けた動きを可能にしたことを明らかにした。

キーワード：都市祭礼、民俗行事、レジリエンス
Festivals on local communities, Folk events, Resilience

1. はじめに

　　日本生活学会第48回大会では「COVID-19下における祭礼・民俗行事の現状を共有する」として、COVID-19の広がりの中で伝統的な生活共同を基盤とした祭礼や民俗行事がいかなる影響を受け、また人びとがそれにどのように対応しようとしているのかについて、現段階での状況や将来的な見通しと共に、今後についても考察する際の視点を共有するという目的でラウンドテーブルを実施した。

---

*　法政大学社会学部　教授

　周知のように感染の拡大は、観光客等が見込まれる大規模な祭礼・祝祭ばかり
でなく、集落の成員のみの行事や信仰の場も含めて多くの影響を与えた。密室で
行われてきた稽古等がクラスターを発生させる可能性、他出者が帰郷しての参加
や不特定多数の観光客の流入による、感染者の多い都市部から感染が広まるリス
ク（とそれについての意識）、特に大規模な祭礼が発生させる担い手同士や観光
客も含む大勢の群集による密と感染リスク、そうした不安の中で祭礼・行事を行
うことにためらいや非難の声があがることは十分に考えられる。かくして中止や
神事のみに絞り込んでの実施にとどまった祭礼・行事は枚挙にいとまがない。特
に社会的に注目を集める大規模な祭礼に関しては実施に対して極めて否定的なま
なざしが投げかけられることも少なくなかったし、小規模で担い手の少子高齢化
が進む行事では、この機会に今後の実施を取りやめるという判断をしたというも
のも散見される。そうした事例も含め、この2年間のコロナ禍が祭礼・民俗行事
の継承活動にとって大きな困難をもたらしたことは疑いえない。

　ただその一方で、実施に向けたとりくみがバッシングを受けず、メディアなど
で肯定的にとらえられる場合もある。東日本大震災の際にも中止になった祭礼・
民俗行事が数多くあった一方で、被災地域におけるその実施や復活は困難を乗り
越えた復興のシンボルとして社会的に受け取られた。加えて何よりも被災集落の
住民自身にとって、それらは住民が災禍という非日常を脱して日常をとりもどし
ていく上で重要な意味を持っていた[1]。今回のコロナ禍においても2021年には
縮小開催のような形で、参加者を絞り込んだ形で実施した事例も見られた。さら
に祭礼そのものは開催できないにせよ、たとえば祇園祭において口承と現場での
作業を通してその技能が伝承されてきた山鉾建てのみは行うといったとりくみも
なされた。こうしたポジティブな側面にも目を向けるべきだろう。

　そもそも長い目で見れば、こうした祭礼や行事はこれまでも何度も戦争や震
災、疫病による危機に瀕し、またそれを乗り越えて現在に至ってきた。一方では
国家権力などに実施を左右されつつも、ひそかな実施や復活に向けて人々は様々
な戦術（tactics）を駆使してきたのである。それは今回の状況においても同様で
あって、私たち研究者の側も祭礼・民俗行事に関する状況を単に特別なものとみ
なすだけではなく、そうした長期的視点からCOVID-19がもたらした状況を位置
づける必要がある。

　さらにオンラインでの芸能の稽古、祭礼・行事のライブ動画の配信、またそこでのチャット機能での担い手と外客、あるいは外客同士の交流といった新たな関係性の展開がみられたことにも目を向けるべきだろう。コロナ禍以前から、たとえばクラウドファンディングを通じて地域外からの寄付を募り、またそれに対して祭礼・行事に関わる物品、また通常の観光客では見ることができない行事への参加という形での返礼を行うといった動きが見られた。コロナ禍における配信は祭礼・民俗行事の場における地域外との新たな関係性を促進することになったわけで、そうした展開についても目配りする必要がある。

　このラウンドテーブルでは以上をふまえて、COVID-19下で伝承者らが直面した課題や中止に至ったプロセス、実施や再開に向けた人びとの模索、神社や自治体といったアクターの役割等を考察しようとする報告を募集した。ここではその内容をふまえつつ、筆者が報告した事例を中心に、COVID-19がもたらした祭礼に対する影響や困難、担い手たちの模索、オンラインを通じて生み出されつつある新たな関係性について示し、現状を考察するための基本的な枠組みについて考えていきたい。

　以下、本稿の構成について説明する。2章ではラウンドテーブルから見いだされた論点をふまえつつ、本稿における分析の視点を示す。3章では筆者がラウンドテーブルでとりあげた長浜曳山祭についての概要と、コロナ禍における2020年の延期・中止とその後の縮小開催に至った経緯について説明する。続いて4章では、2章で示した視点にもとづき、この祭礼の事例に即して分析を行う。最後に5章で結論と今後の課題について論じる。

2.　本稿の分析視点：
COVID-19がもたらした状況をレジリエンス論から考える

　本稿ではコロナ禍における祭礼・民俗行事の中止から再開に向けた動きについて、災害人類学・災害社会学でそれぞれ展開されているレジリエンス論の観点をふまえつつ、以下の3点から考察する。レジリエンス論は日本では東日本大震災からの復興について分析する際に注目された分析視角で、本稿もそうした災害研究におけるレジリエンス論の視点を共有しており[2]、今回のコロナ禍に関しても

有効な視点を提供しうると考える。なお三隅貴史が今回のラウンドテーブルと関連する論考で、コロナ禍において一定の行事を実施できた事例をレジリエンス論の視角から分析している[3]。

　第一に、コロナ禍において祭礼やその基盤となる担い手同士の対面での関係性が困難となるなかで、祭礼の担い手の関係性がいかに維持されているのか、再開に向けてどのような動きが見られるのかという観点である。たとえば阿南透が論じた青森ねぶた祭りにおいてはねぶた師の支援に向けた動きがそれにあたるだろうし、竹中宏子が示したカタルーニャの「人間の塔」の事例では、ゲームやアプリを通したチームでのつながりの維持が挙げられよう。また兵庫県のだんじりや岐阜県の神輿渡御の再開の理由を論じた三隅はこれについて、ポストコロナ社会における元通りの祭礼の再開を考えた時に、コロナ社会においても自粛せず、毎年祭礼に関わることこそが再開の手筈を整える上で重要だと祭礼運営組織の成員が考えて実践していることを論じている。

　第二に、こうした状況において実際に祭礼・行事が行われた場合に、都市からの人流や密を避けるなど感染リスクを回避するべく、準備段階も含めて祭礼・民俗行事そのもののあり方をどのように変容させているか（いないか）、またそうした形での実施がいかに可能だったかという点にも注目する必要がある。例えば阿南が論じたねぶたのアート化はその一例である。またこうした変化やそこでの祭礼・行事の真正性が担い手によってどう受け止められているのか、そうした変容を受け入れる論理はどのようなものかについても考える必要があるだろう。

　第三に、祭礼・民俗行事を行うことがどのように外部に対して正当化されうるのかという問題である。中里亮平は東日本大震災の際の祭礼自粛について、「なぜ、あなたは祭礼を行うのか、という（実際にはされるかどうかわからない）批判を意識しなければならなく」なるという「『空気』をめぐる問題」として、世間・世論と当事者とのせめぎ合いに注目する必要性を論じている[4]。これについてはやはり中里が指摘するように、COVID-19についても同じことがいえるだろう[5]。また三隅はこうした状況を論じる視角を「社会－祭礼関係論」と名づけ、兵庫県下の祭礼が2020年に自粛した事例について分析している[6]。小規模な祭礼・行事であれば、伊藤純や三隅の報告に見られるように、少数の地域住民向けの「戦術」で対処可能だが、阿南が論じた青森ねぶた祭り、有本が論じた岸和田だんじ

り祭りのように、メディアの報道や観光などの経済効果をもたらす大規模な都市祭礼ではそう簡単ではない。祭礼にともなう人流による感染リスクをふまえつつ、祭礼を実施することへの批判にどう対処し、いかにそれを正当化するかが担い手の側に問われることになる。

　本稿はレジリエンス論を参照しつつ、筆者自身が報告した長浜曳山祭の2020年の中止と翌年の再開の事例にもとづいて、以上の3つの論点を中心に分析を行っていく。なおレジリエンス論については災害人類学やその影響を受けた日本の環境社会学・村落社会学は、被災者たちの集落や文化体系が内在的に培ってきた抵抗力や回復力に注目する[7]。三隅の先の論考は「毎年重い腰をあげて、できる限りの祭礼を運営し、維持することで、解放感や充実感を得ることができる行為として、当事者たちが祭礼と向き合っている」という[8]、担い手の文化体系に培われたレジリエンスを位置づける点で、この系譜に属する。その一方ダニエル・アルドリッチに代表されるような社会科学系でのレジリエンス研究ではしばしば、地域社会の住民や組織が培ってきたさまざまな種類のソーシャルキャピタルが復興に果たす役割に注目する[9]。

　本稿は祭礼におけるレジリエンスを考える上で、前者のような担い手内部の力とともに、後者のソーシャルキャピタルにも焦点を当てる。小規模な行事であればともかく、長浜のような大規模な祭礼の再開をめぐる事例では、コロナ禍において他のアクターとの関係の中でいかに資源を調達し、また祭礼の実施を正当化できたのかという問いは欠かすことはできない。このように本稿は今後のCOVID-19以降の祭礼・民俗行事の再開に向けた動きについて二つの側面から論じることによって、より広範な祭礼において適用可能な分析視角を提示することを目指している。

3.　長浜曳山祭の概要と本研究の調査方法

　さて本稿でとりあげる長浜曳山祭は、滋賀県長浜市において毎年4月に行われる都市祭礼である。この祭礼は16世紀末に、長浜八幡宮の祭礼として行われた太刀渡りという武者行列に始まったと伝承され、18世紀半ば以降は曳山の上で歌舞伎を演じるという形式が確立して、現在まで引き継がれている。

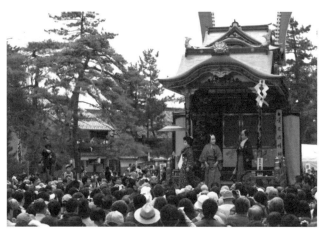

写真1　長浜曳山祭の子ども歌舞伎
（2012年4月15日、提供：長浜市役所広報課）

　祭礼は江戸時代の長濱52か町に基盤を持つ山組という13の町内によって行われる[10]。このうち太刀渡り行事と呼ばれる武者行列を担う長刀組を除く12の山組がそれぞれ3年に1度、すなわち毎年4つの山組が曳山を曳行して、その上で子ども歌舞伎（長浜では「狂言」と呼称されるため、以下ではそのように表記する）を執行する（写真1）。狂言を行う順番に当たる山組は出番、そうでない山組は暇番と呼ばれる。狂言を演じる役者は各町内出身の6歳〜12歳前後までの男児を中心に構成される。なお役者を担わない女子を含む子どもたちは、曳山の曳行時や狂言の前後などに奏されるシャギリ（囃子）を担当する。

　山組は個々人ではなく、そこに居住する家単位で加入する。多くの山組では山組内に土地・家屋を所有している居住者・経営者が祭礼において中心的な役割を担う。町内に店や家屋を所有して祭典費を納め、祭礼に労力を割いている家かどうかは、祭礼における役割や名誉・威信という点で基底的な意味を持ってきた。特に先祖代々山組に居住していた家はそれだけ金銭的にも労力の面でも祭礼に貢献してきたとみなされ、高い威信を持つことが多い。

　こうした威信は、狂言の際にその家の息子が役者に選ばれるか、また世帯主やその若衆世代の息子が重要な役職を任されるかどうかといった形で示される。ただし貢献度や名誉・威信に対する評価は全員が必ずしも一致するわけではなく、

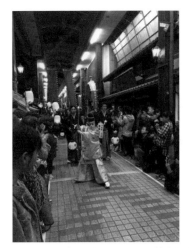

写真2　夕渡り（2017年4月14日、筆者撮影）

　名誉・威信の配分をめぐってしばしばコンフリクトが発生する。
　山組はいずれも男性の、狂言を担う45歳前後までの若衆と、曳山の管理・曳行や祭礼の進行、また他の山組との交渉を担ったり、後述する総当番と呼ばれる祭礼全体を統括する事務局に出席する70歳前後までの中老からなる。若衆の代表は筆頭、中老の代表は負担人と呼ばれる。山組全体を代表するのは負担人である。若衆の中で特に家の名誉・威信と結びついた役職としては筆頭のほか、出番の町内が狂言を披露する際の順番を決める籤を引く籤取人、そして舞台上で黒子や鳴り物を担当する舞台後見といった役職がある。
　こうした同じ山組内部における競い合いと同時に、都市祭礼であるがゆえに複数の町内同士も相互に競い合うことで、その名誉・威信を誇示する。競い合いの対象は狂言の出来だが、役者が長浜のメインストリートを練り歩いて見得を切り、その姿を観客に対して披露する夕渡り（写真2）という行事もそうした場として注目される。また祭礼直前の4月9日〜12日に各山組の若衆たちが籤取人を盛り立てて白無垢姿で長浜八幡宮と豊国神社に参拝し、井戸で身を浄めた後に参拝する裸参りという行事でも、町内の若衆同士がそれぞれの威信を示そうとする。出番という機会は家や町内にとって、長浜におけるそれぞれの名誉・威信を示す機会が配分される場である。特に役者や籤取人、舞台後見といった名誉ある

役割を配分された家にとっては、名誉・威信を誇示する大きな機会となっている。名誉・威信はいわば家としての貢献に対する反対給付であり、それがもたらされないというのは過去のそうした貢献を無にされることを意味する。

　4つの山組が競い合う祭礼を、中立的な立場で仕切る事務局として総当番が設けられる。正副委員長など中心的なメンバーは暇番山組から輪番で選ばれ、出番山組の意見をくみとりつつ、その年の祭りの運営方針全体を決定する権限を持つ。また総当番は各山組に代わって、資金や山車を引く人的資源を外部のアクターから調達する。たとえば長浜市および長浜観光協会と交渉して祭礼を行うための補助金を受け取って各山組に分配するほか、祭礼に必要な補助的な人的資源、たとえば曳山を曳行するために必要な人手を、自衛隊や滋賀県内の労働組合・大学に依頼して供出してもらう。また長浜市内の小中学校に対して子どもたちが祭りに参加できるよう公欠を認めるよう依頼する。以上のように、この祭りは山組だけでなく、地域社会のさまざまな集団や組織から多くの人的資源や資金を集めることによって成り立っており、それらを獲得するための交渉を行うのが総当番である。祭礼を行う山組は強固な結束型ソーシャルキャピタルだが、祭礼はそれだけによって成り立つわけではない。総当番はそれだけでは不足する資源を橋渡し型ソーシャルキャピタルあるいは行政との関係に見られるような連結型ソーシャルキャピタルから調達する役割を持つ。

　各山組の祭礼の準備から当日への流れは以下の通りである。祭礼において篠笛・太鼓・すり鉦を用いて曳山を囃すシャギリ（囃子）については、各山組で子どもたちを対象に毎週末、町家での稽古が行われる。出番の半年前からさまざまな準備が本格化し、若衆や中老それぞれの会議が毎週行われる。年が明けると役者や外題の発表、狂言の稽古スケジュール、さまざまな役職等が決定する。3月下旬から振付を招いて町家で狂言の稽古が始まり、4月9日～12日の裸参りを経て、4月13日に出番・暇番山組の御幣迎え、出番山組の籤取式があり、その後各町内で狂言が開始される。14日に各山組は曳山を長浜八幡宮に曳行して15日が神前狂言や参道、御旅所での狂言、16日には各町内での狂言が行われ、17日の御幣返しで幕となる。

　なお本稿に関する調査方法について説明しておく。筆者は2010年12月以降現在に至るまで、この祭礼について調査を行って成果を刊行してきた[11]。コロナ

禍における調査も、そうした中でのインフォーマントとの信頼関係の上で可能となっている。コロナ禍に関してのインタビュー調査の詳細は以下の通りである。2020年・2021年の総當番に対しては、祭礼の前に2回、祭礼中に1回、そして祭礼後に1回、対面で行った。また4つの出番山組のうち3つ（そのうち1つは最終的に祭礼を休場）については筆頭あるいはそれに準じる立場の若衆に対するオンラインでの聞き取りを行っている。もう1つの出番山組については指導的な立場にある中老に書面での調査を行った。また祭礼期間中は総當番および出場した3つの出番山組からの同意を得て、各山組のほぼ全ての行事について参与観察を行った。そして祭礼終了後に総當番と1つの山組の中老に対して対面での、2つの山組の筆頭にオンラインで聞き取りを改めて行っている。また2021年6月に行われた総當番と全山組による反省会、および過去6年間の総當番正副委員長が出席した長浜曳山祭懇話会にもオブザーバー参加している。

4.　COVID-19からの都市祭礼のレジリエンス

　まずは2020年にCOVID-19下において、長浜曳山祭がどのような経過で中止されるに至ったのかを見ていくことにしよう。他の多くの都市祭礼と同様、2020年4月に執行予定だった長浜曳山祭は、総當番と全山組との会議で秋に延期、そして後に中止された。直接の引き金になったのは3月に行われた全国での臨時休校であり、これにともなって祭礼直前期のシャギリと狂言の稽古が中止となり、秋への延期が決定された。さらに6月には、子どもたちの夏休み短縮の影響もあり狂言の稽古が困難なこと、密を防ぐため寄合ができないこと、振付のスケジュール確保の問題、シャギリの練習ができていない山組が多いことが理由となって、秋についても執行中止が決定した。

　出番山組でシャギリの稽古が再開されたのは同年秋以降である。全ての山組が参加してシャギリを継承するための団体である長浜曳山祭囃子保存会が、医療専門家との協議などを経て、換気や密の回避、消毒や検温、時間などについて定めた形でのガイドラインを作成し、各山組での感染ステージと連動させて稽古の再開を決定した。3月下旬からの狂言の練習についても、総當番が同様のプロセスを経て、各山組で稽古が行われた。会議については多くがオンラインとなった。

本来であればその場や終了後の懇親会などで祭礼のやり方についてさまざまな意見の集約が行われていたと思われるが、そうしたプロセスは最低限となり、懇親会は完全に中止された。そして感染状況と各山組での意見集約を見極めつつ、最終的には3月に総当番と全ての山組の会議で、縮小開催という形式での開催が決定された。なお後述するが、1つの出番山組では祭礼の実施をめぐる意見集約ができず、2月に欠場を決定した。

4-1　山組におけるコロナ禍での伝承と関係性の維持に向けた動き

　総当番、そして休場した1つの山組を除いた3つの山組は、こうした感染状況の中でなぜ縮小開催を決断したのか。まずはそれを通して、祭礼を伝承させる山組内部のレジリエンスについて考察する。

　そもそも2021年の開催については、本来なら次の年回りの山組が出番となるはずであったが、最終的に欠場した山組も含め、2020年の出番山組は自分たちが出場できるように強く主張し、会議でもその方向で決定された。上に述べたように出番は山組にとっては名誉・威信の発露の機会であるし、加えて役者などが既に決まっていたことへの配慮がある。中止になったとはいえ、せっかく長浜において家の名誉・威信を示す機会を与えられた家からそれを奪い去るのは、山組の幹部としては難しい。一部では4つの山組が全て1年ずつ休場して一巡となるように3年間の延期という案も出ていたが、山組にとっては公平な決定でも、役者はその分年齢を重ねて役者の年齢を過ぎてしまい、また適齢期に収まる男児でも再び選ばれるとは限らない。その意味であらかじめ中止するという考えは、出番となっている各山組とも受け入れることはできなかった。なお総当番も交代せず、こちらも1年間スライドして2021年4月に祭礼を実施することが決められた。

　そして2021年に関して祭礼中止の決定をせず、各山組が実施に向けて動いたのにはもう一つ重要な意味があった。総当番のある委員は、仮に4月15日の本日の前日になって緊急事態宣言が出されて祭礼が中止になったとしても、準備を続けたことに悔いはなかったろうと、筆者に対して述懐している[12]。それはたとえそうなったにせよ、この状況において準備を行い、そのプロセスを若衆・中老が記憶し、記録することこそが伝承の観点から大事だからである。COVID-19の感染が今後何年続くかは分からないし、一度収束したからといって元の祭礼の

やり方に戻れるとは限らない。さらに別のウィルスによる感染が将来的には浮上する可能性がある。そうなったときに、今回の準備をめぐるプロセスは教訓として活かされるのであり、それが伝承ということなのだ。そうしたウィズコロナ／アフターコロナの状況における、将来の祭礼の可能性も見据えた視点が、祭礼とそれを担う山組という組織のレジリエンスを支えているといえるだろう。

　ただし先に触れたように2月の段階で山組の1つは休場（祭礼上の正式な呼称は「休狂言」）を決定した。直接の原因は、役者のうちの1人の家がコロナ禍における祭礼への参加に難色を示したことで、その背景には地域社会における感染者に対する偏見や差別という問題がある。仮に3週間程度の狂言の稽古期間中に自分の息子が感染することになったとすれば、稽古さらにその山組の祭礼が中止になることは避けられないし、祭礼全体が中止になる可能性さえある。万一そうなったとき、その家が地域社会全体から非難を受けることになりかねない。この点は休場した山組では早くから問題になっており 13)、総当番のある委員は「コロナは人を差別したり攻撃したりする材料になっている。それを祭りの山組の中で起こさせるわけにはいかない。犯人探しされないように組織としてどう守っていくのかということが問題で、もしそうしたことが起こるなら、祭り全体を中止した方がよい」と述べていた 14)。

　そもそも感染リスクは、どれほど対策してもゼロにはできない。そうした中で祭礼を実施することに同意が得られるかどうかは、最終的には担い手間の納得や信頼の問題である。「同じ町内の家同士、万全の対策を講じているだろう」「ここまで感染対策をしているのだから、信頼しよう」「もし万一感染が発生したとしても、周囲からの攻撃や差別に対して、山組が組織として情報を管理し守ってくれる」とお互いに考えられる関係性があれば、祭礼を実施するという決断にふみだせるし、万一の場合に外からの批判にも対処できる。しかしそうした納得が不十分なら、外部から先のような非難を浴びた場合に山組内の人間関係は危機にさらされるだろう。休狂言した山組はそうしたリスクに対する不安をふまえ、町内の分断を引き起こさずに3年後に円滑に祭礼を行うことができるよう、そうした決断をしたと考えられよう。それもまたコロナ以降の祭礼組織を守るためのレジリエンスのあり方であった。

4-2　感染回避のための祭礼・民俗行事の変容とそのなかで維持されたもの

　次に感染回避を目的に、祭礼・民俗行事がどのように変容したのかについて見ていく。まず祭礼の準備期間から当日に至るまで、あらゆる行事では飲酒や共食は控えられた。そして祭礼当日の段取りや行事については感染対策をふまえて多くの変更が加えられた。祭礼直前の裸参りは中止となり、若衆たちが紋付羽織姿で神社に祈願する羽織参りに変更された。御幣迎えでは御幣を受ける順を決める手続きを省略して、短時間で御幣が各山組に渡されるのみとなり、籤取式も短時間で終えられた。

　例年は曳山の八幡宮や御旅所への曳行のため、自衛隊や連合滋賀等から大量の人手が集められるが、こうした山組が責任を持って管理することが困難な人びとの参加を回避し、また見物する観客の密を避けるため、曳山の移動は町内に限定し、長浜八幡宮・御旅所への曳行は行われなかった。これによって必要な人的資源を大幅に削減することができ、曳き手は出番山組の若衆・中老が自ら担うか、暇番山組に限定された。いわば橋渡し型のソーシャルキャピタルによって支えられていた部分を縮小し、結束型ソーシャルキャピタルで代替したわけである。

　毎年多くの観客が長浜八幡宮の参道、観光客向けに店が建ち並ぶストリートに集まる夕渡りは公式には中止され、各山組が自主的に自分たちの町内において、山組の関係者向けに実施した。また15日の八幡宮への神前狂言については、町内で曳山を八幡宮方向に向けて狂言を行う形で奉納したとみなすことになった。さらに神前狂言については、遠方の観客が長浜に来ないでも見られるようにするため、オンライン放送局「STUDIOこほく」と総当番が協力する形でYouTubeライブ配信・アーカイブ配信が行われた[15]。放送局のアナウンサーと総当番副委員長による解説を交え、ライブチャット欄での視聴者同士のやり取りも活発で、2021年11月の段階で1万3千回以上のアクセスが記録されている。こうした配信がスムーズだったのは、毎年地元のインターネット放送局が曳山祭についての番組を製作しており、各山組との関係性や撮影・配信ノウハウが培われていたことが大きかった。これもまた山組の橋渡し型ソーシャルキャピタルの一つである。

　このように多くの面で祭礼における行事が変更されたが、そのなかでも総当番や各山組は、それぞれの山組や家が儀礼を通して名誉・威信を獲得する機会が損

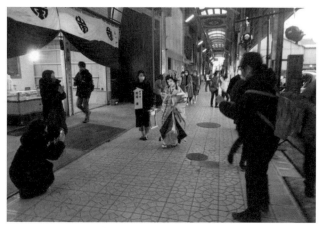

写真3　（左）コロナ禍での春日山の夕渡り
（2021年4月14日、筆者撮影）

なわれないようにするため、努力を重ねた。先に述べたように祭礼においては出
番の各町内、そして各町内の役者や籤取人といった役割を担う家は、さまざまな
儀礼を通してその名誉・威信を誇示する機会が設けられる。密になった大勢の観
客の前での狂言はもちろんその機会であり、夕渡りであれば、参道を歩きながら
大勢の観客の前で見得を切る役者たちに歓声が上がる。そうした行事ができない
ことはその機会が失われることを意味する。

　2021年の祭礼ではそれを何らかの形で埋め合わせようとする工夫が見られた。
各山組が独自に、ソーシャルディスタンスに注意しつつ夕渡りの行事を実施した
のはその一つの例である（写真3）。夕渡りはこれまで不特定多数の観客に対する
名誉・威信の誇示の機会となっていたが、ある山組では「どこどこの息子さんと
か、あそこのお孫さんが出はる」というように、相互によく知る同じ町内の人び
とに対して家の名誉・威信の誇示をする機会として位置づけられた[16]。また公
式行事としての夕渡りは女性の参加が禁止されているが、今回は単なる山組内の
行事であることを逆手にとって、役者の母親が参加できるようにした山組が2つ
あった。いつもならこうした名誉・威信の誇示にあずかれない母親にも機会を与
える形で、行事が変容したのである。

　また今回は曳山を八幡宮や御旅所に曳行する必要がなかったため、普段の祭礼

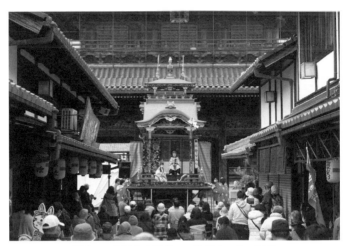

写真4　大通寺山門前での諫皷山による狂言
（2021年4月15日、長浜市役所広報課提供）

に比べて各山組ともかなり時間的に余裕があった。それを活用して、自町の名誉を示そうとしたのが諫皷山という山組である。この山組は、江戸時代初期に建立された真宗大谷派（東本願寺）の別院・大通寺の門前に位置する。建造物の多くが国あるいは市の重要文化財であり、山門と呼ばれる巨大な総欅造りの門がシンボルとなっている。この山組では時間的な余裕を利用して、今回初めてその山門前で奉納狂言を行った（写真4）。立派な山門をバックにした曳山狂言は壮観で、それによって諫皷山の人びとは名誉・威信が満たされたという満足感を味わうことができた。以上のような形で、山組の人びとが名誉・威信を誇示できる機会をできるだけ継承し、また新たにつくり出す工夫は、祭礼全体を通して見いだされた。歌舞伎のライブ配信も、山組が名誉・威信を誇示する機会であった。

　こうした祭礼の変容を可能にする柔軟性は、祭礼の伝統を継承してきた担い手としての自覚と、それゆえの通時的な視野に由来している。2020年から21年にかけて総当番が今回の状況に際して参照したのは、過去の祭礼の中止、すなわち太平洋戦争中の1937（昭和12）年〜1949（昭和24）年の際の対応、またその前後での祭礼の変容であった。長浜曳山祭の総当番の議事録は1917（大正6）年から現在まで、その全てが長浜市曳山博物館に残されており、参照することができる。そ

こから総當番が導き出したのは以下のような結論であった。

「今問われていると思うのは、大東亜戦争が終わって5年位経って［祭礼が］再開したじゃないですか。昭和27、28年くらいから今までやってきた祭りの形に落ち着いて、60年から70年くらいたまたま同じ祭りを続けてきたと。ところが今回コロナによってそれが一旦中断されたと。再開されたときに形が変わってるかも分からんですよね、っていうぐらい激震やと思うんですよ。はっきり言うて。僕らが一昨年くらいまでやってきた祭りの形の中で生まれて巣立ってきましたので、それが祭りやと思ってますけど、よくよく考えたら、戦争もなく、疫病もなく、お金のゆとりも経済成長であって、たまたま平和にやってこれただけで、それが当たり前と思ってきただけの話で、実は祭りの400年の歴史を考えたら一部であって、当たり前でも何でもないんかな」[17)]

私たちは、伝統文化の担い手たちは従来の「伝統」のあり方を保持しようとし、変化が真正性を失わせるものとして批判するであろうと考えがちである。しかしここに見られるのは、自分たちがこれまでやってきた祭礼における「伝統」のあり方を相対化し、その変容を受け入れる視点である。自分たちは何百年にもわたって「伝統」を継承してきたという自覚にもとづく長期の時間軸が、COVID-19による大きな変化への柔軟な対応を可能にしているのだ。山組の人びとがもつ「伝統」文化の担い手であるがゆえのレジリエンスを、私たちはここに見いだすことができる。

4-3　地域社会における正当性の調達

さて山組内部において祭礼を実施することへの同意をとりつける上での困難とともに、祭礼と山組をとりまく外部環境を構成するアクターとの間でどのように折り合いをつけ、地域社会の反発を受けることなく祭礼を実施できるのかということも大きな問題である。4-2で述べたさまざまな行事の変化はもちろん感染を回避することが目的だが、それは同時に実施する上での正当化を図るためのものでもある。総當番が窓口になってそうした交渉を行ったのは、長浜市・長浜観光協会、教育委員会および小中学校、長浜八幡宮が挙げられる。

特にこの祭礼においては教育委員会や学校といったアクターの同意は不可欠である。役者を務める男児たちはもちろんのこと、曳山の曳行の際には出番山組・

暇番山組の双方で合わせて200数十名の子どもたちによるシャギリの演奏が行われる。したがって曳山が動く4月13日〜16日の期間、学校から公休が認められなくては祭礼を実施できない。この点について学校側は即座に公休を認める方針を示した。2020年度に多くの学校行事が中止になる中で、地域社会におけるこうした行事がなくなることは、学校としては教育面でも望ましくないと考えていた。また山組の子どもたちが通う小中学校では日常的に曳山祭に関連した伝統文化教室が行われていて祭礼関係者との間には緊密な協力関係があったことも大きかった。

　次に長浜市・長浜観光協会も各出番山組に360万円を補助金として出しており、これが支出されなければそもそも祭礼を行うことは困難であったが、両者とも感染対策に注意した形での実施については前向きであった。そこには山組とその中心となってきた名望家層が戦後脈々と築いてきた行政との協力体制が背景にある[18]。戦後、1950年に長浜曳山祭が再開されて以降、観光面での協力とひきかえに山組は長浜市・長浜観光協会より補助金を受けつつ祭礼を行うしくみを継続してきた。祭礼が始まる10日あまり前の今年4月1日、長浜市・長浜観光協会・総當番委員長・財団法人長浜曳山文化協会は「長浜曳山祭、未来に向けての宣言」を長浜市議会の議場で締結し、継承に向けての連携を再確認している。これは昨年行われる予定だった行事がコロナ禍で延期されたものだが、こういった形で行政が祭礼の実施をバックアップしたということは、祭礼を行うことへの正当性を地域社会に示すものとなったと考えられよう。

　もう1つの祭礼に関わる地域社会のアクターとして長浜八幡宮が挙げられる。先に述べたように開催について八幡宮側は当初は慎重であり、八幡宮で毎年行われる籤取式は今回、長浜市曳山博物館で実施予定だったが、総當番との間で交渉と妥協が図られた。八幡宮での行事については、時間・人数が大幅に削減され、呼称も変更されて御幣迎えは「御幣渡し」、籤取式は「曳山催行願決め」とされ、いつもの行事そのままではないことが強調されている。山組の若衆たちの中にはこれについていぶかしむ声も出ていたが、山組にとってという以上に、八幡宮側が今回祭礼に関する行事を実施する上で、外向きにアレンジした一種の「戦術」として見ることができる。

　アルドリッチは災害からのレジリエンスにおいて地域差をもたらす規定因とし

てソーシャルキャピタルが果たす役割を強調しているが（Aldrich 2012→2015、室井2020）、ここでは総当番を介した、山組とこれらのアクターとの間で従来から培われてきた、橋渡し型ないし連結型ソーシャルキャピタルが機能したことが、祭礼の開催を大きく後押しし、「世間・世論」からの風当たりを回避する上で重要な役割を果たしたといえるだろう。

5.　COVID-19からの都市祭礼のレジリエンス

　ここまでCOVID-19下における長浜曳山祭の縮小開催がいかにして可能となったかについて論じてきた。以下、本稿から明らかになったことを、レジリエンス論の観点から改めてまとめよう。災害における地域社会のレジリエンスを考える上では、災害人類学の視点を受け継ぎつつ農山村におけるローカルに培われてきた抵抗力や回復力を分析する災害人類学的なパースペクティブと、社会学等におけるソーシャルキャピタルの多寡が復興を左右するとするパースペクティブが存在している。都市祭礼に即してレジリエンスを分析する上ではその両者に目配りする必要があるだろう。

　まず前者のレジリエンスについては、4-1で論じた、それぞれの家が先祖代々にわたって注ぎ込んできた労力や資金の見返りとして配分された名誉・威信、そして出番山組としての名誉・威信を配分、誇示する機会を、祭礼を実施することによって何とかして与えようとする力学が挙げられる。またパンデミックの状況で祭りの準備を行うことで、将来再びこうした問題が起こったときでも祭りができるように経験を積んでおくという考え方が培われていることも、同様に山組というコミュニティのレジリエンスとして理解することができる。さらに4-2で論じたように将来だけでなく、過去400年という長い通時的視野からそれまでの祭礼のあり方を相対化し、ウィズコロナ／アフターコロナにおける祭礼のあり方を変容させていく柔軟性も、そのような観点で位置づけることができよう。

　そして後者については4-3に示したように、山組が行政・観光協会・教育委員会・学校・神社との間に、橋渡し型ないし連結型ソーシャルキャピタルを営々と培ってきたことが、「世間」からの雑音に抗してコロナ禍において祭礼を実施することを正当化するとともに、祭礼に必要な人的資源や資金を調達することを可能

にしたことを示した。また4-2では山曳きの人手のように従来は橋渡し型ソーシャルキャピタルによって賄われていた人的資源を出番山組内部や暇番山組の人手でまかなうという形で結束型ソーシャルキャピタルによる代替ができたことで、祭礼の実施は可能となった。さらに4-1で示したように、この状況においてリスクを受け入れて祭礼を行うためには、相互の納得や信頼を可能にする山組内部の結束型ソーシャルキャピタルの強さが根本的に重要であった。ただしそれは単なるその時点での共時的な結束型ソーシャルキャピタルというよりは、過去の世代からの資源供出をふまえた名誉と威信の配分を今後も継承していこうとするという、山組の歴史に根ざした内発的なレジリエンスに根ざしたものといえよう。

　祭礼・民俗行事のレジリエンスをめぐっては、その規模の大小やメディアを通した社会的な知名度・注目度、担い手の社会的地位などによって大きく変わってくる。伊藤純がとりあげた三匹獅子舞のような小規模な行事では、そもそも橋渡し型・連結型ソーシャルキャピタルにあたるような外部のアクターとの関係性が希薄であって、担い手内の力学に注目するだけでも十分な場合が多いと思われる。そこでは外部への発信に見えるオンライン中継は、単に「配慮している」というポーズを盾にして批判をやりすごし、実施の正当化を図るための手段にすぎない。一方で青森ねぶた祭り・岸和田だんじり祭り・長浜曳山祭のような大規模な都市祭礼では、コロナ禍において何らかの形での継承に向けた担い手内の動きやその背景にある視点は必要条件に過ぎず、中止や再開を左右する力学において外部のアクターとの関係性を分析することが必須となる。COVID-19の感染流行とそれにともなう祭礼の中止と再開をめぐる一連のプロセスは、平常時には意識されてこなかった、そうしたそれぞれの祭礼や民俗行事をとりまく社会的な関係性を結果的に浮き彫りにするものでもあった。

　本稿を執筆している2021年秋の段階ではCOVID-19の感染は全国で収束しているが、今後の状況についてはまだ予断を許さない。そしてこの2年間の状況がどのような形で今後、各地のさまざまな祭礼・民俗行事に影響するのかについても、今後の感染状況やさらに将来的に同じようなウィルスによる感染が流行するかどうかによっても変わってくる。ラウンドテーブルでの報告や本稿で論じた内容についても、また数年後には異なる展開をみせているかもしれないが、それについては今後の課題となろう。

注

1）　植田今日子　2013「なぜ大災害の非常事態下で祭礼は遂行されるのか：東日本大震災後の『相馬野馬追』と中越地震後の『牛の角突き』」『社会学年報』(42)，pp. 43-60

2）　Olive-Smith A, and S. M. Hoffmann（eds），2002, *Catastrophe and Culture*, *The Anthropology of Disaster*, School of American Research Press（＝2006若林佳史訳『災害の人類学』明石書店）
植田今日子　2012「なぜ被災者が津波常襲地へと帰るのか：気仙沼市唐桑町の海難史のなかの津波」『環境社会学研究』(18)，pp. 60-81
滝澤克彦　2013「祭礼の持続と村落のレジリアンス：東日本大震災をめぐる宗教社会学的試論」『宗教と社会』(19)，pp. 115-129
浦野正樹　2007「脆弱性概念から復元・回復力概念へ：災害社会学における展開」浦野正樹・大矢根淳・吉川忠寛編『復興コミュニティ論入門』弘文堂，pp. 27-36
原口弥生　2010「レジリエンス概念の射程：災害研究における環境社会学的アプローチ」『環境社会学研究』(16)，pp. 19-32
室井研二　2020「方法としての災害社会学：理論的系譜の再検討」『西日本社会学会年報』(18)，pp. 7-19

3）　三隅貴史　2021「ポストコロナ社会における祭礼維持の課題」ひょうご震災記念21世紀研究機構編『兵庫県ポストコロナ社会における新たな生活スタイル研究委員会研究調査報告書』、pp. 189-210

4）　中里亮平　2013「祭礼の自粛・中止に関する研究：被災地以外の地域からみた東日本大震災」『民俗学論叢』(28)，pp. 33-45

5）　中里亮平　2020「神輿と神輿会にみる祭礼とコミュニティ：くらやみ祭りを主として」『多摩のあゆみ』(180)，pp. 34-43

6）　三隅前掲論文

7）　Oliver-Smith and Hoffman（eds）前掲書、植田　2012「なぜ被災者が津波常襲地へと帰るのか：気仙沼市唐桑町の海難史のなかの津波」『環境社会学研究』(18)，pp. 60-81

8）　三隅前掲論文

9）　Aldrich, D. P.,（2012), Building Resilience, Chicago: University of Chicago Press（＝石田祐・藤澤由和訳　2015『災害におけるソーシャル・キャピタルの役割とは何か』ミネルヴァ書房）

10）　以下、本稿では「山組」という言葉と「町内」という言葉は互換可能な意味で用いる。

11）　武田俊輔　2019『コモンズとしての都市祭礼：長浜曳山祭の都市社会学』新曜社
武田俊輔　2021a「都市祭礼の興趣とダイナミズムは維持されるのか：祭礼の『マニュアル化』がもたらすもの」牧野修也編『変貌する祭礼と担いのしくみ』学文社，pp. 73-115
武田俊輔　2021b「『囃す』というミュージッキング：シャギリが生み出す祭礼の場と関係性」野澤豊一・川瀬慈編『音楽の未明からの思考：ミュージッキングの世界』ア

ルテスパブリッシング，pp. 179–194

武田俊輔　2022「地方都市社会論の構築に向けて：『伝統消費型都市』概念再考」出口剛司・武田俊輔編『社会の解読力　文化編』新曜社，pp. 207–209

12)　総當番副委員長のA氏に対する聞き取り（2021年5月1日）

13)　休場した山組の若衆幹部B氏に対する聞き取り（2020年12月10日）

14)　総當番副委員長のA氏に対する聞き取り（2021年2月4日）

15)　STUDIOこほく「令和3年長浜曳山まつり（4月15日）ライブ配信」（https://www.youtube.com/watch?v=JDe2gVLF4hU）2021年11月8日最終アクセス

16)　出場した山組の筆頭C氏への聞き取りによる（2021年5月13日）

17)　総當番副委員長のA氏への聞き取りによる（2021年2月4日）

18)　武田俊輔2019『コモンズとしての都市祭礼：長浜曳山祭の都市社会学』新曜社

※本論文はサントリー文化財団2021年度「地域文化活動の継承と発展を考える」研究助成「COVID-19下における祭礼・民俗行事の継承をめぐる困難と模索、新たな可能性」および2021年度北野生涯教育振興会・生涯教育助成、JSPS科研費20K02113（研究代表者：武田俊輔）の成果の一部である。

ラウンドテーブル

「COVID-19下における祭礼・民俗行事の現状を共有する」に関する報告

報告者：有本尚央、阿南透、伊藤純、三隅貴史、竹中宏子、武田俊輔

A Report on
"Sharing the Current Situation of Festivals and Folk Events under COVID-19"

座長：**塩月亮子**　SHIOTSUKI Ryoko*

　本稿は、日本生活学会第48回研究発表大会ラウンドテーブルC4-R（2021年6月13日実施）の報告を、座長だった筆者が報告者の協力を得てまとめたものである。本発表では、COVID-19の広がりの中で、伝統的な生活共同を基盤とした祭礼や民俗行事がいかなる影響を受け、人びとがどのような戦略や戦術を用いてそれに対応しようとしたのかが、6名の発表者により報告された。具体的には、COVID-19により祭りの担い手が直面した困難やそれに対する工夫、祭礼・行事の縮小や中止に至る決定プロセス、祭礼・行事の継承や再開に向けた模索や実践、あるいはSNSを用いた発信や紐帯の確認などが論じられた。また、COVID-19は祭りの伝承方法や範囲・境界・親密性・正当性などの見直しを促進したり、生活者としての祭りの担い手の立場を明るみに出したことも指摘された。

キーワード：祭礼、民俗行事、戦略、戦術、決定プロセス、継承
Festivals, Folk Events, Strategies, Tactics, Decision processes, Succession

1.　はじめに

　2021年6月13日に実施された日本生活学会第48回研究発表大会のラウンドテーブルC4-Rでは、COVID-19の広がりの中で伝統的な生活共同を基盤とした祭礼や民俗行事がいかなる影響を受け、また人びとがそれにどのような戦略や戦術を用いて対応しようとしているのかという現状把握、及びそれらに対する分析視角の共有とその発展を目指した。

　報告者は有本尚央、阿南透、伊藤純、三隅貴史、竹中宏子、武田俊輔の6名で、

*　跡見学園女子大学観光コミュニティ学部　教授

発表時間は1人約10分、計1時間強のセッションとなった。本報告ではテープ起こしをもとに、司会であった筆者が各々の発表を2分の1程度にまとめ、それを各発表者に確認・修正いただいた。以下、6名による報告、質疑応答の内容を紹介する。

2.「岸和田だんじり祭は、どのようにして「中止」されたのか」
　有本尚央（甲南女子大学）

　まず、私が研究している岸和田だんじり祭について、どのようにして中止が決まったのかというプロセスを中心にお話します。

　岸和田の話に入る前にコロナ禍と祭りについて簡単に確認しておきます。2020年は、全国ほぼすべての祭りが中止になったり、縮小開催、神事のみの開催となりました。2年目の今年も中止という話が出ている祭りがたくさんあり、まだまだ先行きが不透明な状態にあると思います。そうした中で、小規模な祭りが人知れず消滅していくのではないかと懸念されています。そして、大規模な都市祭礼にも注目が集まっています。これは要するに、都市祭礼がコロナにどう対処していくのかということに関心が寄せられたのだと思います。

　都市祭礼が注目されるポイントはいくつかあると思いますが、一般的によく見聞きするのは、「祭りの中で培われてきた技術などが途絶えてしまうのではないか」という文化の伝承についての危機意識です。あるいは、コロナ禍の自粛生活によって祭りを支えているコミュニティの紐帯が希薄化するとか、弱体化するとか、消滅してしまうという文脈で語られることもあります。そして、特に大規模な都市祭礼で固有に抱える問題というのは、とにかくたくさんの人が集まるという点にあります。コロナ禍によって、集まることが難しい社会になってしまったわけですが、そうした社会において人々はいかにして集まることが可能なのか。祭りを実施することそのものが根源的に問われるような状況に直面しているということです。

　祭りという現象は基本的には余暇的な行事として多くの人に捉えられており、場合によっては不要不急の最たるものという意味付けがなされていると思います。ただ、この祭りという現象の面白いところは、不要不急だという人がいる一

方で、いやそうではないという話が出てくるところです。要するに、簡単に割り切れない、ある種のジレンマのような状況が、祭りという現象を取り巻いています。そして、実際にやってしまえば3密に至ることは避けられないわけで、そうしたリスクがわかりやすくあるわけです。去年の渋谷のハロウィンであるとか、東京オリンピック・パラリンピックへの批判というのは、これに類するようなものかと思います。

　一方で、祭りという現象は象徴的な要素を多分に含んでいるという特徴があります。夏祭りで疫病退散を願うといったことも話題になりましたが、厄災に対する復興の旗印的な意味付けも過去になされているわけで、そういう側面もやはり無視できない。東北の震災の後で、東北の祭りの一部が自粛せずに行われたわけですが、それに対してはすごくポジティブな評価がなされた。象徴的な側面というのが祭りの構成要素としてすごく重要だと、おそらく多くの人が捉えているのでしょう。

　このように、やるまでもそうですし、やった後もどうすべきかという指針がないような状態で、何とか祭りを開催したとしても、その後どういう評価が世間から下されるのか予測できない状態です。そうした規範的な側面が、コロナ禍で大きな問題として顕在化しました。

　集まること自体が批判される時代に、祭りという現象、ひとつの集まりを作るという現象の正当性はいかにして担保されるのか、ということがおそらく今後多くの研究者によって問われていくのかなと思います。ただ、コロナの事態はまだまだ日々変わるわけですから、まずはこのコロナのショックが1番大きかった2020年の祭りがいかにして中止されたのかということを、我々としてはしっかり理解しておくべきではないでしょうか。

　この中止のプロセスを問いとすることの意義は、これまでの研究では祭りというものが連綿と続いていくことを前提に議論されることが多かったという点にあります。例えば、持続可能性のようなキーワードも流行っていますが、それは前提として続いていくからこそ、続いてきたからこそ、いかにその先の難しい状況で続けていくのかといった立論だったわけです。であれば、今回全国各地の祭りが中止を決定するというプロセスは、今まで考えてもみなかった「中止するという新たな試み」とも捉えられると思います。中止のプロセスをたどるというのは、

祭りがその集まりへの批判にいかに対処したのかとか、いかに対処できなかったのかということを浮き彫りにしてくれるのではないかと思います。

　では、具体的に岸和田だんじり祭の話をしていきたいと思います。この祭りは、大阪府南部の岸和田市の海沿いの地区で行われます。9月の敬老の日の直前の土日に開催され、22町がそれぞれ地車（だんじり）と呼ばれる山車を所有して、曳き出します。2019年の観光客数は40万人超で、たくさんの人が集まる祭りです。欅で作られた重さ2、3トンもある地車を曳き回し、交差点を勢いよく曲がるのが特徴です。たまに家にぶち当たったりしているのがニュースに出たりします。運営組織の特徴としては、年齢階梯組織が発達していて、とにかく人とお金がかかる祭りになっています。

　中止のプロセスについてですが、一昨年の12月から昨年の4月までの間に、どんどんと日本社会で自粛ムードが高まってきて、3月4月あたりで祇園祭や天神祭などの大きな祭りが中止されることが相次いで発表されました。それを受けて岸和田の祭りも、それまでは開催するつもりだったのですが、結局、3密を避けて開催することが無理だということになって、中止を決定しました。

　ではその頃、具体的に何があったのかというと、コロナの感染拡大が話題になってきたときに、バリバリ仕事しているような青年壮年層の人たちが、勤め先で「もし罹ったら、仕事を辞めてもらうぞ」と言われるようになってくる。それがどんどん大きくなっていって、「もう地車を曳くんだったら仕事を辞めてほしい」と言われる。大きな祭りの開催がほとんど中止されていくなかで自粛ムードが高まり、勤務先から「やめてください」という圧力がかかるわけです。そして家族からも、「感染したらどうするんや、子供がいるのに」と言われる。職場や家族から反対されるわけです。

　そういう話を受けて、やるのかやらないのか誰かに決めてもらわないと困るということで、町会や年番と呼ばれる祭礼運営組織の意思決定機関に対して「どうするのか決めてくれ」という意見が挙げられました。けれども、なかなかこの2つの組織が相手に責任を押し付け合うようなかたちになって決めきれない。同時に、デマが流されたり、もともと祭りについて良くは思っていなかった人達から非難されたりと、祭りの内外からの批判が積み重なった結果、中止が決定されることになりました。

　簡単にまとめますと、感染をコントロールできないなかで実施のリスクが増大すると、既存の祭礼組織の体制ではなかなか決められないというような問題が生じる。ウィルスが目に見えないということも一つの大きな特徴かと思います。また、担い手個人のリスクとして、生活の根幹に関わってくる家族や親族、職場からの反対があったということです。そして、祭礼運営組織そのものではなく、その周辺にあるような行政などの組織に対しても直接的・間接的にすごくネガティブな反応があったので、そうした批判に対処することがなかなか難しくなった。この一連の流れで明らかになったのは、たしかに祭りに命を賭けるような人はいるものの、そうした世間のイメージとは裏腹に、ごく当たり前のことではありますが、祭りの担い手自身も社会の一員であり、周囲を無視して「自由」に振る舞うことは難しいということだと思います。祭りを支えているのは、あくまで「普通の人々」であって、そうした人々にも生活があるということが、コロナ禍によって改めて認識させられたように思います。

3.「青森ねぶた祭―「中止」決定の過程から見えるもの―」
　　阿南　透（江戸川大学）

　本日の発表では、青森ねぶた祭の中止の決定時期に注目し、主催者の意向の意義を考えていきたいと思っています。私は東京におりますので、青森での現地調査ができません。従って、主催者の意向の部分しか今回はお話しできないということをお断りしておきます。その際に、中止を早く決定した2020年と、これに対してギリギリまで決められなかった、正式にはまだ決まっていない2021年。この2年間を対比してお話いたします。

　まず、祭りの概要を説明します。青森ねぶた祭は、青森県青森市で8月2日〜7日まで開催されます。日本最大級の人出で、最高389万人、現在でもコンスタントに280万人が集まる行事と言われています。中心部分はねぶたという大型灯籠の運行です。ねぶたは、ねぶた師と呼ばれる専門家が毎年制作します。社寺の祭礼ではないのでねぶたは誰でも出すことができ、新規参入あるいは撤退が比較的容易です。ただ規模が大きくなっていくと、予算の関係もあり地域では参加できなくなり、企業の参加がほとんどになりました。ただ、道路使用許可に伴い合

同運行の時間制限があるため、人型ねぶたは22台以内という制限があります。現在運行している22団体はほとんどが全国企業、あるいは地方企業になっています。

　青森ねぶた祭りの特徴の一つに、跳人の祭りという一面があります。跳人というのは、ねぶたの周りで跳ねる人たちのことで、誰でも自由に参加することができます。ねぶたの衣装を青森で購入する、あるいはレンタルで借りて参加することも可能です。このため、大量の跳人が参加するというのが青森ねぶた祭の特徴です。

　現在の祭礼組織は、実行委員会は青森市、青森商工会議所、青森観光コンベンション協会の3団体からなり、事務局は観光コンベンション協会におかれています。このため、行政の意向が強く働く組織です。これに対し、実際にねぶたを運行する22団体が集まっているのが運行団体連絡協議会です。その各運行団体がねぶた師に制作を委託します。運行団体のなかで実際に運行に携わる主な人々として、引手と囃子方がいます。跳人については、自由参加を認めているので、運行団体がすべてを掌握しているわけではありません。

　2020年、青森ねぶた祭の中止は比較的早く決まりました。3月31日に事務局から「青森ねぶた祭団体観覧席申し込み受付延期のお知らせ」が出ました。これは、観覧席の受付を延期するということです。実質的にはこの時点で中止が決まりました。そして4月8日に実行委員会が開催され、ここで中止が正式に決定し、記者会見で公表しました。中止の理由については、感染拡大の長期化も見込めるなか、十分な防止対策ができないということでした。

　4ヶ月前という決定時期は、祭りの準備が進むことで広がる経済的な損失を少なくするためということでしたが、1番大きなポイントは、観覧席の販売が始まる前に決めたということです。実はねぶたの制作には、大体3〜4ヶ月かかりますが、既にねぶた師は部分的に制作を始めていました。その制作よりも、観覧席の販売の都合から決めたという点が大きいかと思います。というのは、観覧席収入がこの行事にとって非常に重要で、総収入2.1億円のうち1.5億円が観覧席収入になっています。

　ねぶた師は中止により収入がなくなってしまうので、ねぶた師を支援する動きが起きました。まず、ねぶた師自身が物販などの対策に取り組みました。また周

囲の支援として、クラウドファンディングが2つ、すなわち1つは市民グループによる支援と、もう1つは主催者による特別ねぶたの制作が企画されました。

　さらに、代替イベントとして8月7日、これは本来は祭りの最終日にあたりますが、この日にねぶたの屋外展示と囃子を演奏する「ナヌカ日ねぶた」というイベントを実施しました。これは観客を青森市民2,000人に限定し、2回に分けて入場させるというものでしたが、展示してあったねぶたを外へ出してイベントを行いました。また、青森市は「ねぶたアート創生プロジェクト」を2021年の2月に開催しました。ねぶた師にねぶた風のアート作品を制作してもらい、室内に展示するという新しいイベントを作ったわけです。青森ねぶた祭については経済効果ということが常に注目されており、様々な試算が出されております。これに対して「ねぶた祭ではなく、ねぶた産業である」というような皮肉の声も聞かれるところです。そして2020年の中止に対しても、このことによる経済損失がどれくらいかというような試算が早速出ました。

　そして2021年ですが、当初は開催予定でした。3月26日に実行委員会を開催し、ここで2021年の基本方針を決めました。感染対策して開催を目指す、2年連続の中止は避けるということでスタートしました。この方針に対し、22団体ある運行団体に参加の意向を確認したところ、4月16日の時点では17団体が参加を表明しました。3月26日の実行委員会で決定した案で準備がスタートしたのですが、2021年のやり方として、5点ほど大きな変更がありました。まず運行方法を変更する。それから跳人ですが、これが一番密になる部分なので、跳人については各団体が事前登録をする。さらに観覧席を削減する。それからラッセランドという、ねぶた制作エリアの立ち入り制限をする。それから行事の一部中止、つまり前夜祭、花火大会、海上運行、それからミスねぶたコンテスト。こういったいわば周辺的な行事は中止する。このようなプランで準備が進みました。

　プランの要点は、祝祭的な要素を減らして、アート的な要素を残す。さらに観光の要素を残すということでした。そして5月14日に安全祈願祭を行い、ねぶたの制作も本格化しましたが、5月24日に一団体が不参加の決定をします。5月26日には、跳人に関しては一般の跳人を受け入れず、団体関係者だけで行うことを決めました。ただこの時期、5月下旬になって、青森県の周辺の街では続々とねぶたの合同運行の中止が決定されます。弘前、黒石、五所川原などが中止を

決めました。6月2日、地元地方紙の「青森ねぶた祭も中止へ向う」という報道が出ました。これを受けて当日実行委員長が会見し、中止の方向ということが発表されました。正式決定は6月18日に実行委員会が開催され、そこで決まることになっております。ですので、現在6月13日ですが、まだ18日の正式決定を待っているところです。おそらく合同運行は中止の見込みで、それに代わるイベントを現在検討中です。ねぶたそのものは今制作途中ですので、この制作途中のねぶたをどうするのか、ここが今最大の課題になっています。完成させてねぶた作品を鑑賞する機会を設けるという案も出ています。跳人が跳ねる部分は行わないかもしれない、そういう声も聞こえてきます。

　まとめますと、この2年間のコロナ禍の状況で、ねぶた祭におけるアートの側面が様々な場面で強調されてきた。一方、跳人の祭りという部分が縮小していく可能性が出てきた。これが祭礼の転換期になる可能性があるのではないかと、現在のところ予想しております。

4. 「コロナ禍における民俗芸能」
　　伊藤　純（川村学園女子大学）

　私は民俗芸能の研究をしており、他の先生が大規模な都市祭礼を対象にしているのに対して、割と小規模なお祭りで演じられる三匹獅子舞という芸能を主に調査してきました。いわゆる三匹獅子舞と言われているものですが、ほとんどが村祭りの形式で、鎮守の神社で奉納するというスタイルをとっています。夏に行われるものも多いのですが、その場合は疫病除けという理由で、村廻りの際、村境などで辻固めを行ったり、地域内の家を訪問して、お札を配ったりすることもあります。三匹獅子舞のような、情報発信にあまり積極的でない祭礼芸能の実態把握というものは、結構困難です。20年前の調査ですが、この種の芸能だけで1,400ヵ所以上あります。したがって、こうしたものがコロナ禍でどんなふうになっているのか、引き続き検証しなくてはいけないと思います。

　本報告では、私が調査したことがある事例を中心に紹介していきます。まず東京23区、いわゆる人口密集地ですけれども、ほとんどの場合が中止ということになっています。これがコロナ以前の六郷神社の祭礼の様子ですけれども、実際、

舞台の上でやるのですが、この様に観客がいっぱい集まってごちゃごちゃしている。こうしたことから、中止が判断されたと考えられます。

　一方、縮小開催ということで、足立区花畑の獅子舞が2020年7月19日に行われました。私は見に行けなかったので報道ベースですけれども「当初は中止の話もあったが、こういう状況だからこそ開催しないと後で後悔すると、縮小しての開催が決まった。流行り病などがあった時は、三匹獅子舞のうち大獅子の角を違う角に変えてもらったと伝わっているため、今年は特別な角を使って獅子が舞った」ということが報告されています。

　2020年は中止だけれども、今年はYouTubeのライブ配信を行ったというところもあります。東京の豊島区長崎神社の獅子舞で、今年は広告代理店が入って影像を配信しました。ナレーションの解説があり「この踊りは道行きというものですが、獅子が笹に絡むことで疫病を退散するんだ」というようなことを言っていました。アーカイブ公開もされていまして、先週時点で700回程度の閲覧があったということになります。

　このように、リモート技術を用いるという場合も当然あるわけですが、2年目以降、配信技術を使って奉納や祭礼を実施することがどれだけ行われるかというのは、もう少し待たないとわかりません。長崎神社の場合ですが、広告代理店などにつなぐことによって、あるいはオンライン配信をするということを盾にして、配信しながら奉納するという手段が用いられたというふうにも言えます。

　もう一つ、2020年、コロナ1年目ということになりますが、これは町田市の獅子舞の様子です。陰祭の年なので、あまり余興的なものはないのですが、お囃子と獅子舞が奉納されました。タウン誌には事前に一応告知されたのですが、奉納に関する事後の報道はないです。お話をうかがったところ、地元氏子崇敬会が主催となっているのですが、地元の判断でやれそうだからやるということです。いわゆる直会というものが行えないわけですが、屋外ということで、また、あまり観客というのもそこまで多くはないということで、実施の判断に至ったことになります。三匹獅子舞といわれる芸能の多くは、それほど規模は大きくないので、開催・縮小・中止という判断における決定のプロセスはあまり複雑ではない、あまり調整を必要としないところが多いといえます。

　熊谷市池上の獅子舞は疫神祭ということで、疫病除けを元々目的としたお祭り

で、2020年、2021年、いずれも5月5日に開催されています。ただし、子供の参加は控えた縮小開催という形になりました。これも熊谷市の広報には告知されたのですが、事後の報道は無く、実際観客も本当にこの程度という感じです。そこでお札と疫病除けに効果があるといわれる獅子の髪の毛が配られました。

　中止の事例も当然あります。立川市の諏訪神社例大祭というところで、獅子舞や山車、祭囃子、曳き太鼓、神輿という部門があり、その部門からなる実行委員会形式でこの祭りが運営されています。したがって、各セクションにおける折衝が必要となり、立川のベッドタウンで人が集まるということで、獅子舞も中止になりました。ただし、保存会の人にお話によると、練習だけでもしようかと今年は考えているそうです。祭礼日だけでなく、練習が重要視されているということも同時にわかります。

　活動休止の決定打になったのが、群馬県藤岡の獅子舞の事例です。これは報道の資料からになりますが、担い手が50代〜70代の3人しかいず、うち2人は埼玉県在住、地区住民が45人ということで、かなり厳しい状況のなかでコロナ禍を迎えてしまった事例となります。埼玉県在住の2人は帰って来ていろいろ手伝っていたわけですが、こうした他出子の支援も限界だったのかと思います。

　多くのものはほとんどが中止になってしまったわけですけれども、注目されていないということの強みということも同時に言えるかと思います。先ほど申し上げたとおり、意思決定のプロセスというのはそこまで複雑ではないのですが、そういったことからある意味、あまり粘らない見切りの良さ、代替策もあまり検討しないといったようなことが言えます。

　少数だけれども、実施された事例を見ると、先ほどの通り、疫病除けを強調するところもあります。これらは外部向けの理屈で、ほかに伝統をつなぐといった理屈が見受けられます。関連するものとしては、岩手県の事例で私がよく動向を追っている北上市の事例です。東日本大震災の時は鎮魂の芸能として行った一方で、2020年4月、緊急事態宣言下においては疫病除けの舞だということで、実際に神楽の奉納が行われました。

　芸能に注目すると、演者同士の密集密着は免れないわけですけれども、練習の場面が重要になります。当然開催にあたっては、誰がどういう役をやるのかということを頭に入れて実行されますので、技術を持つ他出子がどれだけいるかとい

うところが、開催決定の重要な要点になると思います。また、道具衣装の使いまわしということも当然あります。獅子頭や、汗まみれの衣装を着回さなくてはいけない。当然これは嫌なわけであり、コロナということも含めると、こうした道具の資源がどれだけあるかということや、祭・芸能に関する報道の数などもその判断の要因となります。

　東京文化財研究所の無形民俗文化財研究協議会という会議が行われたのですが、伝承者の発言のなかでは「コロナに対する深刻度はそんなに高くないと思っているんです」とか、「今年は仕方ないやん。またやろうよ、と言うぐらいなものです」という、割と楽観的な発言があります。コロナと民俗芸能・祭礼の危機に対して、どうにかしなければならないといったような言説と、当事者が考えるリスクとの間にズレが見受けられます。

　このように、外部の視線、人的資源物、物的資源を勘案して、実際的な対応を取ったところがほとんどです。不安もあるけれども、COVID-19 はいずれ解消されるリスクとしても捉えられているという側面もあるかと思います。あるいは、小規模祭礼の場合、慢性的な後継者不足ゆえに、逆に言えば、都市祭礼と異なって変数というのがあまりないので、数年先の状況を割とリアルに予測できる。誰々が高校を卒業するから、誰々が戻ってくるからとか、そういったことが、ある程度頭に入れられるということで、1、2 年後どうなっているのかということを考えて、今年どうしようかというふうに考えた。そして、無理なくコロナをやり過ごす戦略というのが、多く取られたと考えられます。

5.　「コロナ禍における祭礼実施の分析─兵庫県・岐阜県の二つの　事例を中心に─」　　　　　三隅貴史（関西学院大学大学院）

　今回の発表では、兵庫県・岐阜県の祭礼を事例として取り上げて、議論を進めていきたいと思います。

　本発表では、「だんじりの曳行を実施した事例」と「神輿渡御を実施した事例」を取り上げます。阪神間の A 神社秋季大祭（2020 年 11 月）では、「遊び」と呼ばれる行為が行われました。これは、境内でお囃子を少し演奏しながら作業的ではなく、勢いをつけてだんじりを巡行したという事例です。続いて、岐阜県の B 神

社春季人祭（2021年）の神輿渡御の事例です。マスクや担ぎ棒の消毒ということをした上で普通に神輿渡御を実施しました。

　一定程度実施した祭礼に注目し、現時点で発表者が一番面白いと思っている問いに、この発表では答えたいと思います。それは、コロナ禍において祭礼の自粛が非常に容易になっている。その中で、なぜ山車や神輿に関する実践というのがあえて実施されたのかという問いです。この問いに答えるにあたり、まずはコロナ禍の祭礼を分析する先行研究の視角について見ていきたいと思います。

　発表者はコロナ禍における祭礼に関する先行研究の視角を2つ見出しています。1つ目は、コロナ禍における祭礼を世論や世間などとのせめぎ合いの結果、神事しか行うことができなかったものとして分析する視角です。これを脆弱性論と呼んでおきますが、これは世論・世間など、コロナ禍で祭礼に対して批判が寄せられたことに注目する視点です。有本先生がお話しされた岸和田だんじり祭は、まさにこの脆弱性と担い手のせめぎ合いという意味で最先端の事例で、非常に興味深いと考えています。

　2つ目は、コロナ禍における祭礼を神事が変わりなく実施されて、むしろその神事における悪疫退散の意義などが改めて見直されたのではないかというように分析する視角です。これを原点回帰論と呼んでおきますが、祭礼における指導者的立場の人々によって、積極的にマスメディアで発信されているように思います。この主張にたいして、別に間違っていると言う気はなくて、コロナ禍の祭礼もまた本義が達成されているということを強調し、祭礼運営組織の人々を力づけようとするところに重要な点があると理解しています。

　しかしこれらの視角からは、祭礼を実施した事例を適切に分析できないのではないかと思っています。例えば、脆弱性論であれば脆弱性を有するにもかかわらず、なぜそしてどのように実施できたのかという問いが相変わらず残される点、また原点回帰論の正しさを検証する上では、マスメディアでの発信の建前を超えて、普通の祭礼組織の人々にとってそれがどういう意味を持っているのかということに注目する必要があるでしょう。この発表では、これらの分析視角からこぼれ落ちる部分の存在をまず示した上で、今後の研究が取り組むべき課題について明確にしていきたいと思います。

　最後に研究方法について触れておきます。兵庫県下で、4つの祭礼団体に対し

て聞き取り調査を行い、岐阜県で1ヶ所聞き取り調査・参与観察を実施しています。岐阜の事例は昔から関係があるところですので、調査では本音で喋ってもらえたと感じています。それに加え、だんじりマニアと祭礼用品店の社員さん、非常にいろんな祭礼の情報持っている人たち計4人に対して、聞き取り調査を実施した結果に基づくものです。

　では、祭礼を実施したところがどのような戦術を採用してやっていったのかということについて見ていきたいと思います。発表者の聞き取り調査では、コロナ禍における自粛の理由として、以下の3点が挙げられました。周辺の有名祭礼・イベントの自粛の踏襲、匿名の批判、そして仕事の影響への検討という3点です。以下の実施事例では、どのような戦術を用いてこれを乗り越えることに成功したのかということについてお話ししていきたいと思います。

　まずA神社における飾りつけと遊びの事例を紹介します。飾りつけとは、山車を境内に飾る実践、遊びとは、飾りつけた山車の片付けの際に一定程度激しく山車を動かした実践のことです。A神社では山車の新調を記念して「神様に見てもらえるように」と語りながら、山車と神輿を境内に飾りつけた上で神事を行いました。そして神事の終了後、山車を倉庫に片づけるために倉庫に戻して行く。その際にお囃子を演奏しながら、一定程度激しく山車を動かした。そういうふうにして山車の巡行を一定程度やったという事例です。遊びと称する理由については「本気でやってないから批判しないで欲しい」という意味を込めていると理解してよいそうです。

　次に山車や懸想品のお披露目・見納めという名目を掲げて巡行を行う事例がいくつか見られたことについて紹介します。悪疫退散とは、自らの実践は悪疫退散に資するものだと強調することによって巡行を実施する実践です。筆者が参与観察したB神社の神輿渡御の事例では、マスメディアの報道上ではとにかく悪疫退散という要素が強調されていました。その一方で、実践者たちは地域の神輿の火を消さないという目的で神輿渡御を実施していた。実際に、地元メディアが集まった開会の挨拶では悪疫退散については全く触れられませんでした。それにもかかわらず、地元メディアはこの神輿渡御を報道する時に、「悪疫退散を願う」という題名で報道した。そして筆者の「これ悪疫退散なんですか」に対しては、成員は「まあ大義名分的な感じだよね」と語り、悪疫退散ということを信じてい

なかったように私は感じています。

　以上より、私は悪疫退散という発言は、プレス向けの発言、あるいはプレス側の理解のテンプレートだと思っていて、現時点ではこれをもって原点回帰しているという議論は支持しません。悪疫退散は当事者たちによって戦術的に用いられている側面がある。そこに注目すべきだと考えています。

　この上で、「なぜ実施したのか」ということについて論じていきます。コロナ禍における一般国民のなかでの祭礼に対する典型的な言説として、「完全に中止した上で、終息したら盛大に楽しんでください」「感染中はやめてください」というものがあります。しかしながら私は、当事者はそれにたいして「無理だ」と考えていることを、今日ここで強調したいと思っております。

　当事者たちが繰り返す定番の語りとして、兵庫県下の中小規模の祭礼では「自粛の楽を知ってしまった」、あるいは「再開する時に勢いをつけ直さないといけないのが本当に今から苦痛だ」といったものが見られました。つまり当事者たちは「パッとやめてパッと再開しましょう」という議論に対して、「一度中止すると再開できなくなるんじゃないか」という危機感を持っている。一度中止するとハードルが上がってしまうことに危機感を持っているということです。ここに私は、世間と当事者との間のズレがあるように感じています。

　当事者にとって自粛というものは、再開のハードルを上げてしまう行為だというふうに考えられています。そういったなかで、「地域の神輿の火を消さないためにやる」、あるいは「参加者・後継者の育成等の課題への解決策を提示するためにやっている」といった議論があったことを踏まえると、コロナ禍での祭礼実施を、「批判に追いやられて、ちょっとしかできなかったもの」と分析する、あるいは「疫病退散という本義への回帰」と分析するよりもむしろ、「再開の手筈を整えるための実践」として説明することが妥当なのではないか、と私は現時点では考えています。

　以上より、祭礼をなぜ実施したのかという問いに対して、現時点で発表者は、ポストコロナ社会における元通りの祭礼の再開を考えた時に、コロナ社会においても自粛せず、毎年祭礼に関わることこそが再開の手筈を整える上で重要だと祭礼運営組織の成員が考えているからとまとめて、この発表を終わります。

6.「COVID-19禍における人間の塔チームの「もがき」（活動）
―バルセロナのCastellers de Santsを事例に―」
竹中宏子（早稲田大学）

　私の専門は文化人類学で、主にスペインを対象に研究しています。今現在扱っているのは、カタルーニャ地方を代表する伝統文化と言っても過言ではない人間の塔（写真1）で、それは人が人の上に立った形で積み上がって完成する、人のみで構成される塔です。まずはコロナ禍においては避けるべき密閉密集密接、この3密を体現したような身体を使った造形であること、そして外国の事例として彼らがコロナの状況をどのように過ごしてきたのかについて、チームとしての「もがき」をご紹介したいと思います。

　人間の塔チームはカタルーニャに100ぐらいあるのですが、私が調査対象としているのは、Castellers de Sants、通称Santsという灰色をチームカラーとしているバルセロナのSants街区で活動するチームになります。Santsのコロナ禍での活動のお話をする前に、人間の塔とは何かを簡単にご説明したいと思います。カタルーニャ語でCastells、英語でHuman Towersと呼ばれる人間の塔は、通説としてはカタルーニャの南に位置するバレンシア地方のバレンシア人の踊りと呼ばれるパフォーマンスから発生していて、カタルーニャ南部だけで行われていたもの

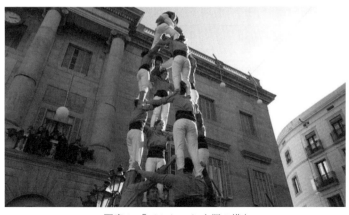

写真1　「バルセロナ　人間の塔」

が、カタルーニャ全土に広がったとされています。2010年11月にはユネスコの世界無形文化遺産に登録されました。

　建てられる塔にはさまざまな種類があるのですが、ざっくり言うと柱の数と段の高さ、これで難易度がわかります。高いものになると10ｍを超える、常に危険と隣り合わせのパフォーマンスであることが分かるかと思います。塔の部位は体が軽い子供たちで構成される最上部、それから柱の部分（真ん中）、そして最下層となります。

　人間の塔は柱などが建材ではなく人間である性質上、理論的には完成しないはずの塔でもあります。なぜなら計算上、下の方に位置する人によっては数100キロの荷重が掛かり、到底人間が耐えうる荷重ではないからです。それでも塔が建つのは、ピーニャと呼ばれる最下層が鍵となります。最下層は、そこに位置する人の手や胴体そのものを使って上からの荷重を横に逃がし、柱の負担を大幅に軽減させる「南京玉すだれ構造」を持っています。それにはとにかく体を密着させ、隙間を作らないことが重要です。密集・密接です。さらに言えば、倒れないためには押し続ける必要があります。もちろん緩めることもあるのですが、基本的に中心に向かって押し続けます。そうして建つ塔はカタルーニャの町や村の祭り、あるいは大きなイベントには必ずと言っていいほど登場します。子供達はすると体の前面をべったりくっつけて降りてきます。登る時には異なりますが、降りるときは大人も子供も同じ身体動作です。

　成功させるためには、隙間なく身体同士を密着させ、柱を支える複雑な組み方が施されているだけではなく、週に2回の練習も大事な要素です。練習は、小学校の体育館という密閉空間で行われます。きちんと数えたわけではないのですが、Santsの登録メンバー600人のうち100人から200人が毎回練習に参加します。それからSantsの正式メンバーには、アプリをダウンロードする権利が与えられていて、練習や本番あるいはイベントの出欠確認のため、または次に建てる塔で自分がどこに位置するのかを確認するために使用します。

　ここから本題です。2020年3月10日にカタルーニャ中の人間の塔の活動が停止されました。このことが日本の厚労省に当たる国の省庁から、カタルーニャ州政府に通達されて、そこからカタルーニャ人間の塔機構を通じて各チームに、活動の全面中止という判断が下ったわけです。それ以降、チームによって多少異な

りますが、この春までずっと練習も本番も行われていませんでした。その間チームはどうしていたかというと、会議はすべてリモートで行い、イベントはすべて中止でした。

　しかしその間彼らは何もしなかったのではなく、チームとしてのつながりを模索していました。発表の時間も限られているので、ここでは2点だけ取り上げてみたいと思います。まず1点は、ゲームを通じて成員たちを繋ぎ止めた例です。ひとつ例を挙げると、Kahootというゲームを介して、メンバーの注意を引き付けておきました。Kahootとは、2つのデバイスを使った早押しクイズのようなもので、オンライン上で行われるものです。

　もう1点は、活動停止中もアプリの連絡を滞らせず、従来行っていた街区の祭りや、チームのイベントに関しても、インスタグラムも利用しながらみんなの接点を作っていたことです。一例として、設立記念日（5月10日）に流行りの歌を使ってみんなから短いビデオを募集し、それを編集して1つのビデオに作り上げました。

　まとめます。活動ができなかった間の動きについて、とにかくチームはつながりを失わないように努めていたと考察することができるかと思います。人間の塔は身体的な技術や体力を必要とするパフォーマンスではあるものの、一度もエクササイズの配信などを行わなかったことが、彼らにとってつながりが一番大事だと解釈する理由です。そして本日ご報告いただいた他の祭りと同様、コロナ禍以前に自分たちが持っていた資源を、形を変えて役立てている様子がうかがえました。Santsの場合は、出欠やポジションの確認のために使っていたアプリでSNSを取り入れていった状況が、このコロナ禍では幸いしたことになります。実は、このアプリは2019年頃、Santsに新しく取り入れられたものでした。Kahootなどの遊びと練習を引っかけて、「バーチャルな練習（assaig virtual）」という表現も新しく生まれたほどです。

　最後に、現在スペインでは人口の45％がワクチン接種の第1回目を受けている状況にあり、それを受けてSantsでは2021年6月1日、練習を再開しました。そこにはマスクや手袋着用の義務があり、また20人というグループ分けをしての練習になってしまうのですが、さらに成功の鍵となる最下層部の練習は全くできないという状況にあります。この状況をどのように克服していくか、それから、

こういった克服のためにそれまでのもち札は自分たちの中にあるのかないのか……今後も彼らの活動を追っていきたいと思います。

7. 「長浜曳山祭の縮小開催はいかにして行われたのか」 武田俊輔（法政大学）

　私は長浜曳山祭に関してお話しします。縮小開催という形で2021年は行われたのですが、それを可能にした条件、それから今後の可能性ということに関してお伝えします。報告の概要は3点です。まずはCOVID-19によって祭礼が直面した困難と、それに対して担い手がどう対処したか。2番目に縮小開催という形で祭礼行事の意味付けと変化、あるいは再編というのはどのように行われたのか。3番目に開催を左右した変数、それから中長期的に見た変容の可能性ということに関してお話しします。

　祭というのは家と町内の生活共同の行事ですけども、その外部から人や物や資金、技能といった大量の資源を動員・調達することで可能になっている。また、ねぶたなんか特にそうですけれど、多数の観客が集まる。そういう意味で、家のレベルの親密性、町内というレベルでの共同性、それから外側からやってくる人たちという流動性の3つが交錯する現象である。それ故に祭礼を実施することの困難があるわけです。

　長浜曳山祭も含めて、2020・2021年は多くの、ほとんどの都市祭礼が中止という形になりました。そういうなかで2021年の長浜曳山祭は縮小開催されたわけですが、ではどういう風に上記の交錯という問題に対処したかということです。これを以下の4点からお話します。共同性におけるリスク意識をめぐる分断の問題。人的資源の確保の問題。それから地域社会において祭りを行うことについての正当性をどう調達するか。4番目に外部からの不特定多数の観客にどう対応するのかということです。

　長浜曳山祭は、毎年4月13～17日にかけて、山組といわれる各町内が曳山という山車の上で狂言と呼ばれる子供歌舞伎を行い、経済力や文化的な力を競い合います。と同時に、各町内を構成する家連合の家同士の間では、この狂言の役者にどこの家の子が選ばれるのか、この狂言の黒子役である舞台後見や、何番目に

子供歌舞伎をやるかを決めるくじを引く籤取人といった役職というのが、いわば家の名誉・威信を示す。家同士の名誉・威信を巡る競い合いでもあります。

　狂言を披露する山組は12あるのですが、4町ずつ3交代で、3年ごとに毎年変わっていく。翌年、次の4町に出番が交代をします。なぜ2021年、縮小開催をしてでも祭礼の実施を目指すのかということですが、昨年中止になって、本来は次の出番、次の4つの町が出るはずなんですが、それはやめてくれ、なんとかこの出られなかった4町を出してくれと言う形で、2020年の出番山組は強く主張しました。祭りそのものは今回中止してもその後継承されますが、山組にとって名誉・威信が配分される機会が失われることになっては困る。さらに町内の役者に選ばれた家にとっては、せっかく配分したその名誉・威信が失われることになりますから、それはやめて欲しいということです。最終的に縮小開催を決定したのは2021年3月ですから、祭礼を実施する前の月でした。

　祭礼を行うことを決断したのには、もう一つ意味があります。祭礼においては祭礼当日に実際に行えることだけが重要なのではない。むしろその準備のプロセスを記憶・記録することが伝承として大事なのだということです。もし仮に4月15日の本日の前日に緊急事態宣言が出て中止になったとしても、そこまでやった準備のプロセスに関しては、きちんと若衆にも中老にも記憶に残るし、記録にも残る。そうすれば今回の教訓は次の祭りに生かされるのであり、そのことが祭礼を実際にできるかどうかにかかわらず重要だというのです。子供歌舞伎の練習とか、シャギリというお囃子の練習などについて感染対策をテクニカルにどう解決したかに関してはここでは省略します。

　ただしある町内のみ休狂言、すなわち休場しました。これは役者の1人の家が祭礼への参加に難色を示したことから、結局はその町内全体がもう辞めるということになったということです。どういうことかというと、その親としては子供の感染そのものも不安だったのですが、それとともに自分の子ども1人が感染したら、その山組の稽古は全部中止になる。更にそれで1つの山組が祭礼を止めざるを得なくなると、そういうことが他の山組にも波及して、祭り全体がやっぱり危ないじゃないかと言われて中止になりかねません。その責任を問われることを恐れたわけです。先に述べたように、役者に選ばれるというのは家の名誉であり、どの家から選ばれたかはみんなわかっています。ところがもし感染したら、名

誉・威信の配分の結果として広く知られていたはずが、逆に「あの家がかかったから祭り全体が中止になったんや」という汚名を被る危険があるわけです。総当番という毎年交代する祭礼の事務局を務められた方は、「コロナは人を差別したり攻撃したりする材料になっている。それを祭りの山組の中で起こさせるわけにはいかない。犯人探しされないように組織としてどう守っていくのかということが問題で、もしそうしたことが起こるなら、祭り全体を中止した方がよい」とまで仰っていました。

　そもそも感染に関するリスクは、どれほど対策してもゼロにはなりません。したがって実施するかしないかというのは、ある意味では担い手同士の納得や信頼の問題です。「ここまで対処してくれるから信頼しよう」とか「何かあっても山組が組織として守ってくれる」という、山組内での相互の信頼があれば、リスクはゼロではないけれどできるだけのことをして祭礼を実施しようということになる。町内がそのような形で一致していれば、ある程度の外からの批判に対しても対処できます。けれど、そうでない場合は実施が困難になるし、外から批判を受けた場合にその分断はさらに拡大する。休狂言した山組は、そういった共同性における致命的なリスクを回避するために、休狂言にしたという面があります。

　次に、祭礼を行う上での中核的、そして周辺的人的資源をコロナ禍でどう確保するかという問題です。この祭りは子供が主役ですから、学校が公欠を認めないとできません。実はそれに関して教育委員会・学校は積極的に参加を後押ししました。また若衆・中老については、先程のだんじりの話にでてきたような、仕事上参加してくれるなという声は無いわけではなかったですが、それ以上に、3月まで祭礼を行うかどうか正式決定をしなかったから、会社員の方が有給が取れないとか、あるいは自営業の方がコロナ禍で休業が続いていて生活できないから、今は店を開かせてほしいというような理由での不参加はありました。ただこういったなかにおいて、人的資源の確保が何とかできた理由としては、その地域社会において祭礼を行う上での正当性の調達ができていたという点があります。今、学校の話をしましたけれども、行政・観光協会・教育委員会・学校といったアクターが極めて強く開催に賛同した。そのことが地域社会によって開催を正当化する裏付けとして機能したということがあります。その背景にはこの山組、そしてその中心の自営業の名望家層が戦後脈々と築いてきた、行政や学校の協力体

制というのがあります。実は祭礼の10日あまり前、4月1日に総当番・市長、保存会にあたる長浜曳山文化協会、そして観光協会は「長浜曳山祭、未来に向けての宣言」を長浜市議会の議場で締結し、継承に向けての連携を再確認しました。こういった形で地域社会のアクターが祭礼の実施をバックアップしたということが非常に大きかったと思います。

　もう1つ、祭礼に関わる地域社会の他のアクターとして神社があるのですが、実は当初、実施に反対だったんですね。これに対しては総当番との間で交渉と妥協が図られました。今回、神社で行う行事の呼称は多くが変更されていて、御幣迎えのことを御幣渡しとか、籤取式のことを曳山催行願決めと名称を変えて、いつもの行事そのままではないことが強調されています。人数制限や時間短縮含め、神社で行ういつもの正式の行事ではないということをアピールしつつ、実質的には祭礼を行うという一種の戦術が採用されました。また、奉納狂言を長浜八幡宮ではなく、各町内で曳山を八幡宮に向けて行うというやり方をして、境内での密を避けるとともに、八幡宮に責任が及ばない方策がとられました。

　流動性への対処ということでも、観客との距離が取れない行事はすべて中止されました。さらに狂言のパブリックビューイングとインターネットによるライブ配信・アーカイブ配信という方法をすることによって、遠方の観客が長浜に来ないでも見られるようにする。こうした配信ができたのは、毎年地元のインターネット放送局が曳山祭についての番組を製作しており、山組との関係性や撮影・配信ノウハウが培われていたことが大きかったと思います。

　それから裸参りという八幡宮に白無垢で若衆たちが肩を組んで参拝し、その後籤取人と役者の家を回って家の名誉を讃える行事があります。これは普段は密ですが、羽織参りという形式にして、参拝者同士距離を取って、酒も飲まないようにして行われました。また夕渡りという役者のお披露目の行事は、公式には中止しています。その一方で、町内で各山組の独自行事として、対外的広報をしないで、観客も少人数で行われています。

　普段通りの祭礼ができないわけですが、それをどう埋め合わせるか。こういった祭礼の再編においては、祭礼における儀礼の意味を改めて再解釈しつつ、名誉・威信を配分する機会をつくろうとする意図が見えます。役者の家の名誉を讃える夕渡り行事は公式には行われないけれど、自町だけで夕渡りの行事を実施す

る。八幡宮ではできないけれど、八幡宮に曳山を向けて奉納狂言をするという形で、やれたことにする。夕渡りでは行事の意味の再解釈も行われました。夕渡りは観光客に対する発信という側面が強く出ていた行事ですが、もともと「どこどこの息子さんとか、あそこのお孫さんが出はるんやろ」というように、町内の人びとに対する家の名誉・威信の配分の行事なんだという再解釈をする。

　また今回だからこそ可能になった、新しい有益な生産・配分をする機会を創出するということもありました。夕渡りについては、普段は女人禁制なんですね。ところがさっきの写真のように、今回は母親が参加しています。公式に行われていないことを逆手にとって、いわば母親にもそうした名誉・威信を示す機会を配分する機会をつくり出す。そして次の写真ですが、諫鼓山という山組では今回、大通寺というお寺の山門前で初めて狂言を行ったのですが、「今回時間に余裕があったから、すごい良い場所に曳山を持っていって狂言できたな、これでうちの町内の威信も上がったで」というように、自分たちの名誉・威信が満たされたという満足感を得ています。それからライブ配信での視聴者の反応なども、そういった名誉・威信に繋がるようなものとして解釈されました。

　最後にまとめます。COVID-19下において開催を左右した条件として、以下の5点を挙げることができます。ゼロリスクではないというなかにおいて、担い手内部で信頼だとか寛容といったものが確保・共有できた町内に関しては、祭礼が実施できたのだろう。それから、名誉・威信というものが普段とは同じ形はできないが、何らかの形で埋め合わせ、再解釈し、新しい名誉・威信を配分する機会を創出できた。3番目に、正当性の調達に関わる行政や観光業界、学校、教育委員会といった、外部のアクターとの関係性をきちんとマネジメントして正当性を調達できた。4番目にそのことによって町内内部の人的資源を維持することができた。5番目に、流動的な観客がつくり出す密の問題について、対処することができた。この5点が非常に大きな問題であり、それを解決できたことが大きかったと思います。

　最後に、コロナ禍がもたらす祭礼の中長期的な変化の可能性について触れておきます。この祭礼は寄合とか飲み会の場を通じて、書かれたマニュアル無しで口頭で伝承をしていくという形で継承されてきましたが、そうした場が失われていることが今後祭礼の継承に影響する可能性があるだろうと思います。2番目に、

これは結構大きな問題ですが、祭礼の中心となっている自営業者たちがコロナ禍で経済的に非常な苦境に今陥っています。長浜は観光地ですけれども、休む店も増えて、コロナ禍によって経済面で不安が出てきた。それは特に来年の祭りに関する大きな不安材料になっています。そのため今回のオンライン配信も、クラウドファンディングと結びつけてはどうかいう議論も出てきています。そして3番目に、新たに発見された新しい名誉・威信の生産・配分の場、例えば大通寺山門の前で狂言をやるとか、子供歌舞伎と夕渡りのような行事でお母さんにも参加の場を与えるような形での行事の再編の可能性があると思います。それから4番目に、これまで外からの人たち、例えばボランティアや労働組合関係という形で山引きの人手を連れて来ていたのですが、コロナ禍ではそういった外部の人たちの祭礼参加に関して再編が起こるかもしれません。その一方で YouTube live やそれを通じたやり取りによって、新しい外部との関係性というものが生まれてくる可能性があると思います。

8.　おわりに

　以上、本ラウンドテーブルでは、COVID-19 により祭りの担い手が直面した課題や困難、縮小あるいは代替行事の開催や中止に至るプロセス、継承や再開に向けた模索・実践、アートの側面の強調、オンライン・SNS での祭りの発信や紐帯の確認、あるいはリスク視せずに無理なくコロナ禍をやり過ごすやり方や、悪霊退散などの原点回帰論にみられる対マスコミ戦術、名誉・威信の配分機会の再創出など多様な側面に触れながら、コロナ禍における祭礼の意義を明らかにすることを試みた。

　そもそも祭りは3密無しには成り立たず、コロナ禍においては祭礼運営者と世論とのせめぎ合いの結果、批判を恐れて祭礼を自粛する現象が多くみられた。しかしながら、それはまた祭りの伝承方法や範囲・境界・親密性・正当性などの見直しの促進、あるいは生活者としての祭りの担い手の立場を明るみに出すことに繋がったということも指摘された。今後、さらにコロナ禍における祭礼の状況に関する調査研究を続けることで、今回提示された分析視角の深化が図られるだろう。

　なお、各報告の後、質疑応答において、祭りのメンバー同士のつながり方や、

祭りのオンライン配信に関するインタラクティブなやりとりの仕方、地域や祭りの参加者同士の分断をさせない知恵としての祭礼文化、マスコミや市民など外部のアクターによるプレッシャーとその対応、祭りの開催の可否を日本政府が決めないため翻弄される担い手たち、それゆえ判断が個人に下りてくるという意思決定・合意形成の難しさなどが討議されたことも、あわせて記しておく。

マイクロツーリズムの多様な実践
——COVID-19感染拡大のなかで観光すること——
Practices of "Micro-tourism" in COVID-19 Pandemic

鈴木涼太郎　SUZUKI Ryotaro*

本稿は、COVID-19によって移動が制限された状況における観光実践について、比較的近距離での観光を指す言葉として普及した「マイクロツーリズム」概念を手掛かりに考察するものである。感染拡大以降、都市近郊の公園やショッピングモール、浅草など都内観光地が、家族連れや若者向けの余暇の目的地として人気を集めた。このようなマイクロツーリズムの実践は、観光という人の移動が「不要不急」とされるなかで、人々が遠距離の移動をともなわなくても、微細なレベルでの観光パフォーマンスの調整と遂行によって、日常の生活空間を観光の場へと変換していったことを示唆している。

キーワード：マイクロツーリズム、和装体験、浅草、観光パフォーマンス、
　　　　　　内旋（インボリューション）
Micro-tourism, Kimono experience, Asakusa, Tourist performance, Involution

1.　はじめに

　観光は、COVID-19によって甚大な影響を受けた産業の一つである。観光消費の4分の1を占めるインバウンド旅行者は入国制限により姿を消し、残りの4分の3を占める国内観光も、感染拡大前と比べ大幅に減少することとなった。CO-VID-19の感染拡大が「人の移動」と深くかかわるものと認識され、それゆえ国境はもちろん、都道府県境を跨いだ「不要不急」の移動が制限されるなかで、観光はその最たるものとされたのである。

　しかし一方で、果たして観光は「不要不急」だったのだろうか。窮地に陥った観光産業への支援策として実施されたGo-Toトラベルキャンペーンは、様々な批判を呼び起こしながらも、結果として多くの利用者を集めることとなった。観光庁が2021年1月に公表した速報値では、利用人泊数が約8,781万人泊、支援額が

---

* 獨協大学外国語学部　教授

約5,399億円となっており[1]、感染拡大が収束していない状況下においても、観光旅行を「不要不急」とみなさず移動する人々が存在していたのである。

　このような状況が浮き彫りにしたのは、観光を「不要不急」とみなすか否か、あるいはそもそも観光という移動が可能な経済状況や生活環境にあるのかどうか、観光をめぐる人々の立場の相違である。感染拡大への懸念から観光旅行を強く非難する人もいれば、感染対策を万全にすれば旅行してもかまわないと考える人もおり、他方で観光旅行へ出かける経済的・時間的余裕がある人もいれば、収入や余暇時間の減少により旅行したくてもできない人々もいる。いわばCOVID-19の感染拡大は、観光という営為をめぐって人々に一つの分断を生み出したともいえる。

　これらの分断や相違は、観光への地域の依存度、観光産業への関与のありかた、居住地域の感染拡大状況、都市圏と地方、いわば観光にかかわるステークホルダーの多様性によってもたらされている。居住地が観光地でもなく、また観光産業の従事者でもなければ、感染拡大の「元凶」である観光旅行はまさに「不要不急」とみなされるであろう。だが、観光が地域経済において果たす役割が大きければ、感染拡大の不安はあっても一方的な観光批判に同意することは難しい。各種メディアでも、観光地や繁華街への人出の増加が批判的に報じられる一方で、苦境にあえぐ観光地の姿もまた喧伝されてきた。

　ただし、COVID-19後の観光をめぐる様々な語りの中で我々が看過すべきではないのは、このような相違を極大化し、それらの断絶を強調することによって後景化してしまう、観光をめぐるホストとゲスト、多様な立場の人々による、個別でミクロな生活の場における実践のありようである。

　すでに観光研究の文脈においては、COVID-19による社会的・経済的影響や、回復への道筋の提示、観光の変革への期待などについての多様な研究が蓄積されている。薬師寺による整理によれば、これら一連の研究では、自然環境への負荷軽減や倫理的な観光への注目がなされる一方で、観光の変革への否定的観測など相反する議論が錯綜した状況にもある〔薬師寺2021〕。しかしこれらCOVID-19と観光をめぐる研究の二つの方向性、すなわち経済回復や観光産業の支援をめぐるマクロレベルで経済・産業として観光をとらえる議論、および倫理的な観光やバーチャルツアーのような「あるべき」「期待される」新たな観光を期待する議論

においても、実際のところ感染拡大下において人々がいかにして観光していたのかは十分に明らかにされていない。

　だが、先のGo-Toトラベルキャンペーンの結果からも明らかなように、感染拡大の状況のもとでも、少なからぬ人々が観光をしていたことは間違いない。だとすれば、「新しい日常」が要請される状況において、人々がいかなる観光を実践していたのかをミクロなレベルで問うことは、COVID-19の感染拡大が我々の生活に与えたインパクトを問うために必要な視角の一つとなりうるはずである。

　そこで本稿では、COVID-19の感染拡大によって移動が制限された状況における観光実践について、「マイクロツーリズム」概念を手掛かりに検討する。マイクロツーリズムとは、COVID-19の感染拡大直後に、高級宿泊施設の運営を手掛ける星野リゾートの社長、星野佳路が提唱したものである。この言葉は、移動が制限された状況下において、比較的近距離の観光地を訪れる、いわば「近場観光」を指す概念として、観光関連産業のみならずメディアを介して広く一般に普及していった。その意味で、COVID-19後の観光を象徴する事例ともいえるだろう。

2.　観光化する世界における生活と観光

　あらためて、マイクロツーリズム概念について、星野リゾートの説明をもとに整理しておきたい。同社HPでは、以下のような説明がされている[2]。

　　遠方や海外への旅行に対し、3密を避けながら地元の方が近場で過ごす旅のスタイル。自宅から1〜2時間程の距離で、安心、安全に過ごしながら地域の魅力を深く知るきっかけになり、地域経済にも貢献します。保養目的で旅館やホテルに行き、温泉や自然散策、料理を楽しみ、活力を取り戻す滞在旅行です。

ここで強調されているのは、マイクロツーリズムとは、「知ってそうで知らない地元の魅力」を体験する「自宅から1〜2時間で行ける範囲の旅行」であり、「地域内観光」「地域の魅力の再発見」「地域の方々とのつながり」という3つの特徴を有しているということである。

　ただし星野リゾートの商品ラインナップを見ても、これらの3要件すべてを満たしたもののみが並んでいるわけではない。都市部の高級ホテル滞在などが多数含まれており、基本的には、「地域内観光」という条件さえ満たしていれば、残りの2つには必ずしも該当しないものも散見される。同社の商品以外でマイクロツーリズムが言及される場合も、同様に「地域内」「近場」であれば、「地域の魅力の再発見」「地域の方々とのつながり」の有無は問われていない傾向にある。

　また、マイクロツーリズムとして紹介されている観光の在り方は、COVID-19によって登場した全く新たな様式ではない。この言葉が普及したのは感染拡大以降ではあるものの、そこで示される活動自体は、近年の観光研究および観光産業においてもたびたび重要性が指摘されてきた。

　たとえば「地域の魅力の再発見」は、2000年代以降の「観光まちづくり」の文脈において常に言及されている〔西村編2009〕。観光まちづくりの成功例として頻繁に参照される「まち歩き観光」の嚆矢「長崎さるく」では、遠方からの観光客誘致だけでなく、地元住民による地域の魅力再発見が目指されていた〔茶谷2008〕。またJTBが発行する旅行ガイドブック『るるぶ』は、2003年に発行された『るるぶ練馬区』を端緒として、有名観光地だけでなく郊外のベッドタウンでも多数制作されるようになっている。

　ここで重要なのは、いわゆる温泉や著名な寺社仏閣だけが観光の対象になるのではなく、日常の生活圏のありふれたものであっても、地域住民の発見や気づきによって観光資源になり得るということであり、何気ない日常生活そのものもまた観光資源だということである。このような言説は、同時期に観光振興策として関心を集めた「着地型観光」など、地域が観光振興の主体となることを目指す取り組みにおいて定番の語り口ともいえる〔尾家・金井編2008〕。

　さらにいえば、アーリが「ツーリズムの終焉」と端的に論じたように、日常生活の場に観光的な消費が全面的に展開する現代において、遠距離の移動をともなわなくても観光的な消費は可能である〔アーリ2003〕。ポストフォーディズム消費が貫徹するにつれ、日常の対を成す非日常の「観光のまなざし」の対象となる事物は、日常の生活圏にも広く拡散している。ブライマン〔2008〕が「ディズニー化」と称した、テーマパーク的な消費形態が日常生活へと浸透する状況は、「昭和レトロ」を復刻する各地の商店街や、テーマパークそのものが再現された

ショッピングモール、そして理想化された「日本の原風景」を現前させるべく修景された各地の町並み保存地区など、様々な場所に見出すことが可能である。須藤が指摘するように、生活の場が観光対象化される「観光の生活化」だけでなく、虚構化された日常生活がそのまま観光と対象となる「生活の観光化」が同時進行するのが現代なのである〔須藤 2016〕。

　このように観光の生活化と生活の観光化が相互浸透する状況において、マイクロツーリズムとはごく当たり前の実践であり、より長い時間軸において現代観光の一部を成してきた潮流が、「移動の制限」によって前景化したのだともとらえることができる。それゆえ、COVID-19 の感染拡大という状況においても、多くの人々はマイクロツーリズムを容易に実践することが可能であったし、むしろこれまで意識化されてこなかった日常生活圏における観光的な消費や活動が、マイクロツーリズムという用語のもとにくくられることで、注目を集めることになったともいえる。以上をふまえつつ、次節ではマイクロツーリズムの多様な実践の在り方を素描してみたい。

3.　可変的な「近場」とマイクロツーリズムの多様な実践

　マイクロツーリズムとは、「近場の観光」である。ただし前節でも指摘したように、観光と生活が相互浸透する状況において、日常の生活圏の中にも観光的な実践を可能とするモノやコトは溢れており、そもそも「近場」や「地域内」をいかにとらえるかによってもマイクロツーリズムの範囲は可変的である。「自宅から1-2時間」という条件設定であれば、東京都内在住の場合、首都圏郊外の温泉観光地には移動可能であり、都心の観光エリアも十分対象に含まれる。先述のように、星野リゾートの商品には都心部や関東近郊のホテル滞在が含まれており、Go-To トラベルキャンペーン時には伊豆や箱根の温泉旅館が賑わいをみせていた。

　また、「都道府県境を跨いだ移動を制限する」という論理は、観光目的であっても県内での移動に対しては制限とはならない。神奈川県であれば箱根、千葉県であれば房総地域への移動は制限されないし、群馬県の前橋市や高崎市から草津温泉や伊香保温泉を訪れることは全く問題なく、むしろ全国各地で「県民割」と

いう形で域内での観光消費を促進するキャンペーンも行われていた。自家用車を利用し密を避けた屋外の景勝地を訪れ、感染対策を徹底した施設に宿泊すれば、家族旅行は感染リスクの低い活動としてみなすことも可能なのである。

　一方で、都市部から郊外、地方へ、という流れだけではなく、郊外から都心へという移動も存在する。多摩地域から東京都心へ、あるいは、相模原から横浜へと移動することも都県の境は跨がない。そもそも日常の通勤通学で都県境をまたいで移動している首都圏で暮らす人々にとっては、東京都心の商業施設や観光地を訪れることも、マイクロツーリズムの範囲に含まれる。個々人の感染リスクに対する考え方次第で、これまで京都へ出かけていた観光客が、浅草や鎌倉に出かけたり、渋谷や原宿でショッピングしたりすることもできる。マイクロツーリズムという言葉は、需要消失に直面した観光産業にとって苦肉の策として登場した言葉ではあるものの、実際に観光する側の人々にとっては、最低限の感染対策を取ったうえで各々が「地域内」とみなすエリアであれば、これまで通りの観光を実践できる免罪符としても機能していたのである。

　緊急事態宣言時の大型連休中には、ショッピングモールやホームセンターに大勢の人々が訪れる様子がメディアを賑わせもした。日用品の買い物ついでにウィンドウショッピングを楽しむ家族連れ、自宅の庭で楽しむためにガーデニング用品を買い求める客、多くの人々は複合的な消費の場を提供するこれらの施設を、遠距離の移動をせずとも訪問可能な余暇の目的地とみなしていたのである。結果として大型商業施設の中には、かえって「密」になることを危惧して臨時休業するなどの対応を余儀なくされた店舗も存在している[3]。大型量販店は、ディズニー化した日常生活において、手軽な非日常の余暇を過ごすには格好の場所なのである。

　このほか、自家用車を利用して近所の公園を訪れてのピクニックは、基本的な感染対策と両立可能な観光的実践である。COVID-19の感染拡大後、都市圏近郊の公園や緑地には、小型のテントをはって楽しむ家族連れの姿を数多く目にすることができた（図1）。

　移動せずとも自宅の庭でバーベキューを行う「おうちバーベキュー」も衆目を集めた。スーパーマーケットではおうちバーベキュー用の食材セットが販売されたり、ホームセンターなどではバーベキュー用具の販売が好調となった。さらに

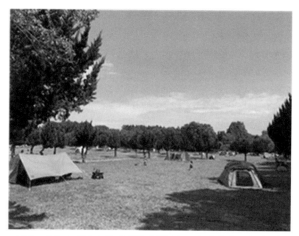

図1　テントが立ち並ぶ芝生広場（さいたま市秋ヶ瀬公園）

は、専用の庭がない集合住宅において、「ベランダバーベキュー」を試みる人々
も登場した。情報サイトの中には、ベランダバーベキュー用の専用器具を販売し
たり、既存の道具をバーベキュー用に流用したりする方法について解説している
ものも存在している[4]。

　もちろん、公園キャンプやベランダバーベキューをそのまま観光とみなすか否
かについては議論の余地が存在する。しかしここで興味深いのは、遠距離の移動
をともなわずとも観光的なふるまいをする「近場の観光」という意味では、これ
らの活動が、ショッピングモールへのお出かけや同一県内での温泉旅行、通勤通
学圏の観光地への訪問などと同じく、一つの連続線上に位置づけられる活動だと
いう点である。結果として、マイクロツーリズムとして言及されているか否かは
別として、居住地から比較的移動の少ないエリアでの観光的な活動は、必然的に
多様な実践を含むことになっていたのである。そしてこれらの活動の中には、「こ
れまで通りの観光」を日常の生活圏の中で再現しようとするものも多数包含され
ている。

　先にも触れた通り、マイクロツーリズムという用語の普及は、従来通りの観光
を楽しむためのある種の免罪符ともなっていた。そこで重要なのは、旅行を「不
要不急」とみなすか否か、その賛否をめぐる議論とは別に、多くの人々が感染拡

大下であっても「近場の観光」を実践したという事実である。であるとすれば、マイクロツーリズムの実践の場において、観光客とそれを受け入れる観光地の側は、感染対策と従来の観光の在り方をどのように折り合いをつけていたのだろうか。次節では、多様なマイクロツーリズムのなかでも、近場の観光地を「これまで通りに」訪れる人々の典型例として、東京浅草で和装をする観光客の姿について、筆者とゼミの学生が行った観察調査をもとに記述することとしたい[5]。

4. マイクロツーリズムとしての和装体験

　浅草は、東京を代表する観光地である。感染拡大前は、中高年を中心に、インバウンド観光客や修学旅行生など幅広い層の観光客が訪れてきた〔台東区文化産業観光部観光課編 2018〕。しかし感染拡大後は、その姿を大きく変化させることになった。まず2020年2月末に中国人観光客の団体が、3月にはインバウンド全体が姿を消し、緊急事態宣言が発令された4月には多くの店舗が閉鎖され、観光客の姿が皆無となった。しかし、宣言解除後は少しずつ客足が戻り、Go-To トラベルキャンペーンが東京にも適用された2020年10月には急速に回復することとなった。その後感染拡大状況によって変化があるものの、常に一定の観光客が訪れている。もちろん、感染拡大以前に比べれば観光客の減少は顕著であり、この間観光客向け店舗の閉鎖や縮小が多数存在した。また開店している店舗では、感染防止のための注意喚起を掲示したり、アクリル板や飛沫防止シートの設置、アルコール消毒を準備したりするなどして感染防止対策を行っている。

　感染拡大後の浅草で目立つようになったのは、若年層、特に女性の観光客である。もちろん絶対数が増加したわけではないが、インバウンド観光客が姿を消し、感染リスクへの懸念から中高年の観光客が減少する中で、相対的に目立つようになった。首都圏在住であれば、「1〜2時間」で浅草を訪れることは容易であり、これまで京都には観光に出かけたとしても、意外と訪れることのなかった「近場の浅草の魅力を再発見」することもできる。その意味で浅草観光は、移動が制限された中で従来型の観光実践を試みるマイクロツーリズムなのである。

　若年層の女性観光客のなかでもひと際目を引いたのが、着物や浴衣のレンタルを利用し、和装で浅草を楽しむ人々の姿である[6]（図2）。和装で浅草観光をする

こと自体は、別に新しいことではな
く、感染拡大以前も国内外の観光客が
女性を中心に楽しんでいた。また着物
レンタル店には閉店している店舗もあ
り、和装する人々の総数は減っている
と推測される。だが、他の層の観光客
の減少によって目立つようになったの
だと考えられる。

　ただし、和装する観光客も今まで通
りの観光が可能というわけではなく、
感染対策のために様々な制限を受けて
いる。参拝時の距離の確保はもちろん
のこと、マスクの着用は必須である。
実際に幼児をのぞけばほぼ100％の観
光客はマスクを着用し、外すのは写真
撮影時と飲食時のみである。飲食につ

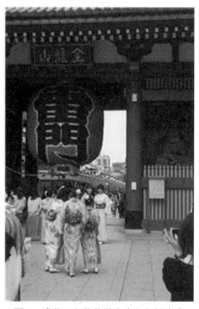

図2　浅草で和装体験を楽しむ観光客

いても、これまでは仲見世を「食べ歩く」ことが当たり前のように行われていた。
しかし、食べるためにはマスクを外す必要があり、さらに通りが混雑していない
が故、その姿もことさら目立つこととなる。そのため従来のような「食べ歩き」は、
困難になった。

　興味深いのは、このような制限に対し、観光客は微細なレベルで様々な対応を
行っていたことである。観察調査からは、和装する観光客が、グループ内でマス
クの色やタイプを揃え、和装にあった色を選択していることが多いことが推測さ
れた。また「食べ歩き」の困難に対しては、食べ「歩く」のではなく店舗の片隅の
スペースや工事現場、閉鎖した店舗、自動販売機周辺の路上の空きスペースを探
してはそこで肩を寄せ合って「立ち食べ」をすることで対応する観光客の姿が目
立つようになった（図3）。これらは、従来型の観光の楽しみを損なわずに感染対
策と両立させるための工夫ともいえるだろう。

　一方で写真撮影については、「自由」になった。観光客数の減少によって、雷
門の前ですら時間をかけて写真を撮ることが可能となり、仲見世商店街の真ん中

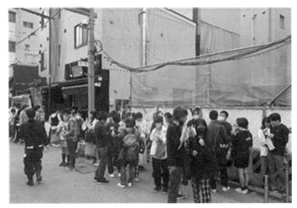

図3　工事現場前で「立ち食べ」する観光客

で立ち止まったり、撮影時に荷物を置いてポーズを変えながら何度も撮影したり、背景から他の観光客の姿をカットした写真を撮影したり、というようなこれまでは不可能であった行為も可能となった。マスクあり／マスクなしの和装姿の自分を思い通りの画角で撮影し、SNSにアップするのには、感染拡大による人出の減少は、むしろ追い風ともいえる（図4）。

　あらためて、感染拡大後の観光地浅草においてマイクロツーリズムを実践する観光客たちの姿からは、感染対策のために観光地でのふるまいを微細に変化させながら、従来通りの観光を楽しもうとしていることがうかがえる。COVID-19は一方では従来通りの観光に制限をかけることになったが、他方では閑散とした浅草で和装で「立ち食べ」をすれば、SNSに投稿するのにおあつらえの「映える」写真をこれまで通り、あるいはそれ以上に快適に撮影することも不可能ではない。スマートフォンやSNSといったメディアは従来型の観光を継続するための武器にもなるのである。

　このような、浅草で和装をする観光客のふるまいの変化は、人類学において古典ともいえる、インドネシアと日本の経済発展過程を比較しながらギアツが論じた「内旋（インボリューション）」の概念を想起させる〔ギアツ2001〕。COVID-19がもたらした大きな変化の中で、「地元の魅力を再発見」したり、最新のデジタルメディアをバーチャルツアーのような「新たな観光」に結び付けたりするので

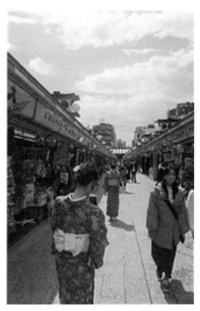

図4　仲見世での写真撮影

はなく、マスクの工夫や「立ち食べ」のような微細なたちふるまいの変化によって従来の観光の楽しみを維持しようとする姿は、人口増加の圧力を新興産業の成長によってかわすのではなく、労働集約的な既存農業の精緻化による食料増産によって吸収しようとしたインドネシアの「立ち泳ぎ」の生計戦略にもなぞらえられることもできる。

　ただしここで重要なのは、このような細部のやりくりは、「大衆観光者の遅れた観光スタイル」と単純に批判されるべきものではなく、感染拡大後の観光地における観光客たちのしたたかな、セルトーが指摘したような構造的弱者による戦術的な実践ともとらえられるということである〔セルトー1987〕。さらにいえば、先に挙げた近場の温泉観光やショッピングモール訪問、公園キャンプやおうちバーベキューも含め、マイクロツーリズムの多様な実践は、感染拡大防止策に従いつつも、その間隙を縫いつつ、目的地とそこでのふるまい方をやりくりしながら、可能な範囲で従来の観光の楽しみを得ようとする人々による戦術的な実践ともいえる。

5.　むすびにかえて──「行く」観光から「する」観光へ？

　本稿では、COVID-19の感染拡大下における人々の観光実践のありようについて、マイクロツーリズム概念を手掛かりに検討してきた。その結果明らかになったのは、観光旅行が「不要不急」とみなされる状況においても、この言葉を免罪符のようにして、比較的移動距離が短い場所で従来通りの観光を実践する人々が多数存在していたということである。日常の生活空間に観光的な消費が遍在する

現代において、遠距離の移動をせずとも、工夫次第で感染対策との両立を図りながら観光することは不可能ではない。

　そしてこのマイクロツーリズムの多様な実践が示唆しているのは、COVID-19による移動の制限が、結果として我々が「観光に行く」ことが出来なくても、「観光をする」ことが可能だということを知らしめたということである。我々はどこか遠くへ行かずとも、日常の生活圏で観光的なふるまいをすることによって、あるいは感染対策によって制限されたふるまいの細部を工夫することによって、行為遂行的に「観光をする」ことができるのだ〔cf. 高岡 2021〕。観光とは「どこか遠くへ行く」ことだけではなく、都道府県内や日常の生活圏であっても、バーベキューセットやテントという道具、あるいは「着物」という衣装をブリコラージュ的に利用して、「観光をする」ことによっても可能となる。

　COVID-19の感染拡大が一定程度収束すれば、再び遠距離の移動が可能となり、従来の観光が回復することも想定されるが、それ以前と全く同じものに再び舞い戻る訳ではないだろう。マイクロツーリズムの多様な実践から明らかになった「行く観光」から「する観光」への転換が示唆するのは、生活の観光化と観光の生活化の相互浸透がさらに加速する状況なのである。

注
1)　観光庁「Go To トラベル事業の利用実績等について」https://www.mlit.go.jp/kankocho/news06_000499.html（最終閲覧日：2021年10月30日）
2)　「星野リゾートHP」https://www.hoshinoresorts.com/sp/microtourism/（最終閲覧日2021年10月29日）
3)　大手ホームセンターLIXLビバでは、2020年4月24日のプレスリリースにおいて、2020年5月2日〜6日の間傘下の各店舗を一斉休業とする「お客様来ないでください宣言」を発表し話題となった。
4)　たとえば「ベランダで手軽にバーベキューを満喫！」と題されたサイトでは、バーベキューのみならずベランダにテントを張る「ベランピング」までもが提案されている。https://kurashi-no.jp/I0040817（最終閲覧日：2021年10月30日）
5)　筆者は、2020年8月から2021年5月の間に、浅草周辺における観察を中心としたフィールド調査をほぼ毎月計10回行った。ゼミ学生の調査は、2020年9月に有志学生9名がそれぞれ任意の調査日を設定し行われた。今和次郎『考現学』をテキストに用いつつ、調査地点ごとに通過する観光客のマスク着用状況やタイプについて1,100人ほどを対象に観察記録を行った。以下特に引用のない調査データはこちらをもとに

している〔獨協大学外国語学部交流文化学科鈴木涼太郎ゼミ 2021〕。
6)　浅草で和装する観光客について、筆者は別稿において観光パフォーマンスの変化に焦
点を当ててより詳細に論じており、観察にもとづく記述については一部重複している
〔鈴木 2021〕。

参考・引用文献
ブライマン，A.　2008（能登路雅子監訳）『ディズニー化する社会―文化・労働・消費とグ
ローバリゼーション』明石書店
セルトー，M.　1987（山田登世子訳）『日常的実践のポイエティーク』国文社
茶谷幸治　2008『まち歩きが観光を変える』学芸出版社
獨協大学外国語学部交流文化学科鈴木涼太郎ゼミ　2021『ウィズ・コロナの観光地におけ
る路上観察―浅草・東京ディズニーランド・川越・鎌倉』(私家版)
ギアツ，C.　2001（池本幸生訳）『インボリューション―内に向かう発展』NTT 出版
西村幸夫（編）　2009『観光まちづくり―まち自慢からはじまる地域マネジメント』学芸出
版社
尾家建夫・金井萬造（編）　2008『これでわかる！着地型観光―地域が主役のツーリズム』
学芸出版社
須藤廣　2016「生活の日常へと近づく観光―観光は生活の現実を変えることができるのか」
『生活学論叢』29(1)，pp. 48-52
鈴木涼太郎　2021「パフォーマンスのインボリューション―ウィズ COVID-19 の浅草にお
ける和装と写真と食べ歩き」遠藤英樹（編）『アフターコロナの観光学―Covid-19 以後
の「新たな観光様式」』新曜社，pp. 150-163
台東区文化産業観光部観光課（編）　2018『平成三十年度台東区観光統計・マーケティング
調査』台東区文化産業観光部観光課
高岡文章　2021「参加型観光とその時代―『みる』から『する』へ」小西卓三・松本健太郎
（編）『メディアとメッセージ―社会の中のコミュニケーション』ナカニシヤ出版，pp.
63-75
アーリ，J.　2003（吉原直樹・大澤善信監訳）『場所を消費する』法政大学出版局
薬師寺浩之　2021「新型コロナウイルス感染症がもたらした危機からの観光の回復と危機
を契機とした変化・変革をめぐる論点の整理」『立命館大学人文科学研究所紀要』125，
pp. 151-184

離島観光における COVID-19 への対応と労働変化に関する一考察
——「名古屋から一番近い離島」
愛知県知多郡南知多町日間賀島の事例——

A Study on Recponse to COVID-19 and Labor Changes in Remote Island Tourism:
"The Closest Remote Island to Nagoya" Himakajima, Minamichita-cho, Chita-gun,
Aichi Prefecture

林　春伽　HAYASHI Haruka *

　本稿は、愛知県知多郡南知多町日間賀島を事例として、観光事業に取り組む人々が行っている具体的な COVID-19 下における離島観光の在り方と現状、対策などを明らかにすることを目的としている。

　COVID-19 の拡大により観光業は打撃を受けた。特に当地は離島であるため感染症である COVID-19 を島外で食い止める必要があるが、観光業を生業としている島民も多く、観光客（島外）との接触の機会が多い。また、生活するためにも島外に出ていく必要がある。そのような背景から、労働と生活の両方が COVID-19 により変化した中で、どのような思いと工夫で現状を乗り越えていっているのかを記述する。

キーワード：離島の観光、観光と生活、労働変化
Sightseeing on remote islands, Tourism and life, Labor change

1.　はじめに

1-1　本稿の射程と調査方法

　本稿は、調査地で観光事業に取り組む人々が行っている具体的な COVID-19 対策並びに、離島観光の現状とあり方に焦点をあて記述することを目的とする。また、観光地という環境の中で、いかに感染症対策を行い、そして生活を続けているのかに着目する。

　接客・飲食を伴う観光業はある意味風上に立たされ、COVID-19 の影響を多大に受けている業種でもあろう。特に本稿の調査地で「名古屋から一番近い離島」と呼ばれる日間賀島では家族経営で事業を展開する人々が多く、島での商売が滞

＊仙台青葉学院短期大学観光ビジネス学科　助教

るとそのまま生活に支障をきたすことになる。そのような状況下において、CO-VID-19影響を受けつつも、観光業に従事しつつ、離島で暮らす人々の姿を外出自粛や働き方の観点から記述する。

　また、本稿は当地において宿泊業を営む女性（50代）に対するオンラインインタビューを通して、COVID-19がもたらした離島観光の変容について報告する。

　本稿の調査方法はフィールドワークと聞き取り調査である。筆者は2019年より断続的にフィールドワークを行っているが、2020年1月よりCOVID-19拡大の影響によって調査地で調査を行うことが出来ない現状が続いている。本稿に使用する主なデータは2021年3月から2021年9月まで断続的に行っているオンライン聞き取り調査と2021年8月12日のフィールドワークの結果である。

　本稿でのオンライン聞き取り調査におけるインフォーマントは島内出身の50代女性（宿泊業・女将）である。また、言説は基本的に「　　」を付けて記述し、当地の方言で記述した個所もあることを予め記しておく。

　COVID-19により観光客数や観光における収益が不規則であり、行政機関の公表している統計データと食い違い等の可能性もある。本稿では、実際に現場で観光業、特に宿泊業に従事する人々の「現場感覚」に着目して記述を進めるものとする。また、本稿ではCOVID-19に関わる言説や感染者に関する記述もあるが、COVID-19の感染者や濃厚接触者に対する差別や不利益を助長する意図は含まれていないことを予め記述しておく。

1-2　調査地概要

　調査地である日間賀島は愛知県知多郡南知多町に属している。日間賀島は、愛知県知多半島及び渥美半島に囲まれた三河湾に浮かぶ離島である。近接する篠島及び佐久島と共に愛知三島と呼ばれる。1957年に離島振興対策実施地域に指定された。日間賀島の面積は0.77 km²であり、最高標高地点は32.2 kmと、比較的高低差のない地形である。面積は代々木公園とほぼ同じと約600世帯、約1,800人の島民が暮らしている〔愛知県振興部地域政策課　2021：3〕。

　日間賀島は「名古屋から一番近い離島」として、名古屋駅から約1時間半で到着する離島である。そのため観光客は「県内のお客さんがほぼ占める」と言われ、東海圏のテレビ局に取り扱われる頻度も高い。そのため、全国規模で知名度が高

いわけではないが、東海圏の観光客をコンスタントに取り込む形をとっている。観光客数はCOVID-19拡大以前の数字では安定した数字が維持されており、年間25万人前後を維持してきた。このことに対し「小さな島が沈むんじゃないかと思うくらいお客が来る」と島民は述べている。

本土と日間賀島との定期航路は、属する自治体の本土側から開設されている。主に知多半島の先端である師崎港より高速船タクシーで15分程度、名古屋鉄道河和線の終点である河和駅に隣接する河和港より定期高速船で20分程度であり、本土からの距離は約2kmである。そのため、観光客にとっては「普段は乗れない船に20分くらい乗って島に来れるアトラクション」として楽しまれる[1]。

日間賀島の特徴を1つは「内海・本土近接型離島」の「高人口密度離島」であり、全国の離島の中で人口密度は第1位であることだ〔山下・鄭 2016：407〕。また、所属する南知多町内においては、若年層世帯数が比較的安定しており、出生率が町内1位である。従来は家を建てていなかった島中央部に新しい家を建てる傾向がある[2]。現在の島内の産業構造は、主に漁業である第一次産業は4割の400人弱、水産加工業の第二次産業が1割を切り、残りが第三次産業であるため、飲食・宿泊業の割合が高いことがわかる〔愛知県振興部地域政策課 2021：9-10〕。また、各世帯で生業を掛け持ちしている場合や、その比重も季節ごとや年毎に異なるこ

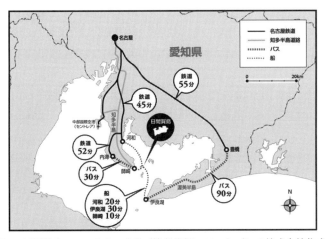

図1　日間賀島へのアクセス方法（筆者依頼：ワークプレス株式会社作成）

とも珍しくない³⁾。間接的に観光業に関わる島民は非常に多く、様々な労働が観光関連産業化していると指摘できる。なお、日間賀島では、島内消費や加工原魚を除き漁獲物の多くが本土側の水産物地方卸売市場へ陸揚げされている〔愛知県振興部地域政策課　2021：9-10〕。

2.　COVID-19拡大における生活の変化

　現在COVID-19下において日本だけでなく世界中で日常生活の変化が余儀なくされている。COVID-19により、移動そのものが制限された。島内では、日常生活と観光が密接に絡みあっており、島外に住む家族とも以前のように会うことができない現状が続く。

　ただし、日間賀島は名古屋駅から約1時間半で上陸できる「名古屋から一番近い離島」であり、通常時より観光客は東海圏からの観光客が多い。そのため、遠方の日本人観光客やインバウンドに比重を置かない観光を日頃から実行しているという特徴があった。COVID-19以後、マイクロツーリズムに注目が集まったことは記憶に新しい。しかし、日間賀島ではCOVID-19以前より島内の観光客層を、遠方の日本人観光客やインバウンドに偏ることなく、東海圏の観光客をターゲットとして、マイクロツーリズムの形式により島内観光を成立させていた。このような状況が功を奏してか、現状では、COVID-19の影響にて廃業した店舗や宿泊業は1つもなく（元々廃業予定であったところにCOVID-19が被った所はあるが、COVID-19の影響ではないという）、繁忙期の観光客数も特に変化はないという。

　調査地は離島であるため、島民は島内では比較的動きまわっていると思いきや、家の中で家族とのみ会うようにしているとのことであった。むしろ、話を聞いていると、本土よりも強く感染防止の意識があるように思える。これは、当地が観光地であり、さらに離島であることにも由来しているだろう。感染者の増加やクラスターが発生した場合、商売に影響が出る島民が多いことにも関係している。また、「なんでかかったんだ」や「あそこだけかかるってことは何をしとるんだ」という島内間の風評被害が発生すると「生きづらくなる」ため、「島だからってふらふらしていると悪目立ちする」ことは行わないように生活している。

　さらに、1人感染者が出ると想像以上に複数人が対応を余儀なくされる点も不

要不急の外出を自粛する1つの要因である。具体的な事例を挙げよう。当地では2021年2月感染者が1名確認された。これは、島外との人との接触によるものである。加えて、死者1名は、元々島外の病院に入院経験があった。感染者発生時の対応を以下に記す。当地には救急車が上陸しないため、急患が出た際は海上タクシーに連絡を取り、海を越えなければならない。島内での急患対応は消防団の役目である。ただし、消防団は当然ながら医療従事者ではなく、通常漁業や飲食業、宿泊業に従事する男性である。そして、急患が新型コロナウイルス感染症陽性者であるならば関係者は濃厚接触者となる。

　このような現状から1人感染者や濃厚接触者が確認された場合、連鎖的に家族、島内で感染者対応をした家族、消防団員、海上タクシー運転手といったように島内での隔離対象者が増加する。「誰の得にもならない」事象が起こる可能性があるのだ。

　また感染経路について「濃厚接触者の濃厚接触者の濃厚接触者くらいは自分で辿れる。どこから感染したかわからん（感染経路不明）ことはない。島に保健所はいらん。保健所よりこっちの方がよくわかっとる。「あの人は島の外でこういうところ（例えば飲み屋など）によう行っとるもんで今は会わんとこう」みたいになる。差別ではないけれど」と語る。またPCR検査については「疑わしければ自分たちで自費でしに行く」とのことであった。

　2021年9月時点で、クラスター発生は無いものの、8月のお盆明けの2週間後に、島内の感染者が増加した。聞き取りによると、「（観光関係者や一般家庭といったように）色々なところから出た。自宅待機や濃厚接触者を合わせると関係者は多いと思う」と述べた。ただし、感染者が増えても島内であるならば食い止めることが可能であるという。これは、前述の通り、外出自粛を行わない場合、島内で悪目立ちすることが背景にある。具体的には「外に出てるとやらしいし、わかっちゃうから。「あの子が感染した」とか、親戚から「なんでお前んとこ（外に）出とるんだ」って連絡来たりすると、自主的に自宅待機や隔離を皆でするから、感染者が増えていかない」というものである。

　COVID-19と離島という特性上、一度クラスターが発生すると、身動きの取ることのできなくなる島民と時間が増加することになる。単なる事故・病気でないため、COVID-19用の対策を取る必要があり、それが生活を圧迫する恐れがある。

そのため、島民同士の対面での交流も自粛している。

3. 島内における感染症対策

　以下に記述するのは2021年8月12日に行ったフィールドワークの結果である。初めに、日間賀島に来島するために多くの観光客が利用する名鉄海上観光船発着場の様子である。日間賀島に来島するための名鉄海上船発着場の河和港（本土側）では、アルコール消毒、マスク着用の徹底、ソーシャルディスタンスの確保などの徹底を呼び掛ける掲示を行っている【写真1】。また、体温測定器の設置を行い【写真2】、体温37.5度以上の観光客には来島を自粛してもらうように、島の外でCOVID-19を食い止める工夫がなされている【写真3】【写真4】【写真5】。なお、高速船内にも対策を促す掲示がなされている。

　その他、日間賀島西里の乗船待合所と観光案内所の役割を果たす「ひまぽ」においも、COVID-19対策の掲示物が貼られており、観光客に感染症対策を行いつつ、観光を行ってもらうように呼び掛けている。

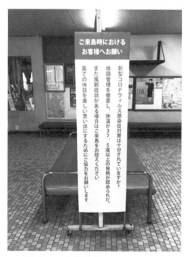
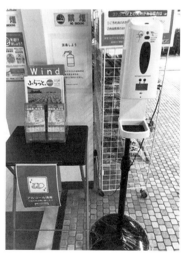

写真1　来島注意に関する看板　　　　写真2　消毒と体温測定器
　　　　（筆者撮影）　　　　　　　　　　　　（筆者撮影）

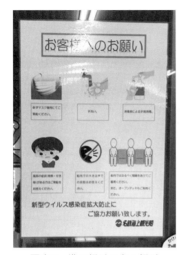

写真3　港の掲示にある掲示
（筆者撮影）

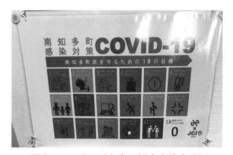

写真4　ひまぽ（島内の観光客待合室）
（筆者撮影）

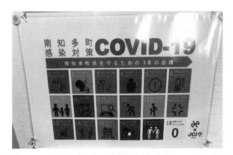

写真5　ひまポ（島内の観光客待合室）にある掲示
（筆者撮影）

　SNSを活用する対策として、2020年8月から、日間賀島・篠島へ渡る船内及び島内でのマスクの着用、ソーシャルディスタンスの確保について啓発を実施している。島でマスクを「島ス」を呼びかけるポスターや看板を設置し[4]、SNSにおいて「観光島ス！」というハッシュタグでInstagramに記事投稿を促すポスターも船の発着場に掲示されている【写真6】【写真7】。
　現在では観光地の情報をSNSで収集する観光客は珍しくない。このように、

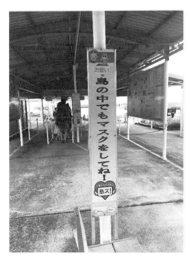

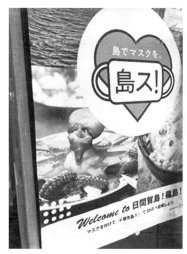

写真6　河和港にある看板 （筆者撮影）	写真7　マスク着用を促すポスター （筆者撮影）

感染症対策をしつつ、観光を行ってもらうように呼び掛けを、SNSを通して観光客に促す活動も行っている。これには「こちらは拒めない」という観光地側の事情も関係している。しかし、前向きにとらえれば、いつまで続くかわからない感染症対策の中で「感染症対策をしつつ観光をしてもらう」スタイルを手探りながら検討する姿勢をうかがい知ることができる。

　まん延防止特別措置や緊急事態宣言発令により、観光地の状況は不規則に動き、現地の人々はその都度対応を余儀なくされている。しかし、国や県の政治レベルでの指示や方針が定まっておらず、感染症対策はいわゆる各地域の努力義務の割合が多い。ゆえに、離島である特徴を考慮した感染症対策を行い、各宿泊業者や飲食業者などをはじめ島内が一丸となってCOVID-19に対応している状況が続いている。

　離島という地理条件上、COVID-19感染の恐れがある人々を島に入る前に食い止めるという、陸続きの観光地とは異なる感染対策を実施している。また、島内観光の特徴として、海水浴や海浜イベントなど、大声や人の交流を前提とするレクリエーション活動が多く実施され、それらが島内観光の核となっている。その

ため、マスクの着用や飛沫感染の防止に注力しつつ、観光業を維持しようという形で観光業を進めている。

　ただし、COVID-19感染者の拡大により、保健所の濃厚接触者判定の範囲や追跡などには限界がある。そのため、帰宅した観光客がどこで感染したのかといった具体的な事柄までは不明となる。漠然とした感染に対する不安を抱えつつも、観光客の自主的な感染防止行動を呼びかけ、期待しつつ、自らは商売を行うという形がCOVID-19後の島内観光の姿である。

5.　島内観光業の変化──オンラインインタビューにより──

　県を越えた移動を制限されることの多い日々が続くが、当地の観光客は同県在住者が多い。そのため、実際の現場感覚として、観光客数が激減した感じは無いとのことであった。

　現状島内の観光客数は現場感覚では「普通」であるという。具体的には「さすがに（緊急事態宣言が発令された）2020年4月や5月はダメだったけど、8月以降は名古屋からの下り客（名古屋市から見て当地は下り方面であるため）が多くなった。もう皆しびれを切らしているんだと思う」という。加えて、「2020年の12月からの年末年始（2020年末から2021年始）は普通に忙しい。逆に人手が足りないくらい」であるという。ここでの「人手が足りない」というのは、繁忙期と閑散期が顕著であるゆえに、従来、足りない従業員を帰省した家族で補っていた点も関係している。県境をまたぐ移動を制限された状態では、帰省できない家族も少なくない。そのため、従来確保できた従業員も確保できない状態となることも人手不足の要因となっている。その後、2021年のゴールデンウィークに観光客は「いっぱい来た。満室だった」であった。そして、当時東京都、兵庫県、大阪府、京都府に緊急事態宣言が2021年4月25日から5月11日の17日間発令されていた。それに関して、「東京、神戸、大阪からのお客さんも予約があった。本当に来るのか？って思ってたけど、こっちから来ないでくださいとは言えない。でも、自主的にキャンセルしてくれたからよかった。その分も県内のお客さんですぐに埋まった」と述べた。ここから、当地ではやはり県内の観光客が多いことがわかる。また、インフォーマントの経営するホテルはゴールデンウィーク

明けから休業しており、「開けているとお客さんが来ちゃう。来ても1人2人だとはっきり言ってうまみにならない。閉じている所があると開いている所にお客さんは入れる」と言い、5月下旬の段階で島内では半分ほどの宿泊業が臨時休業していた。その後営業を再開し、2021年8月は「普通に忙しい」状態であった。盆休み以前は緊急事態宣言が愛知県で発令されていなかったため、従来通りの観光客が日間賀島を訪れ、宿泊者数も従来と変化はなかったという。8月中旬に筆者がインフォーマントに夏の観光客数に関して聞き取りを行った際、「これから緊急事態宣言は出ると思う。出す前に稼いどいてくださいってことなんじゃない」と述べた。

　観光業には繁忙期と閑散期があり、繁忙期の稼ぎが収入のベースとなる。月で固定された売り上げが約束されていない商売でもあることを、現場の従事者はよく理解しているため、月ごとに売り上げの差があることを気に留めない傾向である[5]。ゆえに、臨時休業をするか否かは各宿泊業者の判断である。その後、インフォーマントの経営する宿泊業では2021年9月1日～12日まで臨時休業を実施した。シルバーウイークは予約があり営業を行ったが、10月解禁のふぐは「様子見つつ」の状況であるという。

　宿泊業、飲食業などを家業として行う島民の多い当地では、各世帯でのCOVID-19は愛知県の感染防止対策に則り実行している。時短営業やソーシャルディスタンスの確保を前提とした営業を行う。具体的には、フロントやレジ回りの人との接触が多い箇所に透明シートのつけ、アルコール消毒液を建物入口に設置し、マスク着用の徹底を観光客には促している。また、宿泊施設では大広間での食事を提供していたが、別グループとの接触を避けるためと、飛沫感染を防止するための透明ボードを設置している。

　筆者が聞き取りを行ったホテルでは、他人の使用したスリッパをはき間違うことがないように札をつけて、自分が使用したスリッパが目視で確認できるようにしている。また、マスクを着用できない入浴時では、同日に宿泊した別グループとの大浴場での接触を避けるため、使用時間を予約制にして、他者との接触を避けるように工夫している

　現在、外出する際はマスクを着用し、建物内に入る際のアルコール消毒、体温測定がいたるところで行われている。これもCOVID-19以前には無かった光景で

ある。その点に関して、筆者が聞き取りを行ったところ「気疲れをする」という回答があった。具体的には「人数的には（宿泊者の対応等を）やってないはずなのに、精神的に忙しい。アルコール消毒は商売柄、特に新しいことではないけど、一年中マスクをつけっぱなしは疲れる。マスクが無い方がお客さんも気持ちいいだろうし、マスクだけはどうにかならないか」という意見であった。

　また、ある意味で日本が「コロナ慣れ」をした2021年8月には、離島ならではの移動手段に関わる問題も浮き彫りとなった。日間賀島へ来島する際は、名鉄海上観光船を利用し、8月の繁忙期は来島する観光客数が多く、通常臨時便を出して対応していたという。しかし、COVID-19のよる運転手不足の影響が島内観光に影響を及ぼしたという。具体的には、「濃厚接触者になって自宅待機の職員の中に船乗りがいると、船が動かせない。そうすると、減便になったり、フェリーがお休みになる。夏は臨時便が出てたけど、臨時便も船乗り不足で出せないし、逆に減便になると、その船にお客さんがパンパンになってやってくるから余計に悪循環。こっち（島内）の問題じゃあないけど、あれはまいったね。どうしようもない」というものである。来島する手段は船のみであり、様々な交通網を選択する余地はない。ゆえに、移動手段が限定されていることのリスクがCOVID-19において浮き彫りとなった。

6.　COVID-19前/COVID-19後での変化

6-1　戦争みたいだ

　2021年3月時点で、インフォーマントに聞き取りを行ったところ、外出自粛に関して「爆弾が落ちてこないだけで戦争と一緒だ」と語った。これは島内放送と呼ばれる放送に関係する話である。筆者がお世話になっているホテルでは、島内放送を台所で聞くことが出来た。通常この放送では、台風による船の運航状況や漁の予定などを放送する。さらに、観光に関連したものでは、繁忙期になると「観光客さんがたくさん来ます。戸締り、車のカギのかけ忘れには注意してください」というアナウンスが流れる。これは、通常島内では玄関を施錠せず、特に原動機付自転車のカギを付けたままにしている島民が多いため、盗難防止の観点からの放送である[6]。

　2021年6月の段階では「不要不急の外出を控えてください。ワクチン接種が始まりました。予約してください」という島内放送が連日流れているとのことであった。これは、島内出身のインフォーマントでも初めての経験であるという。これに対して「映画とかにある空襲警報みたいだ。爆弾が落ちてこないだけで戦争と一緒」という語りとなった。なお、疫病退散の祭祀や儀礼が島内にはもともとあったか否かを確認したところ「記憶にはない」との回答であった。

6-2　ちょっと楽しい

　COVID-19が日本の日常生活を変化させ、新しい生活様式が提言されてから数年経過しようとしている。その中で観光業に関して「観光地は観光客に来てほしいし、前のように戻ってほしいだろう」というテクストで記述されることが多い。しかし、2021年の5月時点でインフォーマントに聞き取りを行ったところ「昔のころ（COVID-19拡大以前）には戻るとは思っていない。何かしら変えて働かないといけないし、どうなるかはわからんけど、対策しながら営業している」と語った。また、「今も夢の中にいるみたいだ。はっと起きたら（COVID-19が）無くなっているんじゃないかと思う時もある」と語った。この言説より、以前のような観光業の在り方には戻らない、戻ることに期待していないといった姿勢と、変化した生活と観光業の中で、COVID-19への折り合いのつけつつ、自身を納得させながら落としどころを見つけて商売を続けようという意識が窺える。

　以下には、COVID-19により合法的に手に入れた休業に関する言説を記述したい。COVID-19の世界的な拡大により、観光に関連する産業、特に飲食業や宿泊業は、ある意味で公に認められる形で休業を取ることが出来る状況になったと言えよう。通常だと観光客からの予約がいないからと言って当地の観光業は、仕事がないというわけではない。なぜなら、当地の観光業は会社経営であろうと個人事業主であろうと、基本的には家族経営であるため、経営や経理、予約の管理、食品や備品の仕入れ、修繕など多くの事柄を限られた人員で行わねばならないからだ。また、サラリーマンの完全週休二日制のように決められたスケジュールで不就労日を作ることが難しいのが当地の観光業である。さらに、宿泊予約の電話を常時受け付けている場合は、「誰かがここ（ホテルや旅館）にいないといけない」という状況の中で日々生活しなければならない。生活と観光が完全に切り離すこ

とが出来ないのが当地の観光業の特徴である⁷⁾。

　そのため、COVID-19以前に筆者がフィールドワークを行った際に、生活と観光業が明確に分けられない働き方の中で「うまいことやっていかんと本人が辛くなる」「サラリーマン家庭の子には最初はどうやって生活していいかわからんと思う」という話を聞いていた。そのような前提の中で、2021年6月に、筆者はインフォーマントに聞き取りを行ったところ「今の方が心に余裕がある気がする」という発言があった。具体的には「今まではめい一杯働いて、ぐったりして、働いての繰り返しだった。ここを直したいなーって思っても疲れてあかんかった（出来なかった）のも、ペンキ塗り直したり、草刈りしてみたり、掃除してみたり、障子張替えてみたり、心に余裕がある。考え事をしてみたり、新しいことや今まで出来んかったことにチャレンジする時間が出来た」と述べた。また、「宿泊業は暇なときには金がない。金がある時は暇がない時なので遊べない。今はまぁ金はないけど暇がある」と言い、合法的な形で休業するという初めての体験の中で獲得したのが「不就労の時間」（言説では暇）であったことが明らかとなった。加えて「お客さんからは「大変ですよね」「頑張ってください」って言われる。大きい声では言えないけど「私楽しいんだけどな」とも思う」と述べた。これは、COVID-19により与えられた変化に柔軟に対応し、自身の感情に折り合いをつけながら、現状を楽しむ姿勢といえるだろう。

　しかし、2021年9月に同様の聞き取りを行ったところ、「働いていないと働く気が無くなっていく。夏に繁忙期が来ると、今まではアドレナリンが出て、忙しくても乗り越えていけたけど、今年は最初なかなかリズムが作れなかった。疲れが出たのか、夏が終わったら倒れて一週間くらい入院した」と述べ、長時間続くCOVID-19の影響が働き手の心身に表れていることが明らかになった。ただし主に家族経営で宿泊業を行う島内と島外の大規模な宿泊業の違いを踏まえた上で「ここ（島内）は、まだ規模は小さいからいいけど、大きい旅館ほど苦しいし、従業員の意識も落ちてくると思う。島内だと、いろんな人が掛け持ちでバイトをしとるもんで、ここがだめでもあっちにバイトに行ったりして、色んなところで働いて気を紛らわせるけど、専業の人は精神的につらいと思う。社会は動いとるから「なんで私だけ」って言って、置いてけぼりになっていると思うと精神的にやられる」と述べた。

　一方、労働以外の時間の使い方に関して「働くとは違う楽しみを見つけることが大事。働くだけってなると働けない時に精神的におかしくなるし、働こうと思っても働く気がなくなってくる。こんな時は、休みの方が充実していて、こういうのがやりたいっていうのがあるほうがいい」と述べた。生活と労働が密接に関わり合う島内では、そもそも両者を完全に独立させることは困難である。CO-VID-19は、今まで不可分であった労働と生活を一時的にでも可分のものへと変化させたと指摘できよう。その中で、これまでには必要なかったCOVID-19による影響から自身の心身を守るための術が必要となり、換言するとCOVID-19以前/以後では観光業の現場にて前述したような労働への姿勢に変化が生じていることが明らかになった。

　感染者の増減や緊急事態宣言の発令の影響を受け、観光業は状況が不可測である中を乗り切らねばならないのが現状である。その中で、観光業における働き方が、筆者がフィールドワークを行った2019年とは異なる様相となっていることが浮き彫りとなった。変化する現状の中で、働き方を考え、働く以外の楽しみを見つけることの重要性や、精神面での困難の乗り切り方など、COVID-19を乗り切る術が現場の中で編み出されていることが明らかになった。

7.　おわりに——今後の課題

　本稿では、愛知県の離島を調査地として、変則的なCOVID-19への対応や現場の変化をオンラインでの聞き取り調査と断続的なフィールドワークにより記述した。その中で、約2年に渡るCOVID-19に対して行われきた対応と観光離島で働くことについての気持ちの整理を現場感覚を重視しつつ記述した。

　度重なる緊急事態宣言や長期化するCOVID-19感染拡大により、観光地にとって先が見渡せない現状が続いている。島内ではCOVID-19下においても「この島でいかに生きていくか」という視点のもと、自分たちの心身を守りつつ、観光業を継続していることが明らかとなった。さらに、長期化するCOVID-19により、労働以外の行動の位置づけや楽しみといったものに着目する時間が多くなり、従来とは変化した環境に適応するために心身ともに工夫が行われていることも明らかとなった。

　今後の課題として、COVID-19の影響により、満足なフィールドワークを行うことが叶わなかったため、今後のCOVID-19の状況を見つつ、フィールドワークを開始し、さらなる包括的な情報収集に注力したい。さらに、一言でコロナ慣れでは語ることのできない、現状に対する落としどころの見つけ方や困難の切り抜け方、COVID-19への適応具合といったような、観光現場の人々が編み出した生活実践を調査対象としたい。

注
1)　船に対する感覚は島民と観光客では異なる。20年前に婚姻により移住した女性（40代）によると「昔（嫁入りした頃）は船も少ないし、乗ってる時間も長かったけど、今は短くなった」そうで、移動技術の発展により本土と島とのアクセスは変化し快適になった。
2)　従来は西里と東里に分かれていた。
3)　詳細は林春伽　2020「離島における女性の労働と観光─愛知県日間賀島を事例に」『日本民俗学』304、pp. 1-34を参考にされたい。
4)　時事ドットコムニュース「島でマスクを島ス！・Social Distance島ス！〜島民と観光客の安全・安心の確保〜＝愛知県南知多町」（2020年8月3日記事）https://www.jiji.com/jc/article?k＝20200803Pr1&g＝jmp
5)　この点に関して、筆者は博士論文にて取り扱った。「ガーっと稼いでピタッと休んで手元に金がある」状態が無理のない働き方であるという。
6)　実際、筆者の聞いた話では「お客さんが漁師さんの原付を勝手に乗って行っちゃった」事件や、自転車の盗難などがあるという。
7)　筆者が以前フィールドワークを行った際には「自分たちができる範囲で家族が食べていけるだけで（商売の範囲を）考えている。自分たち家族がやっていけないのなら大きくしなくても（事業が拡大しなくても）いい」という言説を確認している。事業拡大をして、日常生活に支障を来たすほど働く（オーバーワーク）ようでは本末転倒である。このように、働き方が日常生活とも密接に絡み合うことも当地の観光業と特徴だと言えよう。

参考・引用文献
愛知県振興部地域政策課　2021「資料編」『愛知の離島』pp. 1-52　https://www.pref.aichi.jp/soshiki/shichoson/0000088133.html（2021年12月9日最終閲覧日）
時事通信社時事　ドットコムニュース「島でマスクを島ス！・Social Distance島ス！　〜島民と観光客の安全・安心の確保〜＝愛知県南知多町」2020年8月3日記事https://www.jiji.com/jc/article?k=20200803Pr1&g=jmp（2021年12月9日最終閲覧日）

林春伽　2020「離島における女性の労働と観光─愛知県日間賀島を事例に」『日本民俗学』
　　304, pp. 1-34
山下洋史・鄭年皓　2016「日本における高人口密度離島の人口累積要因に関する研究─日
　　間賀島・篠島・坊勢島の事例研究─」『第五七回日本経営システム学会全国研究発表
　　大会講演論文集』pp. 46-49

【付記】

　本稿は、日本生活学会2021年度生活学プロジェクト研究助成（「COVID-19拡大前/COV-
ID-19拡大後における離島観光の変化に関する研究」）を受けている。また、本稿は2021年
3月に提出した日本女子大学大学院人間社会研究科相関文化論専攻博士論文「「この島でい
かに生きるか」に着目した離島観光に関する民族誌的研究─愛知県知多郡南知多町日間賀
島を事例として─」の成果を一部踏襲している。
　本稿を執筆するにあたり、インフォーマント（島内にて宿泊業を経営する女将・50代）
には、COVID-19の影響によりフィールドワークがままならない筆者にオンライン対応に
て、当地の様子や労働の変化をはじめ様々な事柄を教えて頂きました。末尾ではございま
すがこの場をお借りしてお礼申し上げます。

インバウンドとコロナにゆらぐ
伝統工芸と観光地
——京焼および京都五条坂を事例として——

Traditional Handicrafts and Sightseeing Spots in the face of Inbound Tourism and
COVID-19: A Case Study of Kyoto Style Ceramic Art and Gojozaka

余語琢磨　YOGO Takuma*

　本稿は、COVID-19感染拡大のなかで、観光都市・京都の伝統工芸が直面している現象について、和食器・道具・贈答品などの高級陶磁器として知られる「京焼」の小売事例をもとに報告する。本調査によれば、2013年頃に始まるインバウンド需要は、すでに長期にわたっていた日本人の需要低迷を補うような売上と期待をもたらした。しかしながら、2020年の感染拡大による「インバウンドの不在」と「(和食)飲食業への打撃」は、相乗的に深刻な影響を与えている。直接的には観光客の減少に起因するこの現象には、その深層に、日本における生活・社会文化の変容や、京都の地域社会と産業集積の解体がある。またそれゆえに、細る伝統を維持するために非伝統者≒観光客へ期待せざるをえない、という構造的ジレンマに陥っていることを指摘した。

キーワード：京焼、伝統工芸、インバウンド、小売業、飲食業
　　　　　　**Kyoto style ceramic art, Traditional handicrafts, Inbound tourism, Retail,
　　　　　　Washoku restaurants**

1.　はじめに

　本稿は、COVID-19感染拡大で生じた諸制約のもとで、日本の伝統工芸の生産と消費の世界に起きている現象を、国際観光都市・京都を舞台に速報することを目的とする。また併せて、直接的には観光客数の増減に起因する混乱の背景に、日本社会における生活変容やマクロな経済動向と、京都の地域社会や産業集積の急速な解体があることを考察していきたい。

　取材対象には、いわゆる伝産法により京都府内から国指定された西陣織・京友禅など17の伝統的工芸品のうち、「京焼・清水焼」(本稿では京焼と総称する)を

＊　早稲田大学人間科学学術院　准教授

とりあげる。なぜなら、京都の陶磁器産業は、近年の筆者の主要なフィールドの
ひとつであるばかりでなく、食器や土産物として食文化や観光業に、さらには茶
道・華道などの「お道具」や観光葬祭の贈答品として伝統的な社交文化に深い関
わりをもち、その売り上げの増減は、伝統工芸生産の内側にとどまらない、京都
ひいては日本の伝統的文化の状況を深く反映しているからである。

2.　調査対象について

京焼の生産地「五条坂」　本稿において「京焼」と総称する陶磁器業界は、現在、
おもに京都市内の五条坂、日吉、泉涌寺、清水焼団地、炭山の5地区に窯元・工
房が分散し、各地区に生産振興を図る協同組合がある。本稿の調査対象地「五条
坂」地区は、生産地としての系譜が近世に遡る経緯から「清水焼発祥の地」と称
することもあり、五条坂・茶わん坂・清水坂とその周辺に、陶器製造（窯元）、
陶器卸商（京焼の生産地問屋および他地方陶磁器の仲買問屋）、小売店（製造や問
屋を兼ねる場合もある）や、陶磁器の容れものともなる桐箱・真田紐などの工房
が偏在した。近年まで、都市型（消費地型）立地に起因する関連産業集積が顕著で、
その規模から、生産者組合のほかに卸・小売の組合も存在していた。五条坂を除
く各地区は、産地発展の歴史的経緯から近現代において成立した生産地である。
　筆者は2013年頃より、東山五条におけるインバウンド向け観光開発の急速な
進行、および京焼関連業者への影響について関心をもつようになった。さらに近
年はCOVID-19感染拡大で生じた変化を目の当たりにし、五条坂周辺をフィール
ドとして、緊急事態宣言等に伴う店舗休業による影響が大きい小売店や、京都陶
磁器協会および窯元などへ取材を行っている。本稿では紙幅の関係から、とくに
観光と関連の深い販売の事例にしぼって、感染拡大以前から2021年10月迄の推
移を描いてみたい。

3.　COVID-19感染拡大前後の京焼販売と観光客

　ここで採り上げるのは、五条坂周辺のなかでも、立地条件に恵まれた小売店舗
の状況である。一帯は、舞台で知られる清水寺、八坂の塔（法観寺）、高台寺など、

東山の裾野に位置する諸寺院や、伝建地区（重要伝統的建造物群保存地区）指定の三年坂（産寧坂）と、それに接続する二年坂・清水坂など、著名なスポットが多い。京都でも指折りの散策型観光地であり、また、東山五条の交差点すぐ奥には本願寺派の大規模墓地である大谷本廟も位置するため、平時は人通りの絶えない場所である。

3-1　三年坂Ｓ商店の事例

店舗の概要　東山を散策する観光客の多くがたどる坂道の途中にある、陶磁器専門店である。江戸末期に遡るとされる老舗で、創業当時からの京町家の風情を活かして、出格子風のショーウィンドウや軒先から店奥まで並べた段違いの木棚に、溢れんばかりに陶磁器を並べている。周辺に多く見られたこのタイプの「清水焼小売商」は明治期から昭和期まで全盛であったが、いまは数少なくなっている。聴き取りは若主人Ｋさんを中心に行った。

感染拡大前の経営　小売りだけでなく、祖父のころは生産にも「ブローカー的」に関わっていた。自分自身も陶芸系の学校を出ていて、作っていた時期があったが、売る方が忙しくなり今は離れている。

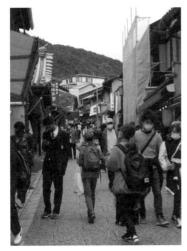

写真1　観光客が戻った清水坂
（2021年10月21日筆者撮影）

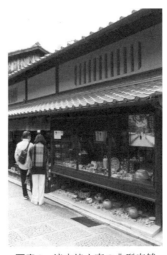

写真2　清水焼小売の典型店舗
（2021年10月21日筆者撮影）

　店舗の商品は、基本的に京焼で揃えようとしている。ただ、職人さんの数も少なくなり、醤油差しや土鍋などは、よその産地で揃えざるをえない。仕入れは、問屋からの場合もあるし、窯元にお願いすることもある。昔の「トメガマ」[1]のような、しがらみはだいぶ減ってきた。学校で作っていたころからの知り合い、その友だちと交流が広がるので、自分で商品を探すというより、むこうからの依頼で扱いが増える。

　COVID-19で客足が止まる前は、（割烹などの常連客に注文で届ける以外の）実店舗の売上が半々から7割くらい。ここ数年インバウンドの比率も高くなってきて、見た目でいうと中国系とアメリカ系。10個、20個買う大口客もいて、転売目的だろう。ただ、品物の行き先を聞くわけにもいかないし、自分で使うのか、バイヤーなのか、実はわからないことも多い。比べて、日本人が高いものを買う感じはなくなった。

2020年3月以降の店舗　休業は、「緊急事態宣言」「まん延防止等重点措置」の期間に沿っている。いままでの三分の二くらいは閉じていたようなイメージ。店売り以外の割烹店などからの注文も、飲食関係が一番ダメージを受けているため、まるで止まっている。京焼業界では、産地問屋もこの2年近く、従業員を減らして、役員さんだけで回していると聞く。

関連の給付金・補助金・助成金　陶磁器小売店の休業にも適用される協力金は、ここまでに何度かあった。最近では、売上が50％以上下がったところに出る支援金[2]を得ている。その他、店舗の備品整備・経営管理の合理化に出るIT補助金[3]で、タブレットを導入してPC等を一新した。うちは社員がいない家族だけの経営なので、なんとかなっている。

新たな商売の工夫　感染拡大後の工夫というものは、とくにない。初めての休業の際は、それ以前に受けていた注文と、その後の常連客からの注文で毎日の商売を、店舗を閉めても裏ではそういう仕事をしていた。そこは、歴史と場所に恵まれただけで、自分の努力というより「先祖のおかげですね。それまでのおつきあいというか」「あとは流されているだけ」と語る。

第5波収束後の現況　休業後に開店すると、売上は実店舗から回復する傾向がある。とはいえ、まだ店売りで従来の1割程度。修学旅行生や国内に居住する外国の方も見るようになり客足は回復しつつあるが、第6波の可能性もあるので半信

半疑で営業中。「不急品なので、伝統工芸が一番ダメージ受けているんじゃないですかね」と、頼みの日本人の消費マインドの落ち込み、買い控えの雰囲気を表現する。

　日本側の受け入れ制限から、外国のバイヤーらしき人は戻って来ない。ただ、一部の国ではすでにアフター・コロナになったという希望的観測があるらしく、日本国内に居住し会社経営等に携わる外国人が肩代わりするなど、本国から「うまいこと道ができている」ようだ。以前に比べればまだわずかだが、越境買い付けの動きを感じるという。

三年坂周辺の変容　COVID-19以前、ここ10年くらいで、京焼小売店は急激に減った。代わりに抹茶のシェイクや菓子を売るような飲食業が増えている。昔からの店が、更地にして土地を貸すような変化が加速している。百貨店すら不動産業にシフトしている日本では、小売業自体が難しい。

　自分の店は恵まれている方で、自己所有なので助かっているが、開店時に借金があるところ、テナント料を払うところは厳しいと聞いている。この辺で閉じた店が何軒もある。飲食店は、ほとんどが賃貸契約なので、現在営業しているところも、どこまで倒産していくかわからない。一方でCOVID-19と関係なく、三年坂はもともと店が変わるのが早く、いくらでも出したいという人がいる。こういう時期に借りておかないと、好立地の物件はとれないので、銀行からお金を借りて早めに動いているところもあるようだ。

伝統工芸と小売　安い食器を使うのは時代の流れ、伝統的なものがどんどん縮小していく一方。ただ、好きな人が増えている感触もある。とくに欧米系の人はこだわりが強く、手づくりならどんなものでも、という買い方で、金額と別の枠で捉えているようだ。むこうは給料がどんどんあがり、為替レートから日本は物価が安い国になっていると聞くので、インバウンドは伝統工芸にとってはありがたく、また来訪できる状態になることを期待せざるを得ない。旺盛な需要が、このまま沈静化してしまうとは思えない。

「コロナ禍」をふりかえって　良かった面もある。生活のなかに時間ができたり、夫婦で東山を歩いたり、健康も考えて。以前は、外国の方がたくさん来て、当たり前に思ってあぐらをかいていた。あの日常は、特別だったんだなと。自身は初めてだが、この店の戦時中にもこういうことがあったのではないか。

3-2　五条坂K商店の事例

店舗の概要　K商店は、京都の東西方向の主要幹線である五条通（五条坂を一部に含む）に面する陶磁器専門店である。五条通は、京阪本線の清水五条駅から清水寺や大谷本廟へ向かうために観光客やお参りの方がたどるルートで、戦時の建物疎開の跡地利用によりうまれた広い歩道は、毎年8月に開かれる「陶器まつり」の会場でもある。店舗は、築100年以上の京町家の風情を活かし、広い間口の左右に出格子風のショーウィンドウを設け、軒先から店奥へ導くように設置された木棚や、壁添いに天井近くまで、整然と陶磁器が並んでいる。売り場面積の2・3割を清水焼とし、清水焼はゆったり並べるが、他産地の品は積み重ねる。聴き取りは現オーナーご夫妻に行った。

感染拡大前の経営　代々京焼に携わる家で、4代前までは作陶専門であった。その娘と結婚した人が、売る方も始めたらしい。さらにその次の世代には瀬戸美濃から行商に来ていた人の子を婿にとったので、その時期には「京もん」だけでなく「国もん（京焼以外の産地の陶磁器）」も扱っていたはずという。先代の時は、飲食業からの注文販売とお土産物さんへの卸が断然多く、京もんは、それぞれの窯元・問屋から仕入れて、店にも置いていたが、その売上はほんのわずかで、陶器まつりの売上もジリジリ下がってきていた。

　15年ほど前に、古い京町家を奥の庭も見えるように綺麗に改装して店舗を広げたら、客単価が2〜3倍になった。その頃から自分たちの代が経営するようになって若い感覚が入ったのか、客層も変わって店売りが少しずつ上がってきたが、それでも半々にはならなかった。

インバウンドの急増と京焼ブーム　ところが、5年くらい前にインバウンドが増え始めたら、1年に1回まとめて遊びに行く期間以外、ずっと働きっぱなし。1か月1回休みがとれたらいいかってくらい。丸一日、日本語をしゃべらないことが多々あった。店内の英語の説明書きを増やして、包んで包んで、お金もらって、英語ができる交代の学生バイトと夫婦の3人体制でも間に合わないペースで、売上はうなぎ登り。店を閉めてから集計して、発注して、帳面書いて、家に夜8時より前に帰ることはまずなかった。

　2019年の段階で、欧米系が4割、アジア系が6割くらい。アジア系とくに中国本土の人は、まだ団体バスが多いようだから、五条通はあまり歩いて通らない。

10年くらい前には、札束で顔たたくような人もいた。いきなり半額にしろ、たくさん買うからと。その後に来始めたバイヤーの「鎌田幸二さん、ありますか？」[4]って飛び込みもしだいに落ち着いてきて、ここにわざわざ来るような人は旅慣れた個人客になった。2018年くらいから免税のシステムも取りいれて、「安くならないよ、その代わり免税できるよ」って言うと納得してくれる。手続きはたいへんだけど、お客さんのメリットになるし、この店、免税できるという情報発信してくれると、また客が来てくれる。

　インバウンドは客単価が違い、趣味が合うと個人で2、3万は買っていく。若い方でも、台湾・シンガポール・香港の中国系の人は、私たちより道具に見識がある。欧米系の人は国柄があって、四角い器、青海波などの和柄、ちょっと光るもの、ランチボックスなど、向こうで珍しいものに目が行く。高くても安くても自分が好きなものなら。日本人客も来ていたけど、多すぎるインバウンドへの対応で、気づけないまま相手できない時もあった。

2020年3月以降の店舗　2018・19年は免税額だけで大きな額になった。このままなら翌年はどれだけかとわくわくしていたら、なんのことはない、4月になったらピタッーと。こんな長引くと思ってなかったし、ウィルスだから夏くらいには収まるかな、陶器祭りはできるかなって。マックスの時から売上は約2割で、8割減になって、2020・21年は陶器祭りもできなかったので、以前の日本人中心のころより落ちる。

　個人客以外は飲食店、個人がやっているような小さいところが、月に2軒・3軒の注文があって数万円の売上になっていたのが、2021年の夏3か月は7月に1軒だけだった。取引している方でやめた店もあるし、何軒かあった店を絞られた方は食器が余るので注文が来なくなる。土産物店への卸も、多くが清水寺周辺だから店を閉めていて、ぜんぜん動かない。そもそも焼きものを置いてある雑貨店が減り、新しいお菓子屋さんとか、食べ歩きの店やら増えて、COVID-19以前から卸売は減っていた。

　うちは五条坂で、墓参り客など近郊の方が買ってくれるから、観光客がいなくても開けていれば2割はあった。2020年10月・11月くらいは、Go toトラベルで3割いったけど、今年の夏はまた厳しくて9月は2割もなかった……。私たちも出るのが怖いし、観光客減少はよくわかる。

関連の給付金・補助金・助成金　まず、持続化給付金から。その後は、休業要請が出て地域の飲食店が閉まり、うちは飲食店に納めていた関係で、前年同月比で50％以上落ちれば、個人事業主として月次支援金が出た。いま販売用ホームページを作り直していて、制作費の3/4の助成金も申請する予定。

　今まできちんと考えたことがなかったけど、Webの広告などで必要経費が月20万円弱かかっている。うちは店が自分の持ちもんでいいけれど、家賃払うんだったら、もうやめている。

新たな商売の工夫　焼きものって、手に取ったときの手触りや収まりが大切だから、Webページはあるけれど店の宣伝用、売るしくみは無かった。コロナが広がったころに「日本に行けないから欲しいんです」と海外から連絡が何遍か来て、ホームページでも売ろうかなとなった。小売店より、作家がけっこう工夫されているらしい。有田焼の陶器市も、ネットでけっこう売れたというし。それでも、あまりネット販売には力を入れたくない。

五条坂周辺の変容　ちょっと前まで、五条坂は陶器のまちって雰囲気だったけど、最近はホテルの街。陶器屋や陶芸家の家、問屋もバタバタと無くなって、町内会が4組あったのが、1組、2組だけになった。インバウンドが来て売れるようになって、地域にとっても業界にとってもいいことと思ったけど、同じ理由で大きな資本が出てきてボカッとやっちゃう。インバウンドがなかったら、陶器屋が軒を連ねて、昔ながらで細々と続けていたはず。地域と住民、業界としての繋がりが壊れてしまったなと。それが残念。

伝統工芸と小売り　日々の暮らしを大切にする海外の方には，例えば焼締急須のテクスチャー・風合いなど、世界にこの人だけしか作れないとわかって買いに来る。いまの日本人と価値基準が違って、たとえ大学生くらいの若い方でも、自分が好きなものなら高くても安くても。

　日本人は、誕生日・結婚祝いなどのご進物なら、高くても京焼を選ぶ。手づくり・手描きだから、結婚式の引き出物など、20〜30個でも特注で対応できる。最近は、若い男の人で「お茶にはまってるんです、宝瓶を一緒に選んでください」などの相談を受けたりすることもある。どこにでもあるようなものは減らし、手づくり・手描きはこだわっていきたい。あとは継続性があるもの。

「コロナ禍」をふりかえって　忙しさで身体がつぶれるって、2019年12月から月

に2回は休みを取ることにしたら、4月から毎日が休みになった。ちょうど子どもたちが結婚したり大学卒業して学費もなくなったりで、夫婦二人暮らしになった。神様がくれたお休みだと、久しぶりにゆっくり花見に行った。毎日店に立って、客にあそこがいいよと言うんだけど、自分たちはほとんど行けなかった京都や奈良のお寺とか、充電できた。お金はないけど、自分たちで食事も作って、とりあえず生きていける。

　暇に慣れちゃったので、また忙しくなったらこわい。コロナでインバウンドがいなくなったら、「前に来たことあるんだよ、東京から来る度に」と日本の客と話できるようになって、ああそうだったんだと気づけた。お客さんともっと話したいと思う。

3-3　京都陶磁器会館

京都陶磁器協会と会館の概要　京都に分散する複雑な京焼生産者業界全体の公益事業を目的として、1953年に設立されたのが一般財団法人京都陶磁器協会である。協会が運営する京都陶磁器会館は、京焼・清水焼に関する企画展示やコンクールなどのイベント開催、製品販売の拠点となってきた。2004年に建設された現在の会館（旧「くるる五条坂」）は、通りに面した全面ガラスの瀟洒な建築で、五条通と多くのバスが通る東大路の交差点「東山五条」から北東へ至近の東大路沿いに位置し、背後に自地の広い駐車場を有するなど、好条件がそろった施設である。聞き取りおよびデータ提供については、事務局長および職員の方々に手を煩わせた。

過去35年の売上データ　図1は、会館店舗内の小売と、著名な茶舗や文具店など数社への卸からなる京都陶磁器会館の直販商品売上高について、確実な資料の残る1986年から最新70期（会計年度2020年7月〜2021年6月）までを表したものである。この数字は、比喩的にいえば「一商店」の記録に過ぎない。しかしながら、京焼全体の毎年の販売額を確実に示す統計資料がなく、国内外に京都の陶磁器を展示販売する代表的施設として紹介され、市内のホテル等にパンフレットが置かれる陶磁器会館の売上は、京都を訪れる観光客の購買動向を確実に反映する資料のひとつと見做して良いだろう。

バブル崩壊後の経営　戦後の断続的な不況により、京焼はたびたび苦境に陥った

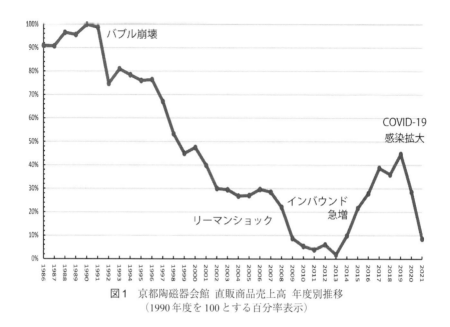

図1　京都陶磁器会館 直販商品売上高 年度別推移
（1990年度を100とする百分率表示）

ものの、バブル景気末期までは生産額そのものは堅調に推移していた。

　ところが、高級品消費を底上げしていたバブル崩壊後は、売上減少に歯止めがかからない状態となった。「全国伝統的工芸品総覧」記載データをまとめた青木（2008：7）によれば、1990年に87.5億円であった京焼の伝統的工芸品生産額は、2005年に35.3億円と約40％まで減少している。京都陶磁器会館の売上に戻って検討すれば、2002年よりしばらく横ばいになって落ちついていた2005年売上は1990年比で約27％、さらに2008年のリーマンショックがとどめを刺すかたちになって底をついた2011年には約7％まで落ち込んでいる。2009年には、売上低迷に起因する組織的混乱から会館が一時閉鎖されるほどであった。

インバウンドの急増と京焼ブーム　このような売上凋落を一変させたのが、2013年から2019年にかけてのインバウンド需要である。その背景には、観光立国推進基本法の施行と翌2008年の観光庁の設置による官民の振興策があり、2011年の大震災により落ち込みはあったものの、以後は急速に増加して2018年に3000万人を超え、その30％弱は京都を訪れたという。

　会館への来場者もインバウンドの割合が増えた。本土・台湾など中国系が過半

数で、客が一度に買う総額は、日本人を1としたとき、欧米系は約2、中国系は約6の割合となり、中国系来店者は主要な顧客に成長した。当初は、中国の油滴天目ブームを引き金として、作家名で商品を買い占めていくバイヤーや、ツアー団体客が多かったものの、2016年前後より個人観光客が増え始めたという。インバウンドの来館増加に伴って、展示商品の器種や意匠構成も変わり、2019年の売上は2011年比で約11倍に達して、バブル期の半分近くまでにV字回復した。

2020年3月以降の店舗　この流れは、COVID-19感染拡大以降に一転し、同年5月・6月は完全に閉館となった。その後の月別来館者数は低迷し、最高で2020年11月の2,639人、最低が2021年5月の142人、2021年9月までの平均で月1,000人をわずかに超えるほどで、1日あたりでは土日祝日でも100人を切る状態であった。7月に始まる会館の会計年度上、2020年（69期）は6月締めで前年比63％にとどまったが、2021年締め（70期）の売上は2019年の19％（バブル景気の1990年比では9％）となり、インバウンド急増前の水準まで落ち込んでいる。

　そのため2020年4月から約1年間は「展示販売のアルバイトの方には、やむなくお休みいただいて」、政府の「雇用調整金」を会館の雑収入として計上しながら「なんとか回している状態」で、現在は、もともと収入の約半分を占めていた直営駐車場の料金体系を見直すなど、収入構造を再建しているところである。

新たな商売の工夫　COVID-19の感染拡大当初は、インバウンド減少対応策として、EC（electronic commerce）サイト利用の販売に活路を探り、中国向けのマーケティングに強いB社を中心に交渉を重ねたが、高価な品物の市場全体が冴えないことを理由に新規参入は断られた。ネット販売の開拓に専従できる職員もいないなか、新しい工夫も苦戦を強いられている。

第5波収束後の現況　緊急事態宣言が解除された2021年10月、「ホテルの宿泊客も増えているようだし、（会館）裏の駐車場に入る車を見ると遠方のナンバーも多くなっている」と観察する。とはいえ、COVID-19感染拡大以前、来館者数がほとんどの月で3,000～5,000人とピークを迎えていた2018・19年は、「平日で200人、少ない時でも75人ほど、いい展覧会等のあるときは400人を超え」「売上の7割をインバウンド」が占めていた頃と比べると、「日本人だよりの現状では、会館の売上は戻っていない」。一方で、寺町通りなどに多い古物商では、外国系バイヤーの姿をけっこう見るという噂も聞いている。

4. 浮かび上がるジレンマ……伝統工芸・観光・コロナ

4-1　京焼の小売業が直面したインバウンドとCOVID-19

　2020年春からの京焼の販売不振は、たんに感染対策の店舗「休業」からきたものではなかった。その要因としては、まず、ここ数年の需要を支えてきた「インバウンド（の不在）」と、店売りの外にある注文の常連客である「飲食業（の打撃）」をあげなければならない。前節に記したCOVID-19感染拡大前後の小売3事例には、異口同音とでも表現できそうないくつかの共通点が見られた。以下のように整理しておきたい。

①恵まれた観光立地を背景とした店舗小売と、割烹などの和食系飲食店・土産物店などへの卸を組み合わせた業態であること。

②2013年頃より顕著になった京都へのインバウンド増加に連動して売上が急速に伸びて、ブーム的な状況にあったこと。

③1990年代以降に顕著となった、日本国内の京焼需要の落ち込みを、インバウンドの購入が補う形になっていたこと。

④2020年のCOVID-19感染拡大による「インバウンドの不在」と「飲食業への打撃」が、相乗的に売上低迷に影響を及ぼしていること。

⑤深刻な経営状態にも関わらず、個人事業主の問わず語りとして、「コロナ禍」の正負を相対化するようなふり返りがみられること。

　このうち、①については、五条坂周辺の小売・卸商の近現代業態として一般的なものである[5]。②および③については、日本人の伝統工芸離れやインバウンドに京焼が人気を博すようになる時期と理由を論じることは本報告の手に余るので別稿に譲りたいが、背景については4-3で略述する。また、③および④については、五条坂周辺の京焼小売が古くから観光を眼差してきたという歴史的経緯ばかりではなく、現在、多くの伝統工芸が「観光依存」型に変容し、行政もそこに活路を見出してきた／いる点にふれておきたい。

4-2　観光と一体化される伝統工芸への支援・補助事業

　京都府・市では、COVID-19感染拡大にあたり、前節の事例に言及されていない伝統工芸への独自の施策があった。たとえば、京都府商工労働観光部染色・工

芸課が2020年5月に募集した「京もの指定工芸品」購入支援事業は、京焼にも関連が深い。これは「インバウンドの減少に伴う需要減少やイベントの自粛に伴い、厳しい状況にある観光関係団体や商店街等、また伝統工芸品製造事業者等」を支援するため、「新型コロナウイルス感染症終息後の観光誘客を積極的に進めようとする観光関連事業者等が発注する京もの指定工芸品及び京もの技術活用品の購入経費」の9/10を補助するものである（京都府商工労働観光部染織・工芸課2020）。以前より条例指定されていた「京もの指定工芸品」には西陣織、京友禅、京扇子、京焼・清水焼などの34品目があり、「観光関連事業者」としては宿泊施設、飲食店、旅行代理店、商店街振興組合、博物館などが認められた。

　このように飲食業と陶磁器産業などの伝統工芸を結びつけながら、観光業の振興を図る補助事業は、京都に限られたことではない。例えば、常滑市では2020年4月から、市内の窯元・工房等で作成された「常滑焼の食器類を用いて観光客などをもてなし、常滑の魅力の向上を図ろうとする市内の飲食店や宿泊施設を対象に、食器類の購入金額の一部を助成」する「食と器の出逢い事業」を実施するなど、全国各地で同様の潮流が形成されつつある。

　とはいえ京焼関係者によると、「京もの」購入支援事業については、組合等が「窓口を務めたわけでも、支援が行きわたるよう差配をしたわけではない」「上手に動いた事業者に補助が集中する結果になりがち」で、1回限りの支援では効果も限定的だと語る。また、そもそも国内需要よりもインバウンドへの期待・依存を中心に動いてきた近年の京焼業界にとって、インバウンド不在のままの観光と一体化された支援では、生産・販売の回復にはつながりにくい。生活維持レベルの支援金への期待は別として、事業維持の基本は「自助努力」というのが現地の感触である。

4-3　インバウンドの不在により顕在化した伝統工芸品のジレンマ

　取材した関係者が一様に認めているように、近年のインバウンドは日本の伝統工芸に対する購買意欲が旺盛で、とくに若い世代や個人客は、日本の観光客以上の情報や見識を持つことも少なくない。伝統工芸のなかでも、器は故地の伝統的な文脈から切り離した用い方が容易で、著名作家のものでなければ手作り品であっても単体価格は「スーブニール（観光の思い出）」として許容範囲である。

　少なくとも京都においては、インバウンドの存在感は他の伝統工芸品に共通する。西陣織会館の見学コースで係員に細かい工程の説明を求めた大学生が、「日本人？　久しぶりに日本語で」と熱心な説明を受けた、という最近のエピソードを耳にしたこともある。このような「伝統」の評価者・購買層の変化を、肌で感じてきたのが小売の場であった。

　戦前は、輸出を強く意識し、日常生活用品や工業製品の多様化・産業化へも進んだ京焼であったが、生産者の意識は「産業」より「工芸」レベルにおかれることが多く、戦後になると、消費地型産地として国内需要に特化した「京都の伝統工芸品」の構造を堅持した（藤岡幸二 1962）。江戸期以来の高級品、茶・華・香といった室内芸能に結びついたお家芸、家族経営を基本に手仕事による「少量多品種」の高級陶磁器を生産する背景には、京焼独自の手技への誇りとともに価格の高さ（利益率）があったと考えられる。

　一方、高度経済成長期以降の生活変容のなか、日本の伝統的工芸品全般の深刻な需要縮小傾向は、1991 年以降に長期化した経済不況により決定的となった。たとえば、京焼のみならず陶磁器業界全体でみると、「タイル」「衛生陶器」「電気用品」を除く、「台所・食卓用品」「玩具・置物」を併せた日用陶磁器の生産額は、782 億円（2003 年）から 271 億円（2018 年）と 15 年で約 1/3 に縮小している（日本陶業連盟ホームページ）。とくに価格帯が高い高級品ほど落ち込みの激しいことは、高級磁器生産で有名な佐賀県有田焼でも指摘がある。

　この 30 年間で表面化した日本人の消費行動の変化と、それに先立つ社会文化的な変容は、伝統的工芸品に「逆風」であり続けた。京焼の販売不振に関する指摘（京都府中小企業団体中央会 2015）を参考にその具体的理由をあげれば、企業等の接待需要の低迷により季節の器で彩る料亭や割烹の廃業や業態移行が増えたこと、装飾陶磁器の購入と使用の機会が多い茶道・華道・香道の人口が減少したこと、おつきあいで自宅に人を招く機会が減り揃いの器が不要になったこと、冠婚葬祭の記念品・贈答品として陶磁器を贈る習慣が廃れたこと、社会全体で華美な意匠からシンプルな器に嗜好が変わったこと、さらには 100 円ショップに代表される廉価な外国製品に国内需要が奪われたこと、などである。

　国内の若年層を中心に「モノ消費からコト消費への移行」が指摘されて久しいが、そもそも京都の手工芸品をめぐるモノ消費は、日本の社会文化的な「社交世

界」≒コト消費の場や慣習と密接に関連してきたものであった。コト消費そのものの不振が、モノ消費を支えられなくなったのである。

　COVID-19 による観光客足止めに起因する京焼の売上不振は、しばらく忘れられていた、"伝統工芸を維持するために「伝統」を売り物にしつつ「非＝伝統」的需要者に頼るという消費構造のジレンマ"を、あらためて突きつけた。すなわち「伝統工芸・観光・コロナ」の三題噺は、「インバウンドの不在」により「伝統工芸への逆風（日本の社交文化の弱体化）」があらためて露呈した、というサゲになるのではないだろうか。「伝統」は「革新」なくしては、支えられないはずである。「観光客を待つ」のではなく、「新たな需要」を「新たな器」で開拓に赴く革新こそが、今求められているのではないだろうか。

謝辞

　本研究は、JSPS 科研費基盤研（C）（一般）課題番号 18K01073「五条坂の窯業考古学的研究—多様性と「伝統」の現在—」（研究代表者：立命館大学・木立雅朗）の成果の一部である。また、本調査は、まだ COVID-19 によるダメージの渦中で、惜しみなく情報を提供してくださった京都陶磁器協会および京焼小売店のみなさまのご協力に負うところが大きい。加えて、木立氏には、調査の入り口から本報告の草稿への懇切な助言まで、お世話になってばかりである。ここに記して、深く感謝したい。

注

1) 「トメガマ（止め窯）」とは、ある窯元の製品（全て、または特定デザイン）を、ある問屋が独占的に扱うこと。「フセガマ（伏せ窯）」ともいう。
2) 経済産業省中小企業庁による「中小法人・個人事業者のための月次支援金」のこと。2021 年 4 月以降に実施される緊急事態宣言等の影響緩和のため、「飲食店の休業・時短営業又は外出自粛等の影響を受けていること」「月間売上が 2019 年または 2020 年の同じ月と比べて 50％以上減少していること」を満たせば、業種・地域を問わず、個人事業者で売上減少分を上限 10 万円／月まで支給される。
3) 「小規模事業者持続化補助金」の「テレワーク環境の整備」枠や「IT 導入補助金 2021」の導入など。
4) 鎌田幸二氏は、京焼の現代作家。中国福建で焼かれて室町時代の日本に将来され、名物茶碗として伝世された「天目」の復元に優れ、なかでも、漆黒の釉の内外面に銀色

に輝く斑紋が油滴のように散る「油滴天目」を代表作とする。中国系テレビ番組の取材・放送で注目され、インバウンドによる京焼買付ブームのさきがけとなった。

5）　木立雅朗氏にご教示いただいた，京焼「藤平陶芸社長末広直道氏の談話」に依る。

参考・引用文献

青木英一　2008「京焼産地における生産・流通構造と需要変化への対応」『敬愛大学研究論集』74，pp. 3-18

京都府商工労働観光部染織・工芸課　2020『「京もの指定工芸品」購入支援事業費補助金申請の手引き』京都府

京都府中小企業団体中央会　2015『業界診断報告書陶磁器業界（京都陶磁器協同組合連合会）』平成26年度京都市地域を支える中小企業の体質強化事業

藤岡幸二　1962『京焼百年の歩み』京都陶磁器協会

日本生活学会 COVID-19 特別研究委員会関係者名

監修・COVID-19 特別研究委員会委員長
黒石いずみ

COVID-19 特別研究委員会幹事
饗庭伸、有末賢、内田青蔵、笠井賢紀、塩月亮子、高増雅子、真鍋陸太郎

議論に参加・聴講した人々
饗庭伸、秋野晃司、安達奈美子、阿南透、有末賢、有本尚央、池原優斗、
石川初、内田青蔵、大橋香奈、笠井賢紀、カジョイ、加藤文俊、菊地映輝、
黒石いずみ、黒田宗篤、倉田あゆこ、小関孝子、塩月亮子、志麻麻未、
清水健太、祐成保志、壽崎かすみ、須崎文代、鈴木涼太郎、高田知和、
高増雅子、武岡暢、武田俊輔、竹本誠、出口雅敏、富田宏、土居浩、
野村恭代、野村知子、野々村明佳里、濱雄亮、林春伽、堀江和正、
真鍋陸太郎、松村悠子、三浦倫平、御子柴裕子、水島かな江、三好恵真子、
宮崎牧子、森栗茂一、余語琢磨、柳沢究、山村崇、渡邊隼

COVID-19 の現状と展望——生活学からの提言

2022 年 5 月 25 日　初版第 1 刷発行

編　者　日本生活学会 COVID-19 特別研究委員会
発行者　笠井　健
発行所　（株）国際文献社
　　　　〒 162–0801　東京都新宿区山吹町 358–5
　　　　電話　03–6824–9360
　　　　FAX　03–5227–8671
　　　　URL　https://www.bunken.co.jp

検印省略　落丁・乱丁本はお取り替えいたします

ISBN 978-4-910603-07-0
Printed in Japan